Kyra Kauffmann
Sascha Kauffmann
Anno Hoffmann

JOD

systemed

Kyra Kauffmann
Sascha Kauffmann
Anno Hoffmann

JOD

Das Standardwerk zum vergessenen Heilmittel – aktualisiert und mit 60 jodreichen Rezepten

Auch bei Hashimoto-Thyreoiditis!

INHALT

DIE JOD-LEBENSMITTELPYRAMIDE

Unser täglich' Jod gib uns heute – ja, richtig: täglich, denn der Körper kann Jod nicht in größeren Mengen speichern, und viele Organe – nicht nur die Schilddrüse – benötigen Jod für ihre Gesunderhaltung.

Die LOGI-Lebensmittelpyramide zeigt auf einen Blick: Jod ist in relevanten Mengen eigentlich nur in drei Nahrungsgruppen enthalten:

- Algen
- Meeresfische
- Meeresfrüchte

Aus diesen Gruppen sollten Sie mindestens einmal täglich etwas zu sich nehmen.

Sie mögen keinen Fisch oder Meeresfrüchte? Dann probieren Sie das vegane Superfood: essbare Meeresalgen. Dafür brauchen Sie kein Fan der japanischen Küche zu werden, Algen haben auch in vielen europäischen Küchen eine lange Tradition. Betrachten Sie Algen als jodreiche Ergänzung zu Ihrer Gemüseauswahl.

DIE RANGLISTE DER JODHALTIGSTEN LEBENSMITTEL

- Sehr hoher Jodgehalt:
  Essbare Algen wie Dulse, Wakame oder Ulva
- Hoher Jodgehalt:
  Meeresfrüchte und -fische wie Miesmuscheln, Stockfisch oder Scholle
- Mittlerer Jodgehalt:
  Tierische Produkte wie Käse, Rindfleisch, Eier, Milch

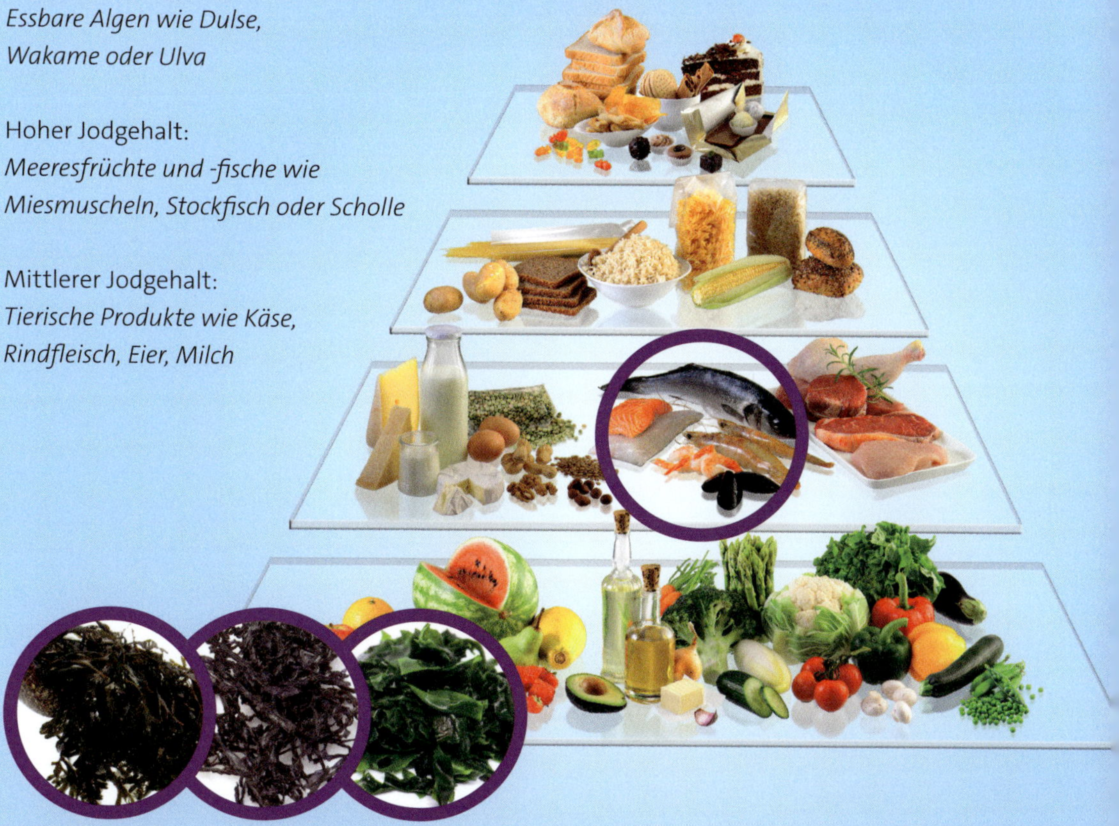

VORWORT

JOD – VERKANNT UND UNTERSCHÄTZT

Jod? Ist das nicht ein alter Hut? Heute, da alle möglichen Lebensmittel und Fertiggerichte mit Jodsalz hergestellt werden, ist die Versorgungslage doch längst in trockenen Tüchern. Und Kröpfe sieht man auch keine mehr. Also alles in Butter! Oder etwa nicht? Ich muss zugeben, dass mich das Thema Jod lange nicht interessiert hat. Nachdem ich meine eigene Schilddrüse schon in jüngeren Jahren behandeln ließ und seit geraumer Zeit regelmäßig Fisch esse und Meersalz verwende, schien mir das Spurenelement keinen weiteren Gedanken mehr wert.

Was mir jedoch auffiel und allmählich seltsam vorkam, war die Tatsache, dass plötzlich alle Welt an »Hashi« zu leiden schien, der nach dem japanischen Arzt Hashimoto benannten Autoimmunerkrankung der Schilddrüse. Und immer mehr Zeitgenossen nahmen Schilddrüsenhormone ein, so viele, dass es einem schon wie die normalste Sache der Welt vorkam. Das konnte doch nicht mit rechten Dingen zugehen. Wenn die Jodzufuhr stimmte, warum mussten dann so viele Menschen Schilddrüsenmedikamente einnehmen?

Als ich dann noch erfuhr, dass die Japaner tatsächlich bis zu 15 Milligramm Jod mit ihrer täglichen Nahrung aufnehmen – nein, das ist kein Druckfehler! – während man uns 180 bis 200 Mikrogramm täglich empfiehlt ($\frac{1}{75}$ dieser Menge), war meine Neugierde geweckt! Jetzt konnte ich auch verstehen, warum die Autoren Kyra und Sascha Kauffmann ein Buch über Jod schrieben und warum sie mir sagten: Das Thema Jod ist so wichtig für die Gesundheit, doch es wird hoffnungslos unterschätzt.

Wie recht sie haben! Neuere Studien zeigen, dass unsere Jodversorgung nach einer Verbesserung in den Jahren 1985 bis 2003 wieder schlechter geworden ist: Sechs- bis zwölfjährige Schulkinder erreichten 2009 im Durchschnitt nur drei Viertel der empfohlenen Jodmenge. Und bei den Erwachsenen sieht es nicht viel besser aus. Selbst Schwangere, deren Jodversorgung für die körperliche und geistige Entwicklung des ungeborenen Kindes exorbitant wichtig ist, sind bei Weitem nicht alle ausreichend mit Jod versorgt.

Der eigentliche Skandal ist jedoch, dass die empfohlenen Jodmengen nur maximal für die Schilddrüse reichen. Kaum jemand weiß, dass der gesamte Körper Jod braucht: Auch unser Gehirn, die Brust, die Eierstöcke und viele andere Organe sind auf eine regelmäßige und ausreichende Jodzufuhr angewiesen. Kyra und Sascha Kauffmann wissen das, denn sie haben intensiv zum Thema Jod recherchiert, neue und alte Studien gelesen und internationale Experten befragt. Sie wissen, wie sich der Versorgungszustand aller Körperzellen sinnvoll messen lässt, welche Jodpräparate für wen sinnvoll sind, warum auch Hashimoto-Patienten Jod benötigen, weshalb (nicht angereichertes) Meersalz diesbezüglich ein Flop ist und wie viel Fisch oder Algengemüse man essen müsste, um sich über die Nahrung ausreichend mit diesem wichtigen Spurenelement zu versorgen.

Ich bin froh, dass die beiden ihr umfassendes und fundiertes Wissen zu Jod nun allgemeinverständlich zu Papier gebracht haben. Am besten, Sie kaufen gleich zwei Exemplare dieses Buches, eins für sich selbst und ihre Familie und eins für Ihren Arzt oder Therapeuten. Denn ich möchte wetten, dass auch diese in Sachen Jod (noch) nicht ganz *up to date* sind.

Dipl. oec. troph. Ulrike Gonder

EINLEITUNG

»Guten Tag, eine kurze Frage an Sie: Jod – was wissen Sie darüber?« Mit dieser Frage haben wir im Frühjahr 2015 Menschen in Düsseldorf auf der Straße angesprochen. Wir wollten herausfinden, was die Menschen im Allgemeinen über Jod wissen.

Hier ein paar typische Antworten:

»Jod? Das haben wir doch in unserem Speisesalz.«

»Wir sind ein Jodmangelland, das habe ich erst gestern in der Zeitung gelesen.«

»Wir nehmen alle viel zu viel Jod auf.«

»Meine Freundin hat eine Entzündung der Schilddrüse. Der Arzt hat ihr geraten, kein Jod zu sich zu nehmen.«

»Jod? Das ist doch in Salben drin, oder?«

»Schauen Sie mal hier, ich habe einen kleinen Kropf. Ich glaube, der kommt durch einen Jodmangel.«

»Jod? Keine Ahnung.«

»Ich kaufe immer Jodsalz. Warum, weiß ich eigentlich nicht, ich habe mal gehört, es soll gesünder sein.«

»Tja, Jod ... es gibt Stimmen, die behaupten, wir werden alle zwangsjodiert. Stimmt das denn?«

Wie kamen wir dazu, Passanten auf der Straße nach Jod zu fragen? Nun, kein anderer Nährstoff sorgte in den letzten Jahren für solche kontroversen Diskussionen wie das Spurenelement Jod. Regelmäßig tauchen in den Medien widersprüchliche Berichte zu Nutzen und Schaden von Jod auf. Viele Menschen sind dadurch sehr verunsichert. Auch im Internet wird das Thema gerade in den sozialen Netzwerken diskutiert – oftmals sehr emotional und heftig. Das Spurenelement polarisiert wie kein anderes.

Dies war für uns als medizinische Journalisten Grund genug, diesem Spurenelement einmal genauer nachzugehen, um zu klären, was an den »Pros« und »Kontras« denn nun wirklich dran ist. Das erwies sich am Anfang als gar nicht so einfach.

Wir stellten sehr schnell fest, dass es an aktueller deutschsprachiger Literatur mangelt. Außer einigen Fachartikeln gibt es wenig brauchbares Material. Wir mussten also auf englischsprachige Quellen zurückgreifen. Davon gibt es sehr viele, nicht nur Fachartikel und internationale Studien, sondern auch eine Reihe gut recherchierter populärwissenschaftlicher Bücher. Auf unseren Streifzügen durch Antiquariate sind wir zusätzlich auf interessante deutschsprachige Bücher aus dem 19. und frühen 20. Jahrhundert gestoßen. Wir stellten zudem fest, dass die Literaturrecherche nicht ausreichen würde, um unser Anliegen vollständig zu klären. Daher befragten wir ergänzend zahlreiche Jodexperten im In- und Ausland, die wir auch in diesem Buch zu Wort kommen lassen.

Je mehr wir uns mit dem Thema auseinandersetzten, desto mehr waren wir davon gefesselt – diese Faszination ist bis heute geblieben. Als unser Buch im Sommer 2016 erstmalig erschien, hatten wir nicht damit gerechnet, dass nach nur eineinhalb Jahren bereits die vierte Auflage gedruckt werden würde. Die anhaltende Resonanz auf unseren Ratgeber in Form von vielen E-Mails und Telefonaten zeigt, dass dem vergessenen Element Jod nun endlich die verdiente Aufmerksamkeit in der Gesellschaft geschenkt wird.

Lassen Sie uns eine kurze Bilanz ziehen:

- Viele Hundert Ärzte und Heilpraktiker haben unsere Webinare und Seminare besucht, um mehr über die Wirkungen und Eigenschaften von Jod zu erfahren und das Wissen an ihre Patienten weiterzugeben. Ein Höhepunkt war sicherlich der 1. Deutsche Jodkongress, der Anfang März 2018 in Düsseldorf stattfand. Die Resonanz war überwältigend, fast 200 Ärzte und Heilpraktiker kamen und informierten sich. Im März 2019 fand der 2. Deutsche Jodkongress mit Jodexperten aus dem In- und Ausland statt.

- Die Anzahl der Labore, die eine umfassende Joddiagnostik – inkl. Jodsättigungstest – anbieten, um dem Jodmangel auf die Spur zu kommen, hat seit Erscheinen unseres Buches deutlich zugenommen.

- Die Gesellschaft für biologische Krebsabwehr Heidelberg bietet Frauen mit Brustkrebs eine Beratung zu Jod an.

Auch wenn man hier von einem Wandel sprechen kann, gibt es noch viel zu tun. Jodmangel ist immer noch weit verbreitet, auch in unserem Land. Wir setzen daher weiterhin auf Aufklärung und sachliche Informationen und danken Ihnen dafür, dass Sie dieses Buch in den Händen halten.

Nun wünschen wir Ihnen viele Aha-Erlebnisse beim Lesen und vor allem einen guten Appetit beim Probieren unserer köstlichen jodhaltigen Gerichte.

Ihre
Kyra Kauffmann,
Sascha Kauffmann und
Anno Hoffmann

»Dieses einfache Spurenelement könnte Ihr Leben ändern oder sogar retten – können Sie es riskieren, Jod nicht auszuprobieren?«

Professor Dr. Lynne Farrow

WIE SIE DIESES BUCH NUTZEN KÖNNEN

Als schnellen Einstieg in das Thema haben wir zu Beginn die häufigsten falschen Behauptungen rund um das Thema Jod zusammengefasst und ihnen klare Fakten gegenübergestellt.

Vielleicht möchten Sie aber auch erst einmal schauen, ob Ihre Ernährung schon ausreichend Jod enthält. Dann empfehlen wir Ihnen unseren Ernährungscheck auf Seite 51.

Wenn Sie sich für die Hashimoto-Thyreoiditis, Jod in Schwangerschaft und Stillzeit, den Jodsättigungstest oder die Hochdosis-Jodtherapie interessieren, werden Sie zu all diesen Themen in diesem Buch ausführliche, thematisch sortierte Informationen finden.

Wer sich allerdings direkt an die Kochtöpfe stürzen möchte, der kann sich ohne Umwege zum Rezeptteil ab Seite 173 begeben. Dort gibt es neben vielen köstlichen jodreichen Rezepten auch Einkaufsempfehlungen und Tipps von Koch Anno Hoffmann persönlich.

MYTHEN VERSUS FAKTEN: IRRUNGEN UND WIRRUNGEN UM JOD

JOD-MYTHOS NR. 1: JODMANGEL EXISTIERT HEUTE NICHT MEHR

Auch wir haben noch vor einigen Jahren in unserer Heilpraktikerausbildung gelernt: Vitamin-D-Mangel betrifft in Deutschland nur eine Minderheit – nämlich nur Menschen, die aufgrund einer Nierenerkrankung dialysepflichtig sind oder im Altersheim leben.

Ergo – so die Lehrmeinung: Vitamin-D-Mangel betrifft die Allgemeinbevölkerung nicht!

Heutzutage wissen wir, wie falsch diese Aussage war.

Erst als ein Arzt dieses hinterfragte und seine Patienten auf deren Vitamin-D-Status hin untersuchte, wurde klar: Vitamin-D-Mangel ist kein Randphänomen, sondern weit verbreitet. Fast jeder in unseren Breitengraden ist betroffen.

Mit Jod verhält es sich sehr ähnlich. Es wird sehr selten untersucht bzw. geprüft. Vielen Ärzten und Heilpraktikern fehlt einfach die Erfahrung in der Diagnostik. Und das, obwohl die WHO (Weltgesundheitsorganisation), neben diversen medizinischen Fachgesellschaften, regelmäßig auf die unzureichende Jodversorgung in Deutschland, Österreich und der Schweiz aufmerksam macht.

Zwar sieht man ausgeprägte Jodmangelkröpfe heutzutage nur noch in alten Medizinbüchern, dennoch leiden alleine in Deutschland Millionen Menschen an einer jodmangelbedingten Schilddrüsenerkrankung. Die Papillon-Studie (eine Untersuchung mit fast 100 000 Probanden) hat vor einigen Jahren ergeben, dass jeder zweite Erwachsene über 45 an jodmangelbedingten Schilddrüsenknoten und/oder an einer Schilddrüsenvergrößerung leidet.

Ärzte und Heilpraktiker, die sich mit Jod beschäftigen und ihre Patienten auf Jod untersuchen, wissen, dass Jodmangel aktueller ist denn je. Dafür gibt es verschiedene Gründe. Zum einen unsere Ernährungsweise, zum anderen haben auch zunehmende Umweltbelastungen und Lebensbedingungen den Jodbedarf vieler Menschen erhöht.

Jod ist ein Spurenelement, das in unserer normalen westlichen Ernährung lediglich in geringen Mengen und nur in drei Nahrungsmittelgruppen – Meeresfische, Meeresfrüchte und Algen – reichlich vorkommt. Kaum jemand kommt auf die tägliche Mindestmenge von 200 Mikrogramm (für Erwachsene), die von verschiedenen Ernährungsgesellschaften, wie zum Beispiel der DGE (Deutschen Gesellschaft für Ernährung) gefordert wird.

JOD-MYTHOS NR. 2: NUR DIE SCHILDDRÜSE BENÖTIGT JOD

Jod wird immer noch ausschließlich mit der Schilddrüse in Verbindung gebracht. Ein Fehler, der weitreichende Folgen für die Gesundheit von Millionen hat.

»Die Tabletten müssen Sie jetzt bis zum Lebensende nehmen, bitte eine halbe Stunde morgens nüchtern vor dem Frühstück.«

Kommt Ihnen diese Aussage bekannt vor? Wenn ja, dann gehören Sie auch zu den Menschen, die jeden Morgen eine Schilddrüsentablette frühstücken dürfen. Diese Prozedur erinnert an den Film mit Bill Murray »*Und täglich grüßt das Murmeltier*«. Aber keine Sorge, Sie befinden sich in guter Gesellschaft, denn jeder Dritte ist heutzutage in Deutschland schilddrüsenkrank. Pro Jahr werden alleine hierzulande eine Milliarde Schilddrüsenhormon-Tagesdosen geschluckt. Tendenz steigend! Man könnte es auch so sagen, die Schilddrüse hängt am Tropf der Pharmaindustrie.

Woher kommt das? Sicher haben Sie sich auch schon die Frage gestellt, warum Sie selbst und auch so viele andere Menschen jeden Tag Schilddrüsenhormone einnehmen müssen? Es gibt allerdings auch Fälle, in denen eine Gabe bzw. Einnahme von Hormonen sinnvoll oder, noch besser gesagt, unumgänglich ist: wenn eine angeborene Schilddrüsenfehlfunktion vorliegt oder an der Schilddrüse operiert worden ist. Die meisten Menschen nehmen die Hormontabletten jedoch, weil die Schilddrüse ihren Job nicht mehr schafft.

Warum sind wir ein Volk mit erschöpften Schilddrüsen? Die Antwort ist einfach: Weil wir uns mit unserer Esskultur in einen chronischen Jodmangel manövrieren!

Jod ist der Hauptbaustoff für die Schilddrüsenhormone – kein Wunder also, dass die Produktion ins Stocken gerät, wenn die wichtigste Zutat nur unzureichend zur Verfügung gestellt wird. In den meisten Praxen wird leider immer noch ein grober Fehler begangen. Statt Jod bei den Patienten zu messen und dann das fehlende Element durch eine vernünftige, gezielte und jodreiche Kost auszugleichen (eventuell unterstützt durch Jod als Medikament), wird zur einfachsten Lösung gegriffen und ein Hormon verschrieben. Der Schilddrüse wird somit ein Großteil ihrer Arbeit abgenommen. Damit beginnt für viele Menschen ein Teufelskreis, aus dem sie nur schwer wieder herauskommen.

Sicher sind jetzt viele Hormoneinnehmer verunsichert, denn einigen geht es ja seit der Substitution besser. Die Schilddrüsenblutwerte bewegen sich auch wieder in Richtung der Norm – man ist »ideal eingestellt« – aber so richtig gut geht es einigen dann doch nicht. Warum ist das so?

Der Jodmangel, der die Schilddrüse in ihrer Produktion lahmlegt, betrifft auch andere Organe, nämlich:

- Eierstöcke
- Gehirn
- Brustdrüsen
- Magen und Darm
- Tränendrüsen (Ziliarkörper)
- Speicheldrüsen
- Nebenniere
- Haut

Wenn Sie mehr als drei der folgenden Symptome bei sich wiederfinden, dann ist die Wahrscheinlichkeit gegeben, dass Sie einen Jodmangel haben:

- Müdigkeit, ohne dass eine Ursache (feststellbar wäre zum Beispiel Eisenmangel),
- ständige Kälteempfindlichkeit – auch im Sommer,
- niedrige Körpertemperatur (Basaltemperatur)
- Antriebslosigkeit,
- Nebennierenschwäche,
- Unfruchtbarkeit,
- Konzentrationsstörungen,
- Gedächtnisstörungen,
- Wortfindungsstörungen,
- trockene Augen,
- trockene raue Haut, vor allem an den Ellenbogen,
- starke Narbenbildung,
- Wundheilungsstörung,
- Haarausfall, vor allem auch an den Augenbrauen,
- Infektanfälligkeit,
- übertriebene Narbenbildung,
- Brustzysten/Fibrozystische Mastopathie,
- Brustschmerzen/Berührungsempfindlichkeit der Brust,
- Eierstockzysten,
- unklare Gewichtszunahme/erschwerte Gewichtsabnahme.

Viele Jod-Messungen bei unseren Patienten haben gezeigt, dass ein Großteil der Menschen von einem mittleren bis schweren Jodmangel betroffen ist.

Ein Ausgleich des Mangels mithilfe unserer Ernährungstipps konnte unsere Patienten von vielen lästigen Symptomen dauerhaft befreien. Das möchten wir auch für Sie bewirken.

Eine ganze Menge positiver Veränderungen können sich einstellen, wenn Ihre Körperzellen endlich einmal wieder in ausreichender Menge mit Jod versorgt sind.

Jod hat unsere Zellen vom Anbeginn der Zeit begleitet. Es war während der Prozesse der Evolution unser ständiger Begleiter – lange, bevor der Mensch in Kontakt mit anderen Nährstoffen wie Selen oder Vitamin C kam. Unsere Zellen und Jod – das ist eine uralte symbiotische Freundschaft.

Da Jod von so vielen Organen im Körper benötigt wird, werden Sie die positiven Veränderungen, die eine optimale Jodversorgung bewirken kann, ganz unterschiedlich bemerken.

Je nachdem, wo der Mangel bislang am größten war, zum Beispiel daran:

- Ihr Stoffwechsel kann sich beschleunigen – das merken Sie relativ schnell beim Blick auf die Waage,
- Ihre Schilddrüsenwerte können sich verbessern und die Einnahme von Schilddrüsenhormonen kann in vielen Fällen reduziert werden,
- Ihre Haut gewinnt an Feuchtigkeit und fühlt sich dadurch viel weicher an,
- Ihre Haare und Fingernägel wachsen schneller,
- Ihre Augenbrauen und Wimpern werden dichter,
- Sie fühlen sich belebter,
- Sie sind weniger kälteempfindlich.
- Ihre Augen sind auch bei anstrengender Bildschirmarbeit nicht mehr schnell trocken,
- Sie sind konzentrierter, weniger müde und insgesamt belastbarer,
- Ihr Gedächtnis kann spürbar besser werden – eine große Hilfe im Alltag und Berufsleben,
- Sie können schneller denken und besser formulieren,
- Brustschmerzen und Brustspannungen können vor der Periode abnehmen,
- Ihr Schlafbedürfnis kann geringer werden.

Kennen Sie Ihren Jodspiegel? Wenn nicht, sprechen Sie Ihren Arzt oder Heilpraktiker ruhig einmal darauf an.

Solange der Jodmangel nicht im ganzen Körper behoben ist, werden Sie sich nicht »richtig gesund« fühlen – vor allem Gehirn, Eierstöcke, Brustdrüsen und Magen-Darm-Trakt sind von den Symptomen eines Mangels betroffen und leiden.

JOD-MYTHOS NR. 3: KEINE JODGABE BEI HASHIMOTO-THYREOIDITIS

Sollten Sie an Hashimoto-Thyreoiditis (auch Autoimmunthyreoiditis genannt) – eine chronische Entzündung der Schilddrüse – erkrankt sein, wurde Ihnen sicher immer wieder geraten, Jod strikt zu meiden. Dieser Ratschlag gilt als längst überholt, dennoch wird er täglich alleine hier in Deutschland noch tausendfach, erteilt. Die Hashimoto-Thyreoiditis ist eine komplexe und vielschichtige Autoimmunkrankheit, bei der eine Jodunverträglichkeit in wenigen Fällen auftreten kann und sicher nicht die Regel ist.

Jod in üblichen Dosen ist kein Auslöser für diese Erkrankung. Diskutiert werden vielmehr eine genetische Disposition, Selenmangel, chronisch entzündliche Darmstörungen (*Leaky-gut-Syndrome*), Vitamin-D-Mangel, chronische Infektionen und Entgiftungsstörungen, zum Beispiel durch eine Kryptopyrrolurie/Hämopyrrollaktamurie.

Bitte beachten Sie, dass auch ein Patient mit Schilddrüsenentzündung vom Typ Hashimoto Jod braucht. Dies nicht nur, um weiterhin Schilddrüsenhormone herzustellen, sondern auch für die restlichen Zellen im Organismus. Für Frauen gilt dies vor allem für die Brustdrüsen und die Eierstöcke.

Eine Jodvermeidung, die von Patienten mit Hashimoto-Thyreoiditis häufig sehr akribisch durchgeführt wird, führt nach unserer Erfahrung oftmals zu vielen typischen Jodmangelsymptomen, wie Zystenbildung in der Brust oder an den Eierstöcken, Erschöpfung und Nebennierenschwäche.

Wie Sie als Hashimoto-Patient dennoch von Jod gesundheitlich profitieren können, haben wir in unserem Buch *Jod – Schlüssel zur Gesundheit* ausführlich aufgeführt. Generell gilt jedoch, dass Sie Jod in Ihre Ernährung einbauen können und auch sollen. Aber bitte vorsichtig!

Wenn Ihr Magen chronisch entzündet ist, würden Sie ihn ja auch nicht mit Nahrung überlasten. Dann würde er sich durch entsprechende Symptome wie Übelkeit, Erbrechen und Schmerzen bemerkbar machen. Genauso verhält es sich mit einer chronisch entzündeten Schilddrüse. Zu viel Jod – vor allem nach langer Jodkarenz – führt dann häufig zu Beschwerden wie Druckgefühl am Hals, Kopfschmerzen und Herzrasen.

Gehen Sie behutsam mit Ihrer kranken Schilddrüse um. Um die genannten Symptome zu umgehen, fangen Sie langsam an, das heißt, beginnen Sie bitte nur mit einer Jodmahlzeit alle drei Tage und steigern Sie die Häufigkeit nach Ihrem eigenen Wohlbefinden. Sie können im Allgemeinen schnell problemlos die Jodmengen, die von der DGE (Deutsche Gesellschaft für Ernährung) empfohlen werden – also als Erwachsener 200 Mikrogramm pro Tag – zu sich nehmen.

Wir legen Ihnen an dieser Stelle nahe, grundsätzlich die Beratung durch einen jodkompetenten Arzt, Heilpraktiker oder Ernährungsberater in Anspruch zu nehmen, wenn Sie größere Jodmengen pro Tag verzehren möchten.

JOD-MYTHOS NR. 4: NATÜRLICHES JOD IST GESÜNDER ALS KÜNSTLICHES

Immer wieder wird behauptet, nur »natürliches« Jod sei für den Körper gesund und könne richtig verstoffwechselt werden. Ein Blick in das Chemiebuch schafft Klarheit: Jod ist ein chemisches Element und daher weder »natürlich« noch »künstlich«. In Lebewesen kommt Jod (zum Beispiel in Algen) fast immer als Jodid oder Jodat vor. Reines molekulares Jod ist fast nicht vorhanden, da es sehr flüchtig ist.

Die Verwendung der Begriffe »natürlich« bzw. »künstlich« beruht wahrscheinlich auf der Form der Gewinnung des Elements. Meeresalgen haben die Fähigkeit, Jod aus dem Meerwasser aufzunehmen und es zu speichern. Viele Algensorten sind genießbar und bereichern viele Gerichte nicht nur mit Jod, sondern auch mit vielen anderen Nährstoffen. In Chile gibt es ein Mineralgestein namens *Caliche Ore*. Es trägt unter anderem

Jod in sich, welches durch verschiedene Prozesse herausgewonnen wird und seine Verwendung zum Beispiel im Jodsalz findet (»künstlich«). Dieses Jod ist chemisch dem Jod aus den Algen (»natürlich«) allerdings gleichzusetzen.

JOD-MYTHOS NR. 5: JOD AUF REZEPT TUT'S AUCH

Gehören Sie auch zur »Generation NEM«? NEM ist ein Kürzel und steht für Nahrungsergänzungsmittel. Sie sind dann eher der gesundheitsbewusste Typ und möchten Ihren Körper optimal versorgt wissen. Wird ein Mangel irgendeines Vitalstoffes festgestellt, folgt unmittelbar darauf die Substitution des entsprechenden Nahrungsergänzungsmittels. Dieses Konzept klingt so schön einfach und mag auch bei dem einen oder anderen Mikronährstoff funktionieren. Jod ist da schon eher extravagant. Hier ist es eben nicht nur mit der Einnahme einer Pille getan. Der Grund dafür ist, dass der Jodstoffwechsel unserer Körperzellen recht kompliziert ist.

Alle Organzellen, die Jod benötigen, haben eine spezielle kleine Schleuse in ihren Zellwänden, mit denen das Jod in die Zelle überführt wird. Diese kleinen Pumpmechanismen heißen Natrium-Jodid-Symporter. Bildlich dargestellt, kann man sich zum Beispiel eine Brustzelle oder Schilddrüsenzelle auch wie unten dargestellt vorstellen.

Mithilfe von Energie (durch ATP, Adenosintriphosphat, geliefert) pumpen die jodverbrauchenden Zellen ständig aus dem Blutkreislauf Jod (wo es hoffentlich auch reichlich vorhanden ist) in ihr Inneres. Damit die Pumpen reibungslos funktionieren, benötigen die Zellen zusätzliche Mengen an weiteren Nährstoffen, auch Cofaktoren genannt, vor allem die auf der nächsten Seite folgenden.

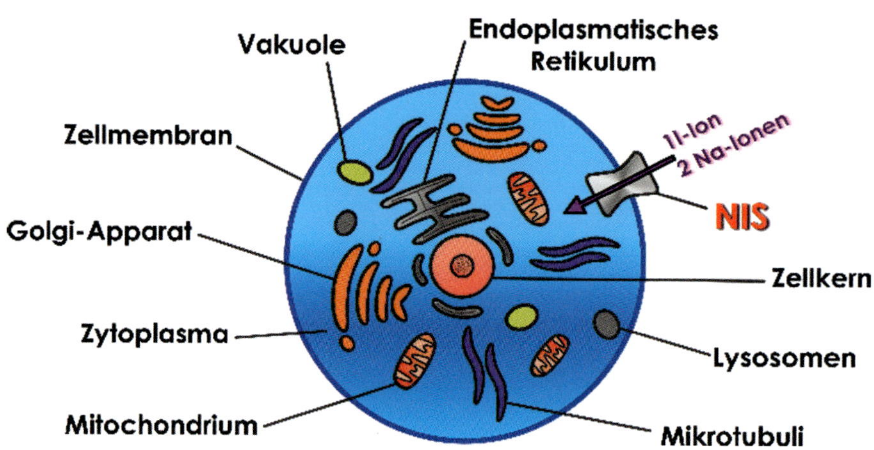

- Magnesium
- Vitamin B2
- Vitamin B3
- Vitamin C
- Selen
- Zink
- Eisen
- Vitamin A
- Omega-3-Fettsäuren (insbesondere die wichtigen DHA und EPA)

In allen jodreichen Nahrungsmitteln, wie Fisch, Meeresfrüchten und Algen, finden wir diese Cofaktoren direkt in optimal bioverfügbarer Form vor. Wer sich jodreich ernährt, der kann davon ausgehen, dass durch die »mitgelieferten« Cofaktoren der Jodstoffwechsel optimal unterstützt wird und Jod auch tatsächlich in der Zelle ankommt.

Wenn wir unseren Jodmangel nur über eine Tablette beseitigen möchten, müssen wir zusätzlich noch sicherstellen, dass unser Körper auch mit den erwähnten Cofaktoren ausreichend ausgestattet ist. Bei den B-Vitaminen ist das nach unserer Erfahrung fast immer gegeben; bei Zink, Vitamin A und den Omega-3-Fettsäuren trifft dies allerdings in vielen Fällen nicht zu.

JOD-MYTHOS NR. 6: JODSALZ VERHINDERT JODMANGEL

Salz ist lebensnotwendig. Ein Erwachsener benötigt durchschnittlich circa 5 Milligramm Kochsalz (chemisch: Natriumchlorid) täglich. Natriummangel, aber auch ein Überschuss, kann schwerwiegende Folgen für den Organismus nach sich ziehen. Da so gut wie jeder zum Würzen seiner Speisen Salz verwendet, ist es eine gute Möglichkeit, die Jodversorgung der Bevölkerung mit einem so alltäglichen Lebensmittel zu verbessern.

Genau diese Gedanken hatte man bereits im frühen 20. Jahrhundert in der Schweiz. Man darf nicht vergessen, Jodmangel war zu dieser Zeit in der Schweiz sehr verbreitet. Nicht umsonst sprach man auch »vom Land der Kröpfe«. Die Theorie wurde in die Praxis umgesetzt und dem Speisesalz also Jod hinzugefügt. Die Erfolge sprachen für sich. Die jodmangelbedingten Erkrankungen, wie zum Beispiel Kretinismus, waren binnen ein paar Jahren verschwunden. Andere Länder folgten daraufhin bald diesem Beispiel. Belgien oder Neuseeland haben hingegen ihr Brot als Jodträger gewählt.

In Europa wird Jod als Kaliumjodat dem Speisesalz zugefügt. Das Jod hierfür stammt überwiegend aus dem Salpeterabbau in Chile. Kaliumjodat ist eine stabile Kaliumjodverbindung, die auch nach längerer Lagerung noch haltbar ist. Allerdings ist Kaliumjodat auch hitzeempfindlich, wenn höhere Temperaturen verwendet werden, wie beim Kochen.

Wenn Sie vom Jod in Ihrem Kochsalz profitieren möchten, ist es ratsam, Ihre Speisen erst nach dem Kochen zu salzen, denn die starke Hitze kann den Kaliumjodanteil reduzieren. Dies passiert durch Umwandlung und Verdampfung.

Die Verwendung von Jodsalz ist sicher gut und sinnig, kann allerdings einen Jodmangel höchstens abmildern. Den täglichen Jodbedarf alleine über Jodsalz decken zu wollen, ist kein so guter Plan. Wenn Sie alle Ihre Speisen über den Tag ausschließlich mit Jodsalz würzen würden, dann kämen Sie gerade mal auf eine Menge von circa 100 bis 125 Mikrogramm Jod am Tag. Zur Erinnerung: Die empfohlene Aufnahmemenge für Erwachsene laut DGE ist 200 Mikrogramm pro Tag.

Sie sehen, alleine durch die Anwendung von Jodsalz werden Sie kaum Ihre geforderte Sollmenge erreichen. Eine Überdosierung mit Jod ist auf diesem Wege quasi nicht möglich.

Studien haben gezeigt, dass in Deutschland nur circa 60 Prozent aller Haushalte regelmäßig jodiertes Speisesalz verwenden.

JOD-MYTHOS NR. 7: MEERSALZ IST EINE GUTE JODQUELLE

Unraffiniertes Meersalz ist gerade bei gesundheitsbewussten Verbrauchern sehr beliebt. Es enthält in der Regel zum »normalen« raffinierten Speisesalz neben Natriumchlorid noch weitere Spurenelemente, wie Calcium, Magnesium und Kalium. Jod hingegen ist aber nicht in nennenswerten Mengen enthalten.

Auch wenn es aus Meerwasser in Salzgärten gewonnen wird, so ist sein Jodanteil nicht wesentlich höher als im herkömmlichen Steinsalz. Beim Gewinnungsprozess wird der überwiegende Teil zerstört.

Wir sind der Sache auf den Grund gegangen und haben daher drei Salzproben an ein Labor geschickt, um diese auf ihren Jodanteil untersuchen zulassen.

Auf Seite 158 finden Sie die ausführlichen Untersuchungsergebnisse.

Fazit: *Der Jodanteil bei unjodiertem Meersalz ist verschwindend gering. Meersalz ist also keine gute Jodquelle! Probe 2 und 3 waren jodiertes Steinsalz bzw. jodiertes Meersalz.*

JOD-MYTHOS NR. 8: WIR SIND ÜBERJODIERT DURCH JOD IM TIERFUTTER

Durch jodiertes Tierfutter kann der Jodanteil in Milch und Eiern erhöht werden, sofern der Züchter jodangereichertes Tierfutter verwendet. Nicht nur der Mensch, auch Tiere benötigen Jod, um gesund zu bleiben. Landwirte wissen schon seit langer Zeit, dass Kühe, die mit Jod gut versorgt sind, mehr Milch geben.

Das europäische Futtermittelrecht reguliert die tägliche Jodzufuhr für Rinder, Schweine und Hühner und hat Höchstmengen zur Anreicherung festgelegt. Biobauern verzichten oft auch komplett auf jodiertes Tierfutter.

Auch hier wollten wir es genauer wissen. Wir stellten uns die Frage, wie viel Jod wir wohl mit einem Liter Milch zu uns nehmen würden. Daher haben wir verschiedene Milchproben auf ihren Jodgehalt im Labor testen lassen.

Fazit: *Konventionelle Milch hatte den höchsten, Biomilch hingegen einen relativ geringen Jodgehalt. Dies deckt sich auch mit den Ergebnissen diverser Studien zum Jodgehalt von Lebensmitteln, zum Beispiel jener von Walther, Wechsler et al. im* Journal of TraceElements and Medical Biology *im März 2018 mit dem Titel:* Iodine in Swiss milk depending on production (conventional versus organic) and on processing (raw versus UHT) and the contribution of milk to the human iodine supply.

JOD-MYTHOS NR. 9: JOD IM KOCHSALZ STAMMT AUS GIFTIGEN ABFÄLLEN

Leider hält sich gerade dieser Mythos immer noch sehr hartnäckig: Das Jod im Kochsalz und Tierfutter stamme aus radioaktiven Abfällen, insbesondere aus Krankenhäusern und radiologischen Praxen.

Hier werden Äpfel mit Birnen verglichen. Jod kommt als radioaktives Jodisotop I^{131} zum Beispiel als Diagnostikum oder auch im Rahmen von medizinischen Therapien zum Einsatz.

Uns widerstrebt es fast schon (weil so hanebüchen), hier ganz klar festzustellen: Radioaktives Jod ist nicht genießbar und findet keine Verwendung im Lebensmittelbereich.

JOD-MYTHOS NR. 10: IN DEUTSCHLAND WIRD ZWANGSJODIERT

Auch dieser Mythos erfreut sich größter Beliebtheit. Oftmals liest oder hört man, Deutschland werde »zwangsjodiert«. Diese Aussage ist falsch! Wahr ist, dass es in Deutschland bis heute keine staatliche Verordnung gibt, welche die Jodierung von Nahrungsmitteln vorschreibt. Daneben existiert auch kein Gesetz, welches vorgibt, dass Jod jedem Speisesalz zugeführt werden muss.

In Deutschland ist seit 1989 in einer Verordnung festgelegt, wie und in welchen Mengen Speisesalz jodiert werden kann und darf.

Wenn Sie in einen deutschen Supermarkt oder Bioladen gehen, werden Sie feststellen, dass es Speisesalz mit und ohne Jod zu kaufen gibt. Auch in Kantinen, Restaurants und Bistros wird nicht immer jodiertes Speisesalz verwendet. Wir haben zu diesem Thema mal eine kleine Dokumentation gedreht, die man sich auf YouTube anschauen kann, mit dem Suchwort: Zwangsjodierung.

Zu diesem Mythos haben wir folgende Empfehlung. Wenn Sie jemanden von Zwangsjodierung reden hören, machen Sie die Ohren zu. Wenn Sie einkaufen gehen, um nach unjodierten Produkten zu suchen, machen Sie die Augen auf.

JOD – WISSENSCHAFTLICHES BASISWISSEN

DAS VIOLETTE WUNDER

»Das Jod im festen Zustande ist schwarz-grau,
sein Dampf aber ist sehr schön violett.«
Joseph Louis Gay-Lussac, 1814

Chemie ist überall! Alles, was wir mit unseren Sinnen wahrnehmen können, besteht aus einer bestimmten Anordnung chemischer Verbindungen. Versetzen Sie sich für einen kurzen Moment zurück in Ihre Schulzeit – in den Chemie-Unterricht. Sicher haben Sie jetzt Ihren alten Klassenraum vor Augen. Dort hing fast immer – neben einer großen Tafel – eine Tabelle, auf der das Periodensystem der Elemente dargestellt war. Für viele Schüler – auch für uns damals – ein Buch mit sieben Siegeln, das oft nur die Klassenbesten verstanden.

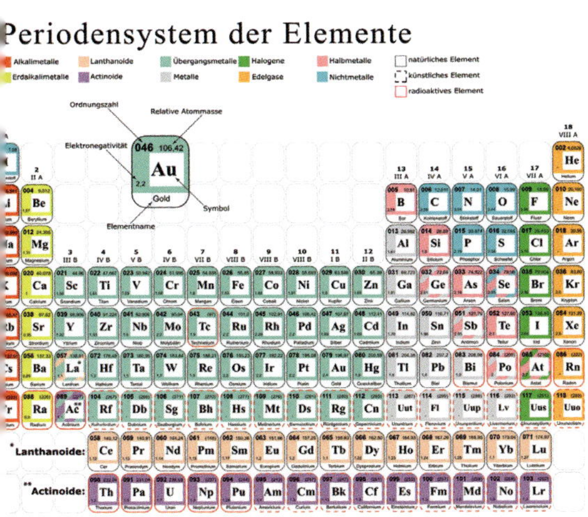

Das Periodensystem der Elemente

Das Periodensystem der Elemente ist ein fantastisches Ordnungssystem und zeigt uns auf einen Blick die uns heute bekannten chemischen Elemente unserer Erde – quasi eine Inhaltsangabe unserer Welt. Während der Schulzeit empfindet man es oft als lästig, sich damit zu befassen. Wer sich aber die Mühe macht und sich ein wenig mit dem Periodensystem auseinandersetzt, wird es bald lesen können.

So werden Elemente mit ähnlichen Eigenschaften in der gleichen Gruppe zusammengefasst. Einige Stoffe sind schon seit einigen Jahrhunderten bekannt. Die meisten wurden allerdings erst im 18. und 19. Jahrhundert entdeckt.

Das Element Jod steht in der siebten Hauptgruppe, gemeinsam mit seinen chemischen Verwandten Fluor, Chlor, Brom und Astat. Diese Gruppe nennt man »Halogene« (Salzbildner). Alle Halogene haben ähnliche chemische Eigenschaften.

Wie erwähnt, wurden die meisten chemischen Elemente vor noch nicht allzu langer Zeit entdeckt. So auch Jod, dessen Entdeckung wir einem glücklichen Zufall ver-

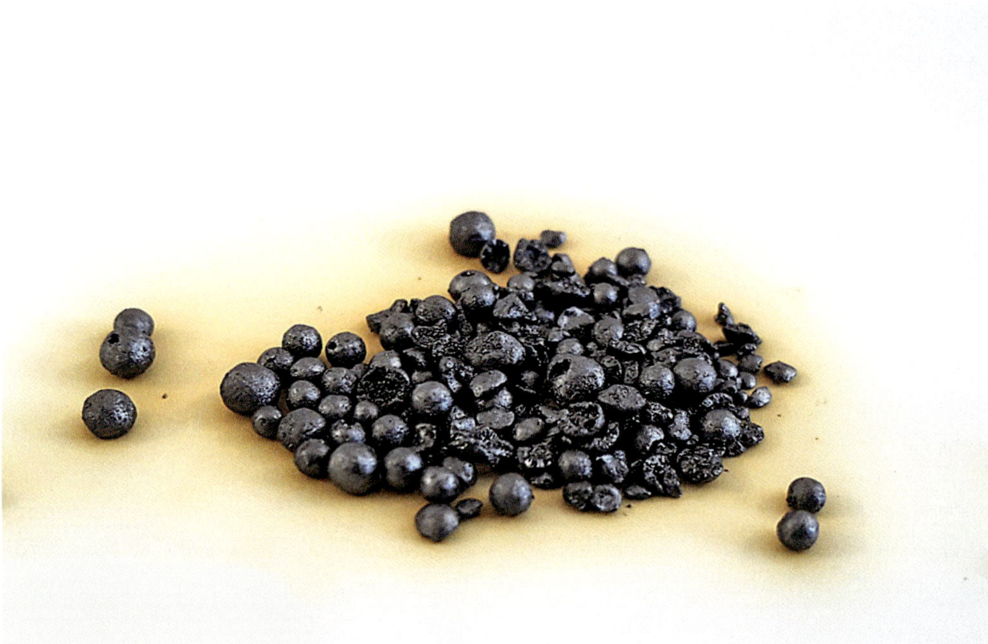

Jod in festem Zustand

danken. Begeben wir uns auf eine kleine Zeitreise in das Frankreich des 19. Jahrhunderts, genauer gesagt in das Jahr 1811. Zu dieser Zeit befand sich Napoleon im Krieg mit Russland, und er benötigte dringend Waffenmunition für seinen Feldzug. Eine wichtige Berufsgruppe zu dieser Zeit waren die Salpetersieder, die die Aufgabe hatten, Schwarzpulver für die Front herzustellen. Auch der Salpetersieder Bernard Courtois war bemüht, für den Kaiser die dringend benötigte Munition zu produzieren. Beim Experimentieren mit Seetang, der Braunalge Laminaria, entdeckte er auf einmal aufsteigenden violetten Dampf, der sich an den kühlen Wänden seines Kupferkessels als kleine Kristalle ablagerte. Er kratzte die kristallinen Reste aus dem Kessel und übergab sie dem bekannten Chemiker Joseph Louis Gay-Lussac. Dieser erforschte die Substanz ganz genau und gab im Jahr 1813 bekannt, dass er ein neues Element identifizieren konnte, welches er »Jod« nannte. Dieser Name ist abgeleitet von dem griechischen Wort »*iodes*«, was so viel wie »violett« oder »veilchenfarbig« bedeutet.

Die Nachricht von der Entdeckung eines neuen Elements verbreitete sich rasch. Wissenschaftler in ganz Europa waren begeistert. Sie stürzten sich auf Jod und schon bald wurde es in Steinen, Böden und auch im Meerwasser sowie in Algen nachgewiesen. Schnell stellte sich heraus, dass dieses Spurenelement in geringem Maße quasi überall in unserer Umwelt vorkommt. In höherer Konzentration finden wir es allerdings seltener in Böden, sondern in Meeresalgen, Schwämmen, Meeresfrüchten und Seefischen.

DER EINZUG VON JOD IN DIE MEDIZIN

Auch die Mediziner interessierten sich alsbald für Jod. Es wurde im 19. und im frühen 20. Jahrhundert ein weitverbreitetes Arzneimittel, wie wir später noch näher erläutern werden. Bereits im Jahr 1850 äußerte der französische Arzt Chatin, dass Jodmangel die Hauptursache für Kröpfe sei. Eine These, die allerdings erst im Jahre 1985 (!) abschließend wissenschaftlich belegt werden konnte.

Aber bleiben wir zunächst im 19. Jahrhundert. Das Jahr 1896 war das entscheidende für die Geschichte dieses Elements. Der deutsche Chemiker Eugen Baumann wies zu diesem Zeitpunkt als Erster Jod in der Schilddrüse nach. Bis dato hatte man zwar zahlreiche Vermutungen, aber keine Beweise für eine Jodanreicherung im menschlichen Körper. Die Entdeckung Baumanns war eine Sensation, denn endlich war das Rätsel gelöst, warum die Asche von Algen bei den weitverbreiteten Schilddrüsenleiden helfen konnte.

In vielen Teilen Europas, vor allem aber in den Alpenregionen, waren sogenannte Kröpfe, das heißt krankhafte Vergrößerungen der Schilddrüse, und der sogenannte Kretinismus – eine angeborene Form der jodmangelbedingten Schilddrüsenunterfunktion mit schweren körperlichen und geistigen Beeinträchtigungen – bis in das 20. Jahrhundert hinein ein verbreitetes Phänomen.

Am Ende des 19. Jahrhunderts war geklärt: Die Schilddrüse benötigt Jod, und ohne Jod wird die Schilddrüse krank. Eine ganz entscheidende Erkenntnis zu der damaligen Zeit.

»Ich habe das Wichtigste an der Schweiz gesehen: den Mont Blanc und die Kröpfe – ich fahre jetzt nach Hause.«

Mark Twain, 1888

Interessant zu wissen: Kretinismus in Europa

Alte Film- und Fotoaufnahmen aus der Schweiz aus den frühen 1920er-Jahren lassen uns heute nur erahnen, welches Leid die Menschen mit Kretinismus erlebt haben müssen. Kretinismus bezeichnet das Vollbild der unbehandelten, angeborenen Unterfunktion der Schilddrüse (Hypothyreose). Die Ursache hierfür ist ein sehr schwerer Jodmangel der schwangeren Frau. Heute ist dieses Krankheitsbild in Europa quasi ausgestorben, da man um die Bedeutung einer Jodprophylaxe auch in der Schwangerschaft weiß. Damals jedoch kam es in vielen Gebieten der Schweiz, Österreichs und auch Süddeutschlands vermehrt zu Geburten von Kindern mit den typischen Kretinismussymptomen wie Unterentwicklung (Zwergwuchs) und Störungen des zentralen Nervensystems mit geistiger Entwicklungsverzögerung. Bei einer Volkszählung im Jahr 1800 kamen auf 700 000 Einwohner eines Schweizer Kantons 4000 Menschen mit Kretinismus, die man auch als »Kretins« bezeichnete. Der Kretinismus war im 19. Jahrhundert regional teilweise sehr weitverbreitet und »Heilanstalten für blödsinnige Kinder und Kretinen« kümmerten sich um die Kranken. Zu Beginn des 19. Jahrhunderts war der Zusammenhang zwischen der Erkrankung und einem Jodmangel noch nicht bekannt. Man glaubte, dass schlechte hygienische Verhältnisse für das Phänomen verantwortlich seien. Erst mit der Entdeckung von Jod und dem Wissen, dass Jod eine essenzielle Bedeutung für die Schilddrüse hat, konnte den Menschen gezielt geholfen werden.

Die Schweiz war das erste Land, das seine Bevölkerung ab 1922 durch die Jodierung von Speisesalz konsequent mit Jod versorgte. Mit durchschlagendem Erfolg, denn es konnte ein fast 100-prozentiger Rückgang der Kröpfe und des Kretinismus erreicht werden. Seit 1930 sind in der Schweiz keine Kinder mehr mit Kretinismus zur Welt gekommen. Im übrigen Europa, zum Beispiel in Italien, gab es bis in die 1980er-Jahre hinein noch Fälle von angeborenem Kretinismus. In den Ländern der Dritten Welt kommt diese Erkrankung bis heute leider noch immer vor.

Die Entdeckung von Jod im Schilddrüsengewebe durch Eugen Baumann hat sich aus heutiger Sicht als Fluch und Segen zugleich herausgestellt. Zum einen konnte das Problem vieler Menschen mit Schilddrüsenerkrankungen ursächlich behandelt und das Krankheitsbild des Kretinismus zumindest in Europa weitestgehend ausgerottet werden. Zum anderen wird Jod bzw. Jodmangel seitdem nur mit der Schilddrüse in Verbindung gebracht. Der Blick dafür, das es auch in vielen anderen Bereichen des Körpers dringend benötigt wird, wurde damit verschlossen. Ein fataler Fehler mit gravierenden Folgen.

Wussten Sie, dass jede Ihrer 70 Billionen Körperzellen Jod benötigt? Wir müssen es täglich mit der Nahrung zuführen, da der Körper es nicht herstellen kann. Es ist somit ein essenzielles Spurenelement. Anders ausgedrückt: Wir sind abhängig von Jod, und ohne Jod ist kein dauerhaftes Leben möglich.

JOD IST IN ALLEN KÖRPERZELLEN VORHANDEN

Diese Erkenntnis hat uns während unserer Recherchen sehr überrascht – hatten wir doch weder in neueren medizinischen Büchern während unserer Ausbildung noch bei Fortbildungen irgendetwas darüber erfahren. Dabei ist das Wissen um den Jodbedarf und die Jodspeicherung im menschlichen Körper gar nicht neu. Wir sind auf Quellen aus dem Jahr 1928 gestoßen, in denen Forscher das Vorkommen größerer Mengen an Jod im menschlichen Körper – in den Eierstöcken, in den Nebennieren, in der Thymusdrüse, in der Hypophyse und in der Epiphyse – beschrieben haben. Im *Handbuch der normalen und pathologischen Physiologie* von 1930 kann man nachlesen: »Außer den Ovarien (Eierstöcken) weisen die meisten endokrinen Organe einen die Jodierung des übrigen Körpergewebes erheblich überragenden Jodgehalt auf.«

Auch in den folgenden Jahrzehnten wurde die Jodanreicherung im menschlichen Körper außerhalb der Schilddrüse immer wieder belegt und genauso häufig in der etablierten Medizin ignoriert. Bis heute. Bereits in den 1960er-Jahren haben Forscher beispielsweise auf den Zusammenhang zwischen Jodmangel und Brusterkrankungen hingewiesen. Viele Studien und Fachberichte konnten diesen zwischenzeitlich bestätigen. Eine Berücksichtigung von Jod in der Prophylaxe und der Therapie von Brustkrebs findet bis heute trotzdem nicht statt.

»Jod ist ein wahrhaftig missverstandener Vitalstoff.«

Dr. David Brownstein

Jod ist für jede Zelle im Körper wichtig, einige Organe wie Eierstöcke (Ovarien), Brust, Gehirn, Schilddrüse und Prostata verfügen über bestimmte Transportsysteme, die ihnen das Filtern von Jod aus dem Blut und dessen Speicherung ermöglichen. Das bekannteste und am besten erforschte Transportsystem ist der Natrium-Jodid-Symporter, der bislang in folgenden Organen nachgewiesen werden konnte:

- Schilddrüse
- Brustdrüse
- Speicheldrüsen
- Magen-Darm-Trakt
- Prostata
- Eierstöcke
- Ziliarkörper im Auge
- Plexus choroideus im Gehirn (produziert das Nervenwasser, Liquor)
- Haut
- Tränendrüsen
- Nieren
- Thymusdrüse

Der Natrium-Jodid-Symporter ist Bestandteil der Zellmembran der oben genannten Organzellen und pumpt unter Verbrauch von Zellenergie (ATP) kontinuierlich Jodid-Ionen in die Zelle hinein.

Ob eine Wirkung von Jod auf die Zellen erreicht wird, ist nicht alleine von der Aufnahme in den Körper, sondern vor allem von der optimalen Funktion dieser Transportsysteme abhängig. Nur wenn Jod in die Zellen eingeschleust wird, kann es seine vielfältigen gesundheitsfördernden Aspekte entfalten.

Wenn der Natrium-Jodid-Symporter in seiner Funktion blockiert ist, zum Beispiel durch Schwermetalle, Bromid oder Perchlorate (dazu später mehr), kommt nicht genügend Jod in der Zelle an. Jodmangel ist die Folge, auch bei ausreichender Jodaufnahme. Neben den speziellen organspezifischen Funktionen hat Jod auch unspezifische immunologische Wirkungen. Es wirkt – das wusste man bereits schon kurz nach seiner Entdeckung im 19. Jahrhundert – stark antiseptisch, das heißt es kann Viren, Bakterien und auch Pilze abtöten.

Die verschiedenen Organe des Körpers benötigen Jod nicht nur in unterschiedlicher Menge, sondern auch in unterschiedlicher Form. Einige Organsysteme brauchen Jod vor allem in der chemischen Verbindung »Jodid», andere mehr in Form von molekularem (elementarem) Jod (I2). Durch chemische Prozesse kann der Körper aus Jodid elementares Jod synthetisieren.

Haut, Gehirn, Schilddrüse und Ovarien bevorzugen Jodid, Brust, Prostata und der Magen-Darm-Trakt favorisieren hingegen molekulares Jod. In diesem Buch sprechen wir aus Gründen der Vereinfachung in der Regel nur von »Jod«.

JOD – DAS MULTITALENT

Jod hat noch eine ganz besondere Eigenschaft: Es ist das einzige bekannte Element, das über mehrere Wege in den Körper gelangen kann. So kann es über die Haut, den Mund und den Magen-Darm-Trakt oder einfach durch Einatmen aufgenommen werden. In dieser Hinsicht ist Jod einzigartig.

Die Forschungen zu Jod konnten bislang zahlreiche Wirkungen des Spurenelementes belegen, auf die wir in diesem Buch zum großen Teil noch detaillierter eingehen werden. Die wichtigsten sind:

- Schutz vor freien Radikalen (antioxidativer Effekt)
- Synthese von Schilddrüsenhormonen
- Synthese von Geschlechtshormonen
- Synthese von Neurotransmittern/ Stresshormonen
- Hirnreifung des Fötus und des Neugeborenen
- Entgiftung von toxischen Schwermetallen und Halogenen
- Immunstimulation
- Keimabwehr (Viren, Bakterien, Parasiten)
- Regulation von Zellwachstum und Zellteilung
- Tumorabwehr durch Einleitung der Apoptose, das heißt des natürlichen Zelltodes , vor allem in Schilddrüse, Brust, Eierstock, Gebärmutter

Sie sehen, Jod hat viele wichtige Funktionen im Körper. Die Produktion von Schilddrüsenhormonen ist nur eine von vielen. Die erste Funktion, die Jod im Rahmen der Evolution innehatte, war der Schutz vor freien Radikalen, also die Funktion als Antioxidans.

Interessant zu wissen: Antioxidantien

Antioxidantien sind Schutzsysteme im menschlichen Körper, die die Zellen vor der Zerstörung durch freie Radikale schützen. Diese fallen regelmäßig im Zellstoffwechsel, aber auch durch Umweltbelastungen wie toxische Metalle oder auch durch chronische Infektionen an. Die bekanntesten Antioxidantien sind Vitamin C, Selen, Beta-Carotin, Vitamin E und Glutathion. Weniger bekannt ist die Funktion von Jod als Radikalfänger. Jod ist ein wichtiges Antioxidans im Zellstoffwechsel. Jodmangel kann daher zu einer Beeinträchtigung des Schutzes vor freien Radikalen führen.

Diese Erkenntnis verdanken wir der Evolutionsbiologie. Federführend bei diesem Thema ist der italienische Jodforscher Professor Dr. Sebastiano Venturi. Er konnte uns sehr Spannendes berichten. Das Gespräch mit ihm möchten wir Ihnen gerne wiedergeben.

INTERVIEW MIT DEM JODFORSCHER UND ARZT PROFESSOR DR. SEBASTIANO VENTURI

Herr Professor Venturi, seit vielen Jahrzehnten forschen Sie zu Jod und Schilddrüsenhormonen. Durch Ihre Arbeit wissen wir heutzutage erheblich mehr über die Rolle, die Jod in der Evolution der Wirbeltiere, und somit auch des Menschen, gespielt hat. Bitte erzählen Sie uns ein wenig über Ihre Erkenntnisse. Welche Rolle spielte Jod in der Evolution?

Das Element Jod ist sehr interessant und spielte eine ganz entscheidende Rolle in der Evolution. Wir haben herausgefunden, dass Jod das erste anorganische Antioxidans in der Zelle überhaupt war. Antioxidantien sind sehr wichtig, um die Zelle vor freien Radikalen zu schützen, die ständig im Zellstoffwechsel anfallen. Besonders die Zellmembranen, die aus mehrfach ungesättigten Fettsäuren bestehen, sind sehr anfällig für eine Schädigung durch freie Sauerstoffradikale. Jod war das erste Element, das die frühen Zellformationen, besonders die Zellmembranen, schützen konnte. Die Forschung konnte zeigen, dass sich vor 500 Millionen Jahren aus den ersten primitiven Darmzellen der Wirbeltiere durch Aufnahme und Speicherung von Jod die ersten primitiven Schilddrüsenzellen entwickelt haben. Parallel dazu haben sich unter dem »Schutzmantel« von Jod und Fettsäuren – wir nennen sie auch Jodlipide – undifferenzierte Zellen zu Nerven- und Gehirnzellen entwickelt, was eine weitere Anpassungsmöglichkeit an die Umgebung war. Jod unterstützte auf diese Weise indirekt auch den Entwicklungsschritt des Lebens vom Wasser hin zum Land. Jodlipide treten sowohl in der Schilddrüse als auch im zentralen Nervensystem sowie in der Brustdrüse auf. Wir können zu Recht sagen, dass Jod entscheidend war für die Evolution des Menschen. Ohne Jod wäre die Evolution nicht möglich gewesen, weder die Entwicklung der Wirbeltiere noch die Entwicklung des Gehirns beim Menschen. Es ist eine Tatsache, dass für die Erweiterung und Evolution gerade des menschlichen Gehirns Jod und Fettsäuren die entscheidenden Elemente waren.

Die Meeresalgen können wir als unsere ganz frühen »Vorfahren« bezeichnen, ihre Zellen besitzen spezielle Transportmechanismen, um Jod aus dem Meereswasser herauszufiltern – ganz ähnlich den Natrium-Jodid-Symportern unserer Zellen, die Jod aus unserem Blut herausfiltern.

VON NEANDERTALERN UND KAULQUAPPEN

Evolutionsforscher rätseln im Übrigen noch über die möglichen Gründe für das Aussterben der Neandertaler. Starben unsere »Verwandten« durch ungünstige klimatische Bedingungen? Konnte ihr Gehirn sich aufgrund von Jodmangel nicht weiterentwickeln? Oder hat der amerikanische Forscher Jerome Dobson recht, der die Meinung vertritt, dass die Neandertaler gar nicht ausgestorben seien, sondern nur jodreiche Nahrung fanden. Diese neue Kost veränderte mit den Jahrhunderten ihr Erscheinungsbild, bis sie sich schließlich zum *»Homo sapiens sapiens«* transformierten.

Was nun davon stimmt und was nicht, darüber sollen sich die Evolutionsbiologen streiten. Für uns ist wichtig, zu wissen, dass Jod für unsere Zellen immer mehr war als nur ein Bestandteil der Schilddrüsenhormone. Diese spezielle Funktion entwickelte sich erst relativ spät in der Evolution. Seine Aufgabe als Beschützer der Zellen vor freien Radikalen erfüllt es hingegen seit jeher, bis heute. Wir brauchen Jod heutzutage genauso wie damals in der »Ursuppe«. Bedingt durch die zunehmende Belastung durch ungünstige Umweltfaktoren und eine damit verbundene höhere Belastung mit freien Radikalen heute vielleicht sogar mehr als je zuvor.

Interessant zu wissen: Die Metamorphose der Kaulquappen

In den 1920er-Jahren konnten Forscher bereits beobachten, dass Kaulquappen sich in jodarmen Gewässern nicht zu Fröschen weiterentwickeln. Zunächst ging man davon aus, dass Kaulquappen in einer jodarmen Umgebung zu wenig Schilddrüsenhormone bilden und somit die Metamorphose stoppt. Heute weiß man, dass Jod – auch bei Kaulquappen – direkt auf das Gehirn wirkt und so eine optimale Entwicklung zum Froschstadium unterstützt.

JOD BRAUCHT COFAKTOREN

Damit Jod im Körper seine Wirkung auf die Zielorgane optimal entfalten kann, benötigt es – wie bei einem Konzert – nicht nur eine Geige, sondern ein ganzes Orchester an Hilfsstoffen. Diese sind notwendig, um Jod in seinen Funktionen zu unterstützen. Vor allem die Cofaktoren für den Jodstoffwechsel der Schilddrüse sind heutzutage gut erforscht. Dazu zählen die folgenden.

Fettsäuren

Jod entfaltet seine Wirkung in den Zellen durch das Zusammenspiel mit bestimmten Fettsäuren. Die Verbindung aus Jod und Fettsäuren werden auch Jodlipide bzw. Jodlaktone genannt. Entsprechend hohe Mengen an Omega-3- und Omega-6-Fettsäuren – im richtigen Verhältnis – aus der Nahrung sind Voraussetzung für die Synthese der

Jodlipide, welche wichtige chemische Verbindungen darstellen, die das Wachstum von Zellen regulieren. Wir kommen auf dieses Thema später noch einmal zu sprechen.

Während wir mit unserer üblichen Ernährung mehr als reichlich Omega-6-Fettsäuren (zum Beispiel aus Sonnenblumenöl, Getreide und Maiskeimöl) zu uns nehmen, ist eine angemessene Versorgung mit den drei Omega-3-Fettsäuren Alpha-Linolensäure, DHA und EPA häufig nicht gewährleistet. Das liegt vor allem an dem Ungleichgewicht in der Zufuhr von Omega-6- und Omega-3-Fettsäuren.

Gute Quellen für eine optimale Versorgung mit Omega-3-Fettsäuren sind:

- Alpha-Linolen-Säure (ALA):
  Leinöl, Rapsöl
- Docosahexaensäure (DHA) und Eicosapentaensäure (EPA):
  fetter Tiefseefisch wie Hering, Makrele, Thunfisch, Lachs; Fleisch und Milchprodukte von Weidevieh

Es kommt nicht nur auf die regelmäßige Zufuhr pflanzlicher Omega-3-Fettsäuren an, ebenso wichtig sind die Fettsäuren aus tierischer Quelle! Eine Umwandlung von Fettsäuren aus ALA in die DHA- und EPA-Fraktion gelingt genetisch nicht jedem. Wir empfehlen daher die gleichmäßige Aufnahme aller drei Fettsäuren durch die Nahrung.

Durch einen kleinen Ölwechsel in Ihrer Küche lassen sich die Fettsäuren einfach in Ihre tägliche Ernährung einbauen. Empfohlene Fette zum Anrichten von Salaten und generell in der kalten Küche sind beispielsweise Leinöl, Avocadoöl, Olivenöl und Walnussöl.

Bitte benutzen Sie Omega-3- und Omega-6-reiche Pflanzenöle niemals zum Erhitzen, sondern nur in der kalten Küche. Zum Erhitzen verwenden Sie am besten gesättigte Fette wie Butter, Butterschmalz, Ghee oder Kokosfett. Verzichten Sie unbedingt auch auf chemisch teilgehärtete Fette, sogenannte Transfette. Sie sind für Ihre Körperzellen schädlich, denn Sie gelten als Mitverursacher von Herz-Kreislauf-Erkrankungen. Transfette sind leider weitverbreitet, zum Beispiel in Margarine, Fertignahrung (Fast Food), Chips sowie in konventionellen Backwaren.

Interessant zu wissen: Lesetipps für eine optimale Fetternährung

Ulrike Gonder, Nicolai Worm: *Mehr Fett!* systemed, München, 2010
Ulrike Gonder: *Positives über Fette und Öle*, systemed, München, 2013

Hinweis: *Mittlerweile führen viele Labore auch Analysen der Fettsäuren über das Blut durch. Hiermit sind keine Cholesterin- und Triglyzeridwerte gemeint, sondern die Analyse der essenziellen, lebenswichtigen Fettsäuren sowie der schädlichen Transfettsäuren. Durch eine solche Blutuntersuchung kann eine Ernährungsberatung bzw. -umstellung noch individueller gestaltet werden.*

ATP (Adenosintriphosphat)

Ein weiterer Cofaktor ist ATP, denn ohne Energie läuft in unserem Organismus gar nichts. Auch die Natrium-Jodid-Symporter sind auf die kontinuierliche Bereitstellung von Energie, die ATP zur Verfügung stellt, angewiesen. Fast alle Körperzellen verfügen über kleine Zellorganellen, die Mitochondrien, welche unentwegt Energie aus Nährstoffen zur Verfügung stellen. Diese Energie nutzen die Zellen für ihre Aufgaben, für eine optimale Zellteilung und auch für die Einleitung des programmierten Zelltodes (Apoptose), wenn eine Zelle beschädigt ist. Viele Transportsysteme, die Mikronährstoffe in die Zellen hineinpumpen, benötigen ATP.

Jod kann ohne eine ausreichende Mitochondrienfunktion, auch wenn wir es noch so häufig zu uns nehmen, nicht in die Zelle gelangen. Es würde dann direkt wieder über die Nieren ausgeschieden. Die Mitochondrien sind heutzutage gut erforscht, daher lässt sich ihre Funktion durch Blutanalysen abschätzen und bei Einschränkungen auch verbessern. Die Mitochondrien selbst sind auf eine Vielzahl von Mikronährstoffen angewiesen, um ihre Funktion zu erfüllen; die wichtigsten sind Vitamin B_2, Vitamin B_3, Magnesium und das Coenzym Q_{10}.

Selen

Selen ist ein Spurenelement, das vor allem für die Schilddrüsenzellen ein wichtiger Cofaktor von Jod ist. Selenabhängige Enzyme (Deiodasen) aktivieren die Umwandlung des trägen Schilddrüsenhormons T_4 zum aktiven Hormon T_3.

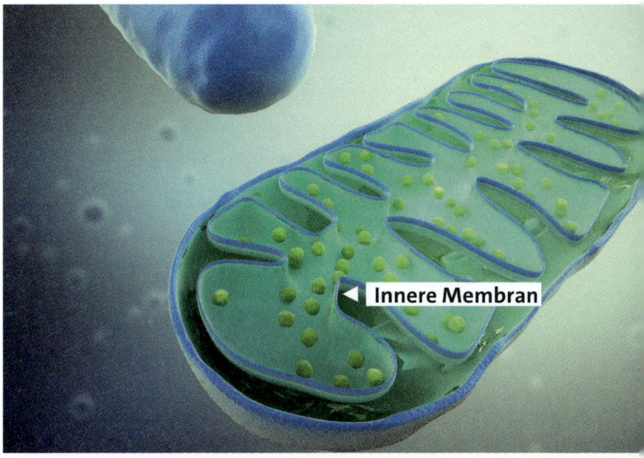

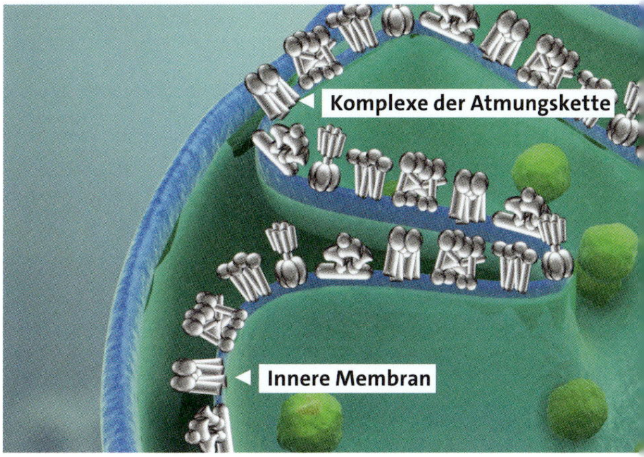

Oben: Die eigentliche Produktionsstätte von Energie in der Körperzelle sind die Mitochondrien.

Unten: Die Atmungsketten sind Orte der Energiegewinnung. Sie liegen in der inneren Membran der Mitochondrien.

Die selenabhängigen Enzyme der Glutathionperoxidasen haben zudem die Aufgabe, die Schilddrüsenzellen vor den schädlichen Einflüssen von Wasserstoffperoxid, einer chemischen Substanz, die bei der Produktion von Schilddrüsenhormonen benötigt wird, zu schützen. Grundsätzlich gilt: Je mehr Jod den Schilddrüsenzellen zur Verfügung steht, desto höher ist ihr Bedarf an Selen. Deutschland ist allerdings Selenmangelgebiet, das heißt unsere Nahrungsmittel haben häufig einen sehr geringen Selengehalt, sodass viele Menschen von Selenmangel betroffen sind, ohne es zu wissen.

Die DGE empfiehlt erwachsenen Frauen 60 und Männern 70 Mikrogramm Selen pro Tag zuzuführen. Der Selenspiegel sollte daher immer individuell im Labor bestimmt und eingestellt werden. Gute Quellen für Selen sind Kokosnüsse, Paranüsse, Fleisch und Fisch.

Eisen

Eisen spielt – ähnlich wie Selen – eine entscheidende Rolle beim Jodstoffwechsel der Schilddrüse. Es ist Bestandteil des Enzyms Thyreoperoxidase (TPO), welches eine wichtige Funktion bei der Bildung des Schilddrüsenhormons T4 hat.

Analog zu Selen gilt: Wird die Schilddrüse vermehrt mit Jod versorgt, steigt auch ihr Bedarf an Eisen an. Die Versorgung mit Eisen ist gerade bei jungen Frauen, Vegetariern, Veganern sowie Schwangeren und Stillenden unzureichend. Ebenfalls leiden Menschen mit chronischen Darmerkrankungen häufig an Eisenmangel. Die besten Quellen für Eisen sind rotes Fleisch und Leber. Die Aufnahme von Eisen wird durch die gleichzeitige Aufnahme von Vitamin C gefördert.

Vitamin C

Vitamin C hat einen positiven Effekt auf die Natrium-Jodid-Symporter und unterstützt ihre Funktion. Insbesondere bei Defekten des Symporters hat sich die Therapie mit Vitamin C bewährt. Vitamin C ist verstärkt in vielen Obst- und Gemüsesorten vorhanden, vor allem im Rohzustand.

Vitamin A

Vitamin A ist ein fettlösliches Vitamin und kommt vor allem in tierischen Produkten wie Leber, Fisch, Milch, Butter oder Eigelb vor. Ein Mangel kann die Aufnahme von Jod in die Zellen verschlechtern. Vitamin A kann der Körper nur in geringen Mengen aus pflanzlichem Betacarotin (Provitamin A) – zum Beispiel aus Karotten – selbst herstellen. Es sollte daher am besten in seiner direkten Form mit dem Essen aufgenommen werden. Vegetarier und besonders Veganer sind nicht nur häufig von einem Eisenmangel, sondern auch von einem Vitamin-A-Mangel betroffen. Bitte nehmen Sie Vitamin A niemals unkontrolliert zum Beispiel aus Nahrungsergänzungsmitteln ein. Vor allem in der Schwangerschaft darf Vitamin A nicht in hohen Dosen zugeführt werden, da es dann zu Fehlbildungen beim Embryo führen kann.

Vitamin D

Bereits in den 1930er-Jahren konnten Forschungen belegen, dass die Funktionsweise der Schilddrüse, aber auch anderer Gewebe stark vom Vitamin-D-Gehalt des Gewebes abhängig ist. Vitamin D spielt eine Rolle bei der Speicherung von Jod im Gewebe. Ein Vitamin-D-Mangel, der trotz verstärkter Aufklärung auch weiterhin sehr verbreitet ist, führt daher auch zu einer schlechten Speicherfähigkeit von Jod in den Zellen. Der Vitamin-D-Bedarf ist über die Nahrung nicht zu decken. Wir erhalten es aus dem UV-B-Licht der Sonne. In den lichtarmen Monaten (Oktober bis März) sollte unter Laborkontrolle eine zusätzliche Vitamin-D-Zufuhr als Nahrungsergänzungsmittel erfolgen.

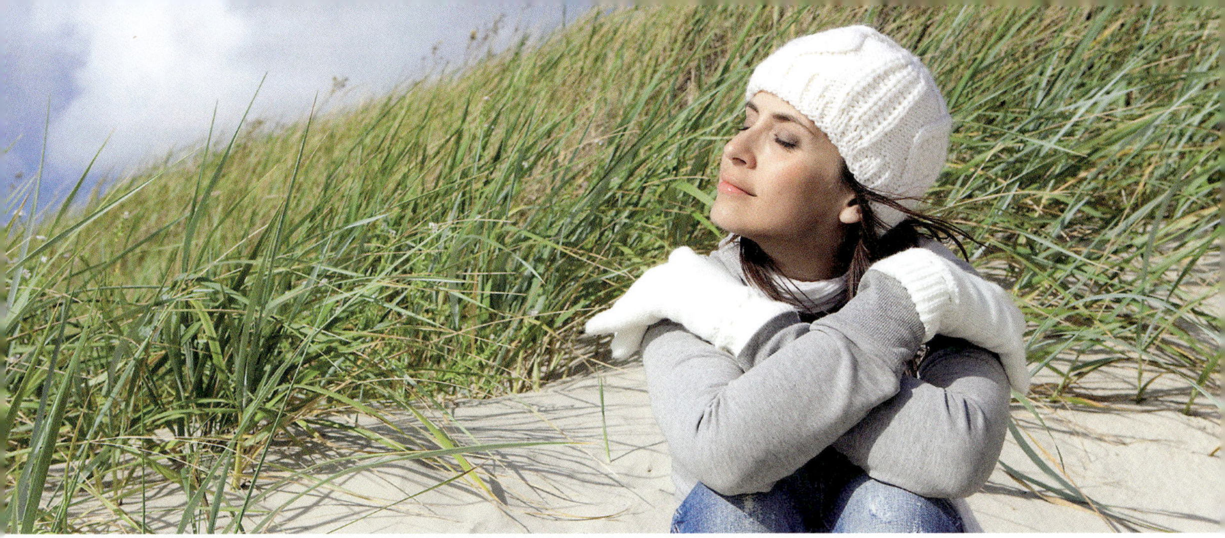

Jod ist nach wie vor Gegenstand der Forschung. In der amerikanischen medizinischen Wissensdatenbank *»Pubmed«* finden Sie zu »Jod« über 100 000 wissenschaftliche Einträge und täglich werden es mehr. Tatsächlich ist es aber trotz dieser zahlreichen Forschungsergebnisse so, dass hierzulande – und nicht nur in Entwicklungsländern – viele Menschen nicht optimal mit Jod versorgt sind oder sogar an einem manifesten Jodmangel leiden. Vielleicht sind Sie auch betroffen? Im nächsten Kapitel erfahren Sie dazu mehr.

Interessant zu wissen: »Natürliches« Jod versus »künstliches« Jod

Zuweilen wird behauptet, nur »natürliches« Jod sei für den Körper gesund und verträglich, künstliches Jod sei toxisch. Wer sich ein wenig mit Chemie auskennt, wird sehen, dass diese Aussage schlichtweg falsch ist. Jod ist ein chemisches Element und daher weder »natürlich« noch »künstlich«. In Lebewesen kommt Jod (zum Beispiel in Algen) fast immer als Jodat (Salz der Jodsauerstoffsäure) oder Jodid (Salz der Jodwasserstoffsäure) vor, meist in Verbindung mit Salzen wie Kalium oder Natrium. In freier Form – als sogenanntes molekulares oder elementares Jod – tritt es in der Natur quasi nicht auf.

FÜR SIE ZUSAMMENGEFASST

- Das Element Jod ist seit dem Jahr 1811 bekannt und wird seitdem erforscht.
- Jod wird bis heute fast ausschließlich mit der Schilddrüse, ihrer Funktion und ihren Erkrankungen in Verbindung gebracht.
- Jod hat darüber hinaus jedoch vielfältige weitere Funktionen im gesamten Organismus.
- Viele Organe können Jod speichern: Dazu gehören die Schilddrüse, die Brust, die Eierstöcke und das Gehirn.

WIE JODMANGEL ERKANNT WIRD

DEUTSCHLAND – JODMANGELLAND?

> »Jodmangel ist weltweit der häufigste Grund – obwohl er einfach zu verhindern wäre – für Hirnschädigungen.«
>
> WHO (Weltgesundheitsorganisation)

Sind wir tatsächlich ein Jodmangelland oder – wie manche Stimmen gar behaupten – mit Jod überdosiert? Um diese Fragen zu klären, haben wir uns zunächst mit den offiziellen Angaben der WHO auseinandergesetzt. Diesen zufolge sind von 126 erfassten Ländern heute noch mindestens 54 direkt von einem Jodmangel betroffen.

Um einen möglichen Jodmangel festzustellen, misst die WHO bei einer repräsentativen Gruppe von Menschen eines Landes die Jodausscheidung über den Urin. Diese sollte bei ausreichender Jodversorgung bei circa 100 Mikrogramm Jod pro Liter Urin liegen. Für die Bevölkerung von Deutschland wird dieser Zielwert derzeit nicht vollständig erreicht. Gerade bei Schulkindern werden noch deutliche Defizite in der Jodversorgung gemessen. Aufgrund dieser Ergebnisse hat Deutschland derzeit den Status eines »Jodmangellandes Grad 1«, das heißt, die meisten Menschen in Deutschland weisen eine Jodausscheidung von unter 100 Mikrogramm Jod pro Liter Urin auf.

Nach WHO-Kriterien gelten folgende Referenzbereiche in Mikrogramm Jod pro Liter Urin:

- > 100 µg: ausreichende Jodversorgung
- 50–100 µg: leichter Jodmangel
- 25–50 µg: moderater Jodmangel
- < 25 µg: schwerer Jodmangel

Das Ziel der WHO im Kampf gegen Jodmangel ist die Vermeidung von Kretinismus und jodmangelbedingten Schilddrüsenerkrankungen.

Welche Menge an Jod sollten wir denn täglich zu uns nehmen, damit wir die von der WHO geforderte Menge auch wieder über den Urin ausscheiden und uns so vor diesen Schilddrüsenkrankheiten schützen? Hierzu nennt uns die Deutsche Gesellschaft für Ernährung offizielle Zufuhrempfehlungen:

Alter	Jod Deutschland, Österreich (µg/Tag)
Säuglinge	
0 bis 4 Monate (a)	40 (Schätzwert)
4 bis 12 Monate	80
Kinder	
1 bis unter 4 Jahre	100
4 bis unter 7 Jahre	120
7 bis unter 10 Jahre	140
10 bis unter 13 Jahre	180
13 bis unter 15 Jahre	200
Jugendliche und Erwachsene	
15 bis unter 19 Jahre	200
19 bis unter 25 Jahre	200
25 bis unter 51 Jahre	200
51 bis unter 65 Jahre	180
65 und älter	180
Schwangere	230
Stillende	260

Wohlgemerkt: *Die hier genannten Mengen sollen den Bedarf der Schilddrüse decken. Der Bedarf der anderen Organe ist hier nicht berücksichtigt.*

Für einen Erwachsenen mittleren Alters bedeutet dies, dass er pro Tag mindestens 200 Mikrogramm Jod über die Nahrung zu sich nehmen sollte, um seinen Bedarf ausreichend zu decken.

JEDER DRITTE IST SCHILDDRÜSENKRANK

Lassen Sie uns eine andere Untersuchung zur aktuellen Jodversorgung in Deutschland betrachten. Im Jahr 2002 wurde in Deutschland die weltweit größte Ultraschalluntersuchung bei insgesamt 96 278 Menschen im Alter von 18 bis 65 Jahren durchgeführt. Teilnehmer waren ausdrücklich nur Menschen ohne eine bekannte Schilddrüsenerkrankung. Die sogenannte »Papillon-Studie« hat seinerzeit für viel Aufsehen und mediales Interesse gesorgt, denn sie zeigte, dass jeder dritte Untersuchte – eigentlich als gesund eingestufter Mensch! – einen auffälligen Schilddrüsenbefund im Ultraschall aufwies.

Die Ergebnisse im Detail:

- Bei jedem dritten Erwachsenen konnten krankhafte Veränderungen an der Schilddrüse nachgewiesen werden (Knoten und/oder Vergrößerung).
- Jeder vierte Erwachsene hatte Knoten in der Schilddrüse.
- Jeder zweite Erwachsene über 45 war schilddrüsenkrank. Frauen und Männer waren gleichermaßen betroffen.

Auch die Bundesregierung interessiert sich für die Ernährungs- und Versorgungslage der Deutschen. In den Jahren 2005 bis 2007 wurde daher in ihrem Auftrag eine Umfrage durchgeführt, bei der über 20 000 Menschen nach ihren Essgewohnheiten befragt wurden (Nationale Verzehrsstudie II). Man wollte herausfinden, wie sich die deutsche Bevölkerung im Durchschnitt ernährte. Aus den Antworten der Befragten wurden Rückschlüsse zur Versorgung mit den wichtigen Mineralien, Vitaminen und Spurenelementen gezogen, auch zur Versorgung mit Jod.

Im Abschlussbericht liest man Folgendes:

> *»Der Median (Mittelwert, Anmerkung der Autoren) der Jodzufuhr ohne Berücksichtigung von jodiertem Speisesalz liegt bei Männern und Frauen deutlich unter der empfohlenen Jodzufuhr (Anmerkung der Autoren: gem. DACH-Empfehlung 180 bis 200 Mikrogramm pro Tag für Erwachsene). Am geringsten ist die Jodzufuhr bei den Jugendlichen und jungen Erwachsenen.*
>
> *Ohne die Verwendung von jodiertem Speisesalz liegen 96 Prozent der Männer und 97 Prozent der Frauen unter der Empfehlung für die Jodzufuhr.«*

Am 13.03.2015 berichtet die *Ärzte Zeitung*: »Ein Drittel der Bevölkerung in Deutschland ist laut einer aktuellen Studie zufolge nicht ausreichend mit Jod versorgt.« Für diese Studie untersuchte man in den Jahren von 2008 bis 2011 den Spontanurin von 7000 Menschen. Bei über einem Drittel der getesteten Personen war die erforderliche Jodausscheidungsmenge im Urin nicht vorhanden. In Zahlen ausgedrückt bedeutet dies, dass es circa 27 Millionen Menschen in Deutschland gibt, die nicht ausreichend Jod in ihrem Organismus haben.

Alle Untersuchungen zum Thema Jodmangel – ob Urinmessungen, Schilddrüsenuntersuchungen oder Umfragen – zeigen im Ergebnis das gleiche Bild: Viele Menschen sind noch nicht einmal so weit mit Jod versorgt, dass der Bedarf der Schilddrüse gedeckt ist.

Zwar reicht die Jodversorgung aus, um Kretinismus zu verhindern, aber Schilddrüsenerkrankungen als Volksleiden sind heutzutage immer noch ein großes gesundheitliches Problem.

Bislang gilt bei der Einschätzung der Jodversorgung der Kropf als das Maß aller Dinge. Dieser und auch die jodmangelbedingte Unterfunktion ließen sich durch 200 Mikrogramm Jod am Tag in vielen Fällen tatsächlich auch vermeiden. Aber nicht in allen. Unterschiedliche Menschen haben unterschiedliche Lebensweisen.

IHR LEBENSSTIL BESTIMMT IHREN JODBEDARF

Wir kritisieren an der DGE-Zufuhrempfehlung nicht nur, dass der Jodbedarf des restlichen Organismus unberücksichtigt bleibt, sondern auch, dass individuelle Lebenseinflüsse und Umweltfaktoren sich ebenfalls auf den Jodhaushalt auswirken können. So haben Raucher oder Menschen, die bestimmte Medikamente einnehmen müssen, einen deutlich erhöhten Bedarf.

Alle Faktoren, die eine Jodaufnahme bzw. -verwertung behindern, nennt man »Goitrogene« (Kropfbildner). Nach heutigem Wissensstand ist der Begriff allerdings überholt. Er müsste weiter gefasst werden, da nicht nur die Schilddrüse von der jodhemmenden Wirkung von Goitrogenen betroffen ist, sondern alle jodverbrauchenden Zellen im Körper.

GOITROGENE – WAS KROPF BEGÜNSTIGT

Goitrogene Nahrungsmittel

Kohlgemüse, Kresse oder Leinsamen gelten als besonders gesund, begünstigen aber Kropf. Sie sollten die folgenden Nahrungsmittel nur dann in größeren Mengen verzehren, wenn Ihr Jodspiegel in einem optimalen Bereich liegt:

- Wirsing
- Blumenkohl
- Rettich
- Weißkohl
- Rotkohl
- Grünkohl
- Rosenkohl
- Zwiebeln
- Raps
- Kapuzinerkresse
- Gartenkresse
- Leinsamen
- Süßkartoffeln
- Bambussprossen

Diese Nahrungsmittel enthalten Senfölglykoside bzw. cyanogene Glykoside, die – vor allem im rohen Zustand – sogenannte Thiocyanate bilden. Diese chemischen Verbindungen können Jod aus dem Gewebe verdrängen. Somit steht es dem Organismus nicht mehr zur Verfügung. Daher empfehlen wir – so lange ein Jodmangel besteht – diese Gemüsesorten nicht roh und nur in geringeren Mengen zu verzehren. Smoothies mit diesen Zutaten sollte man eher meiden.

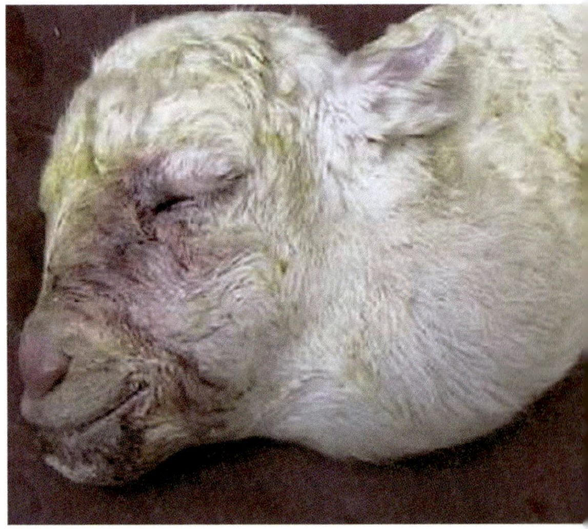

Schaf mit Kropf

Die negativen Auswirkungen eines Überflusses an Glykosiden im Organismus zeigen verschiedene Studien, im Rahmen derer Schafe und Lämmer, die normalerweise Heu, Blätter und Gras fressen, ausschließlich mit Grünkohl und anderen Kreuzblütlerpflanzen gefüttert wurden. Die Tiere entwickelten nach einiger Zeit Kröpfe.

Auch Soja zählt zu den goitrogenen Nahrungsmitteln, denn es enthält Isoflavonoide, die ebenfalls einen störenden Effekt auf die Jodaufnahme haben können. Dies ist vor allem bei unfermentiertem Soja der Fall. Fermentierte Sojaprodukte, zum Beispiel Natto, Miso, Tempeh, haben diesen Effekt nicht und sind daher sicher die bessere Wahl als Tofu, Sojamilch oder Sojabohnen.

PERCHLORATE

Perchlorate sind ein Sammelbegriff für verschiedene chemische Verbindungen, die aus den Salzen der Perchlorsäure (HClO4) aufgebaut sind. Sie werden in der Atmosphäre gebildet und lagern sich vor allem mit dem Staub ab. Über Niederschläge gelangt Perchlorat in den Wasserkreislauf und in die Böden, bis es schließlich über Obst, Gemüse und Wasser den Menschen erreichen kann. Es hemmt die Aufnahme von Jod in die Körperzellen. Dies ist schon lange bekannt. In der Zeit, als es noch keine modernen Thyreostatika (Medikamente, die die Schilddrüse in ihrer Funktion hemmen) gab, behandelte man aufgrund dieser Eigenschaft die krankhafte Schilddrüsenüberfunktion mit Perchlorat.

Die Zeitschrift *Ökotest* hat in ihrer Ausgabe vom August 2013 eine Untersuchung veröffentlicht, der zufolge 40 Prozent der Obst- und Gemüseproben mit Perchlorat belastet waren. Diese Proben stammten aus 15 verschiedenen Ländern, inklusive Deutschland. Die Perchloratbelastung ist ein internationales Problem! Wir finden es erschreckend, dass in Deutschland bislang keine verbindlichen Grenzwerte für die tägliche Aufnahme existieren.

Für eine weitere Ausgabe der *Ökotest* im Februar 2015 wurde ein Qualitätstest für Babyanfangsnahrung durchgeführt, bei dem auch auf Perchlorate hin untersucht wurde. Die Ergebnisse waren deutlich. Von 14 getesteten Produkten konnten bei mehreren Proben erhöhte Werte dieser schädlichen Substanz nachgewiesen werden. Das Bundesamt für Risikobewertung (BfR) hat zum Perchloratproblem Stellung bezogen und auch eigenständig Proben untersuchen lassen. Bei über einem Drittel konnte ebenfalls eine Belastung mit der Substanz belegt werden.

Stellungnahme des BfR vom 30.10.2013

»Perchlorat kann die Aufnahme von Jodid in die Schilddrüse hemmen. Diese Hemmung ist reversibel. Sie kann bei Risikogruppen möglicherweise zu zeitweiligen Veränderungen des Schilddrüsenhormonspiegels führen. Besonders betroffen von unerwünschten Wirkungen können Personen mit Schilddrüsenerkrankungen, mit Jodmangel sowie Neugeborene und Kinder sein. Eine weitere kritische Gruppe sind Schwangere, die bereits eine Schilddrüsenfunktionsstörung aufweisen.« Quelle: www.bfr.bund.de

Eine Studie mit über 20 000 schwangeren Frauen in Italien und England konnte zeigen, dass eine Perchloratbelastung bei Jodmangel und bestehender Schilddrüsenunterfunktion den Intelligenzquotienten (IQ) der Kinder dieser Frauen beeinträchtigte, auch dann, wenn die Frauen als Ersatz das Schilddrüsenmedikament L-Thyroxin für die Schilddrüsenunterfunktion erhielten.

Die europäische Behörde für Lebensmittelsicherheit EFSA veröffentlichte am 26.05.2015 auf ihrer Homepage

> *»Die chronische ernährungsbedingte Exposition gegenüber Perchlorat ist insgesamt betrachtet potenziell bedenklich, vor allem für Konsumenten mit hoher Aufnahme in jüngeren Bevölkerungsgruppen mit leichtem bis moderatem Jodmangel. Die Perchloratexposition kann auch bedenklich sein für Säuglinge, die von Müttern mit Jodmangel gestillt werden.«*
> Quelle: www.efsa.europa.eu

Das Perchloratproblem scheint noch lange nicht gelöst. Als Verbraucher kann man sich kaum schützen, denn auch bei einigen Bioprodukten wurde dieser Stoff nachgewiesen. Es bleibt zu hoffen, dass möglichst auf europäischer Ebene bald eine effektive Aktion zur Eindämmung der Perchloratbelastung eingeleitet wird.

BROMID

Brom bzw. Bromide sind enge chemische Verwandte von Jod. Sie stehen im Periodensystem der Elemente gemeinsam in der 7. Hauptgruppe (Gruppe der Halogene). In der Natur kommen Bromide genau wie Jod nicht alleine vor, sondern sind immer an andere Stoffe gebunden. Besteht ein Jodmangel, können Bromide über den Natrium-Jodid-Symporter in das Innere der Zellen gelangen. Die Zelle kann auf diese Art und Weise in ihrer Funktion beeinträchtigt werden. Hier in Deutschland und in vielen anderen europäischen Ländern sind stark bromhaltige Substanzen, zum Beispiel als Zusatz in Brotteig oder Pflanzenölen, verboten. In anderen Ländern, wie den USA, bislang nicht.

Doch auch über verschiedene andere Wege gelangt Brom in unseren Organismus, zum Beispiel über Medikamente (Beruhigungsmittel, Schmerzmittel, Antihistaminika, Schlafmittel, Narkosemittel). Personen, die solche Medikamente dauerhaft einnehmen müssen, sollten besonders gut auf ihren Jodstatus achten, um keine Nachteile durch einen so verursachten oder verschärften Jodmangel zu erleiden. Auch Schädlingsbekämpfungsmittel in Form von Pestiziden und Desinfektionsmitteln waren lange Zeit bromhaltig. Mittlerweile dürfen diese in Deutschland nicht mehr verwendet werden. Urinuntersuchungen in unseren Praxen zeigen auch heute noch teilweise erhöhte Bromidwerte, auch bei Patienten, die nicht regelmäßig bromhaltige Medikamente eingenommen haben. Wir gehen davon aus, dass diese Bromreste aus dem Gewebe stammen, wo sie sich nach der Aufnahme über die Nahrung abgelagert haben.

FLUORID

Ein weiterer chemischer Verwandter, der neben Jod und Brom in der Gruppe der Halogene steht, ist Fluor. Fluor kommt in der Natur als Fluorid vor. In seiner elementaren Form ist es sehr giftig und ätzend. Wie Brom konkurriert es mit Jod um den Einlass in die Zelle. Verschiedene Produkte des täglichen Bedarfs sind mit Fluorid angereichert, zum Beispiel Zahnpasta und auch einige Speisesalze, da man sich von einer Fluoridierung eine Prävention von Zahnkaries verspricht.

Die Wirkung dieser Maßnahme auf die Prävention von Zahnkaries wird jedoch von Experten unterschiedlich beurteilt. Im Jahr 2000 berichtete ein wissenschaftliches Fachjournal von Schilddrüsenvergrößerungen bei Schulkindern in Südafrika. Diese Anomalien kamen zustande, weil das Trinkwasser so übermäßig fluoridhaltig war, dass Jod aus der Nahrung nicht mehr in die Zelle gelangen konnte. Eine ähnliche Studie wurde im Jahr 2005 über Kinder in Indien veröffentlicht, die bedingt durch fluoridhaltiges Trinkwasser eine sogenannte Fluorose an den Zähnen (weiße bis bräunliche Verfärbungen der Zähne) entwickelten.

Da Jod in seinen gesundheitsfördernden Wirkungen Fluorid weit überlegen ist, empfehlen wir, Fluorid soweit es geht zu meiden. Für die Erhaltung der Zahngesundheit ist stattdessen eine entsprechende Mundhygiene, eine zuckerarme Ernährungsweise sowie ein optimaler Vitamin-D-Spiegel anzustreben.

ZIGARETTENRAUCH

Dass Rauchen auf vielfältige Weise gesundheitsschädlich ist, weiß heutzutage jeder. Was Sie vielleicht noch nicht wissen ist, dass Thiocyanate in Zigarettenrauch ebenfalls die Jodaufnahme hemmen können. Man kann nun schnell in die Versuchung kommen, zu denken, dass ein guter Jodspiegel grünes Licht zum Rauchen geben könnte! Das ist leider falsch, denn eine große Studie mit über 5000 Koreanern konnte zeigen, dass das Rauchen trotz eines guten Jodspiegels die Jodaufnahme behindert. Das ist doch sicher ein guter Grund, jetzt mit dem Rauchen aufzuhören, oder?

Neben den typischen Goitrogenen, gibt es aber noch weitere Einflüsse auf den Jodhaushalt, wie die folgenden.

INTENSIVER SPORT UND SAUNIEREN

Wussten Sie, dass Sie Jod nicht nur über die Haut aufnehmen, sondern es auch über die Haut verlieren können? Wenn Sie beim Sport, in der Sauna oder bei anderen anstrengenden körperlichen Betätigungen viel schwitzen, dann verlieren Sie circa 10 Mikrogramm Jod pro Liter Schweiß.

ÖSTROGENDOMINANZ

Eine Östrogendominanz kann die Aufnahme von Jod ebenfalls beeinträchtigen. Mädchen entwickeln häufiger in der Pubertät Probleme mit der Schilddrüse als Jungen. Warum ist das so? Um diese Frage zu beantworten, müssen wir einen Blick auf die Geschlechtshormone, vor allem die Östrogene, werfen. Ab der Pubertät produziert das weibliche Geschlecht mehr Östrogene als das männliche. Östrogene sind eine Gruppe von Hormonen, die vornehmlich in den Eierstöcken gebildet werden. Männer bilden Östrogene in den Nebennieren, den Hoden und im Fettgewebe.

Ein erhöhter Östrogenspiegel kann dazu führen, dass Jod schlechter verstoffwechselt wird. Der Bedarf an Jod kann sich daher ab der Pubertät (vornehmlich) für Mädchen erhöhen. Wird dieser nicht durch die Ernährung gedeckt, kann dies Folgen für die Schilddrüsengesundheit haben.

Ab dem dritten Lebensjahrzehnt sind Frauen häufiger von einer sogenannten Östrogendominanz betroffen, von der man dann spricht, wenn im Verhältnis zueinander zu viel Östrogen und zu wenig Progesteron vorhanden ist. Die Gründe hierfür sind vielfältig. Darunter fallen u. a. die Einnahme bestimmter Formen der Anti-Baby-Pille, Hormonersatztherapien, ein Progesteronmangel sowie Schwermetallbelastungen. Progesteron und Östrogen sind Gegenspieler und müssen in Balance zueinander stehen, da es sonst zu gesundheitlichen Problemen wie dem prämenstruellen Syndrom, Eierstockzysten oder auch zu hormonabhängigen Tumorerkrankungen kommen kann.

Auch Männer können eine Östrogendominanz entwickeln. Sie ist bei ihnen häufig auf ein deutliches Übergewicht (Bauchadipositas) oder auf eine erhöhte chronische Schwermetallbelastung zurückzuführen. Eine Östrogendominanz sollte auf jeden Fall vermieden werden, da sie die Jodaufnahme in die Zellen verschlechtern kann.

Beim Jodstoffwechsel spielen viele Faktoren eine Rolle. Darunter fallen Ernährungsweise, Lebensumstände und auch Umweltfaktoren. Auf letztere haben wir nur geringen Einfluss.

Prüfen Sie anhand des folgenden Tests doch gleich einmal selbst, ob Sie durch Ihren Lebensstil oder Ihre Lebensumstände möglicherweise einen erhöhten Bedarf an Jod haben.

Frage	Ja (2 Punkte)	Nein (0 Punkte)
Nehmen Sie die Anti-Baby-Pille?		
Nehmen Sie Östrogene oder andere Hormone ein?		
Sind Sie übergewichtig, vor allem am Bauch?		
Essen Sie häufig Kohlgemüse?		
Haben Sie vor Kurzem abgestillt bzw. stillen Sie noch?		
Haben Sie vor Kurzem entbunden?		
Sind Sie schwanger?		
Sind Sie Sportler?		
Schwitzen Sie viel?		
Sind Sie Raucher?		
Nehmen Sie häufig bromhaltige Medikamente zu sich, zum Beispiel Beruhigungsmittel?		
Essen Sie häufig unfermentiertes Soja?		
Verwenden Sie fluoridiertes Zahngel, Zahnpasta, Fluoridtabletten?		

Bei diesem Test sind maximal 26 Punkte für Frauen und 20 Punkte für Männer zu erreichen. Wenn Sie weniger als 10 Punkte (Frauen) bzw. 6 Punkte (Männer) gesammelt haben, ist ein Einfluss Ihrer Lebensumstände auf Ihren Jodbedarf eher unwahrscheinlich. Sollten Sie über 10 Punkte ausgewertet haben, kann Ihre Lebensführung einen ungünstigen Einfluss auf Ihren persönlichen Jodbedarf haben.

JODMANGEL HAT VIELE GESICHTER

Könnte bei Ihnen aufgrund Ihrer Ernährungs- und Lebensweise ein Jodmangel bestehen?

Wir haben für Sie in Form eines weiteren kleinen Selbsttests typische Jodmangelsymptome aufgelistet. Lesen Sie sich die Fragen durch und versuchen Sie diese für sich selbst zu beantworten. Welche Symptome kommen Ihnen bekannt vor? Die jeweiligen Punkte können Sie am Ende des Tests zusammenzählen und direkt auswerten.

Bei diesem Test sind maximal 40 Punkte für Frauen und 36 Punkte für Männer zu erreichen. Wenn Sie weniger als 10 bzw. 8 Punkte gesammelt haben, ist ein Jodmangel eher unwahrscheinlich. Ihr Körper scheint ausreichend mit Jod versorgt zu sein. Wenn Sie ganz sicher sein wollen, empfehlen wir Ihnen zur genauen Abklärung dennoch, einen Therapeuten zu kontaktieren. Liegt der Punktebereich über 10 bis 22 Punkte kann ein leichter bis mittelgradiger Jodmangel vorliegen. Wir empfehlen, zur sicheren Abklärung einen Jodtest durchführen zu lassen. Sollten Sie über 24 Punkte erreicht haben, dann liegt vermutlich ein größerer Jodmangel vor. Auch hier bringt ein entsprechender Test Klarheit und erleichtert eine Therapie.

SELBSTTEST JODMANGEL

Frage	Ja (2 Punkte)	Nein (0 Punkte)
Ist Ihre Schilddrüse vergrößert (Struma/Kropf)?		
Wurden Knoten in der Schilddrüse festgestellt?		
Schwitzen Sie wenig oder kaum?		
Wurde bei Ihnen eine Hashimoto-Thyreoiditis festgestellt?		
Leiden Sie unter fibrozystischer Mastopathie (einer gutartigen Erkrankung der Brust)?		
Haben Sie oder hatten Sie Brustkrebs?		
Haben Sie Zysten an den Eierstöcken?		
Sind Sie infektanfällig?		
Ist Ihr Stoffwechsel träge?		
Nehmen Sie bei Diäten kaum ab?		
Leiden Sie unter Verstopfung?		
Haben Sie einen hohen Blutdruck?		
Frieren Sie ständig, auch in warmer Umgebung?		
Leiden Sie unter Mundtrockenheit?		
Sind Ihre Augen ständig trocken, gereizt?		
Haben Sie ADHS/ADS?		
Leiden Sie unter »Gehirnnebel« (Schwierigkeiten zu denken)?		
Ist Ihre Körpertemperatur eher niedrig (unter 36,8 Grad)?		
Neigen Sie zu wulstiger (keloider) Narbenbildung der Haut?		
Sind Sie häufig müde und schnell erschöpft?		

DER JODLEBENSMITTELCHECK

Die erwähnte Nationale Verzehrsstudie II der Bundesregierung hat gezeigt, dass Jod über die Ernährung bei vielen Menschen in Deutschland nicht ausreichend zugeführt wird. Wie sieht es bei Ihnen aus?

Machen Sie doch mal einen kleinen Lebensmittelcheck. Wir haben Ihnen hier eine Auswahl an Lebensmitteln zusammengestellt, die eine durchschnittliche Ernährungsweise widerspiegelt. Welche Nahrungsmittel nehmen Sie über den Tag verteilt zu sich? Gehen Sie die Liste durch und sammeln sie »Jodpunkte«, machen Sie dazu an den entsprechenden Nahrungsmitteln ein Kreuz und notieren Sie die Jodmenge. Erreichen Sie zumindest die Vorgabe der DGE von 200 Mikrogramm Jod pro Tag?

Lebensmittel	Menge (in g)	Enthaltene Menge Jod (in µg)
Kartoffeln, Nudeln, Reis, Getreide, Brot und Gebäck		
Kartoffelklöße aus Knödelpulver, halb und halb	100	15
Kartoffeln, geschält	200	8
Frische Nudeln, gekocht	125	1
Vollkornnudeln, gekocht	125	1
Reis, parboiled	180	1
Müsli	50	2
Haferflocken	60	2
Vollkornbrot	60	2
Weizenmischbrot	45	1
Weißbrot	30	1
Mischbrot (mit Jodsalz hergestellt)	45	12
Brezel (mit Jodsalz hergestellt)	50	20

Lebensmittel	Menge (in g)	Enthaltene Menge Jod (in µg)
Gemüse, Gemüseerzeugnisse, Pilze		
Karotten, frisch oder gegart	150	23
Brokkoli, frisch oder gegart	150	22
Pilze	100	19
Spinat, gegart	150	17
Grünkohl, gegart	150	15
Karottensaft (1 Glas)	200	14
Rettich	150	12
Gemüsesaft (1 Glas)	200	11
Spargel, weiß, gegart	150	9
Blaukraut, frisch oder gegart	150	8
Fenchel, gegart	150	8
Radieschen	100	8
Weißkraut, frisch oder gegart	150	8
Erbsen	150	7
Bohnen	150	5
Zuckermais	150	5
Feldsalat	40	4
Zucchini	150	4
Paprikaschote, frisch oder gegart	150	3
Schwarzwurzel	150	3
Tomate	150	3
Kopfsalat	50	2

Lebensmittel	Menge (in g)	Enthaltene Menge Jod (in µg)
Obst, Nüsse und Samen		
Holunderfruchtsaft (1 Glas)	200	6
Preiselbeeren	125	6
Apfelsaft (1 Glas)	200	4
Johannisbeersaft (1 Glas)	200	4
Orangensaft (1 Glas)	200	4
Apfel	125	3
Banane	100	3
Ananas	100	8
Orange	125	3
Aprikose, getrocknet	100	3
Aprikose, frisch	100	1
Birne	125	2
Feige, getrocknet	100	4
Grapefruit)	200	2
Pfirsich	100	1
Mandarine	100	1
Kirschen	100	1
Weintrauben	100	1
Erdnüsse, geröstet und gesalzen	50	7
Pistazien, geröstet und gesalzen	60	3
Sonnenblumenkerne	20	3
Haselnüsse	100	2
Cashewkerne	100	1
Mandeln	100	2
Walnüsse	100	3
Kokosnuss	100	1

Lebensmittel	Menge (in g)	Enthaltene Menge Jod (in µg)
Milch und Milchprodukte		
Dickmilch (0,3 % Fett)	200	15
Joghurt (3,5 % Fett)	150	11
Trinkmilch (3,5 % Fett)	150	10
Buttermilch (1 Tasse)	150	8
Sahne (1 Becher)	150	5
Emmentaler (45 % Fett i. Tr.)	30	12
Schmelzkäse	30	11
Camembert (45 % Fett i. Tr.)	30	6
Speisequark (40 % oder 20 % Fett)	100	6
Fleisch, Wurst, Fisch		
Brathähnchen	150	16
Gans	150	6
Hammelkeule	100	2
Kalbsschnitzel	100	3
Rinderleber	100	14
Rindfleisch	100	7
Schweinefleisch	100	5
Aal, geräuchert	100	4
Schellfisch	150	285
Fischstäbchen, paniert	150	263
Kabeljau	150	103
Heilbutt	150	61
Scholle	150	61
Thunfisch	150	57
Makrele, geräuchert	40	40
Hering	150	31
Tintenfisch	150	23
Forelle	150	4
Hecht	150	6

Lebensmittel	Menge (in g)	Enthaltene Menge Jod (in µg)
Ei		
Hühnerei	60	6
Salami (mit Jodsalz hergestellt)	15	12
Schinken (mit Jodsalz hergestellt)	30	12
Fette und Öle		
Butter	250	7
Schweineschmalz	100	10
Jodsalz	5	125
Meersalz, unjodiert	5	10

Quellen: Elmadfa, Aign, Muskat, Fritzsche: *Die große GU Nährwert-Kalorien-Tabelle*. Gräfe und Unzer, München, 1997; Heseker/Heseker: *DGE – Die Nährwerttabelle*, 3. Auflage, Umschau Buchverlag, Heide, 2014–2015, www.jodmangel.de; eigene Untersuchungen

Anmerkung: *Diese Liste dient der groben Orientierung, die angegebenen Zahlen sind Richtwerte. Unterschiedliche Produktions- bzw. Aufzuchtverfahren können den Jodgehalt einzelner Nahrungsmittel beeinflussen.*

Sie sind nun die Liste durchgegangen. Addieren Sie bitte die Zahlen zum Jodgehalt und bilden Sie daraus eine Summe. Wo liegt Ihr persönliches Ergebnis?

Unter 200 Mikrogramm:
Wenn Sie nicht auf die erforderlichen Mengen pro Tag als Erwachsener kommen, befinden Sie sich in guter Gesellschaft. Die Nationale Verzehrsstudie II hat gezeigt, dass ein Großteil der Bevölkerung die Mindestanforderungen der Jodaufnahme nicht schafft, sondern lediglich auf circa 70 Mikrogramm Jod pro Tag kommt. Ihr Ergebnis zeigt deutlich, dass Ihre Jodzufuhr verbessert werden sollte. Dazu eignet sich in erster Linie eine jodbewusste Ernährung. Mehr darüber erfahren Sie später in diesem Buch.

200 Mikrogramm und mehr:
Herzlichen Glückwunsch! Mit dem Ergebnis gehören Sie schon fast zu einer Randgruppe in unserer Gesellschaft. Sie scheinen eine gesunde abwechslungsreiche Ernährung zu genießen. Zumindest Ihre Schilddrüsenzellen bekommen die geforderte Mindestmenge. An der Stelle möchten wir betonen, dass Ihre restlichen Körperzellen umso mehr profitieren, je höher Ihr Wert und damit Ihre Jodaufnahme ist. Denn: Bei den 200 Mikrogramm handelt es sich lediglich um die Mindestmenge Jod zur Versorgung der Schilddrüse. Leiden Sie den-

noch unter Symptomen oder entsprechenden Krankheiten, raten wir, einen entsprechenden Therapeuten aufzusuchen, um zu klären, ob alle Ihre Körperzellen ausreichend mit Jod versorgt sind.

Vielleicht ist Ihnen beim Durchgehen der Liste aufgefallen, dass vor allem Seefische jodreich sind. Warum finden wir es nur in geringer Menge in Obst und Gemüse? Jod kam ursprünglich wohl in den meisten Gebieten reichlich in der äußeren Erdkruste vor. Dies ist heute überwiegend nicht mehr der Fall. Wissenschaftler vermuten mehrere Gründe, die diesen Mangel an Jod in den Böden begünstigt haben könnten. Vor allem die großen Totalvereisungen der Erdoberfläche und das nachfolgende Abschmelzen vieler Gletscher sowie starke Regenzeiten haben Jod aus vielen Böden herausgewaschen und ins Meer gespült. In Folge daraus wurden viele Teile der Erde zu Jodmangelgebieten. Das Meerwasser hingegen wurde auf diese Weise mit Jod angereichert. Somit sind Algen und Seefische die jodreichsten Nahrungsmittel, die uns zur Verfügung stehen.

FÜR SIE ZUSAMMENGEFASST

- Jodmangel ist auch heute noch ein globales Problem.
- Auch in Deutschland lässt sich Jodmangel anhand verschiedener Untersuchungen nachweisen.
- Die offiziellen Jodernährungsempfehlungen orientieren sich ausschließlich am Jodbedarf der Schilddrüse.
- Eine durchschnittliche Ernährung reicht meist nicht aus, um den täglichen Jodbedarf zu decken.
- Verschiedene Substanzen aus unserer Ernährung, Umwelt und aus Alltagsprodukten können den individuellen Bedarf noch erhöhen.

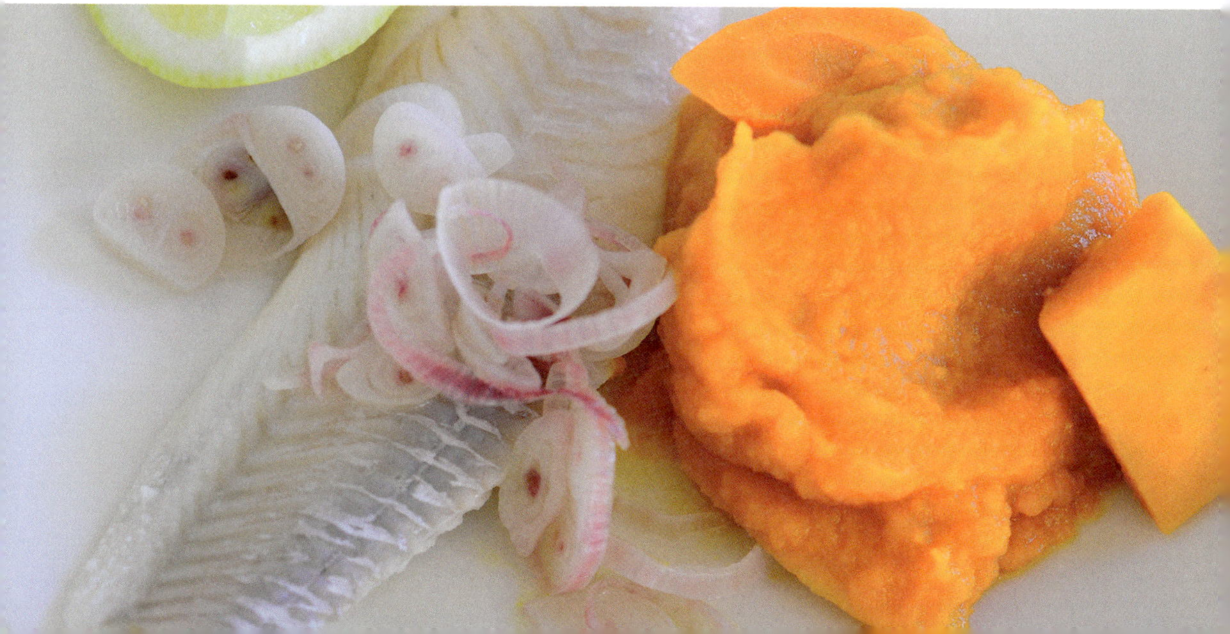

DIE OPTIMALVERSORGUNG MIT JOD

»Die Anschauung, dass die Schilddrüse das allein jodhaltige Organ des Körpers, das Zentrum eines intraglandulären, nicht mit dem Körper in Beziehung stehenden Jodstoffwechsels ist, besteht nicht zu Recht.«

Dr. med. Alexander Sturm, 1928

WIE VIEL JOD BRAUCHEN WIR?

Vielleicht kennen Sie Ihren persönlichen Vitamin-D-Wert? Noch vor ein paar Jahren hat niemand über seinen Vitamin-D-Status gesprochen, er war schlichtweg kein Thema. Vitamin D wurde ausschließlich in Verbindung mit dem Calciumgleichgewicht und damit zur Prävention von Knochenerkrankungen gesehen. Man ging grundsätzlich von einer »Normalversorgung« der Bevölkerung aus – ein Trugschluss, denn gemessen haben die wenigsten Ärzte den Spiegel ihrer Patienten. Auch wir haben in unserer Ausbildung noch gelernt, dass es ausreiche, die Unterarme im Sommer für 15 Minuten täglich in die Sonne zu halten, um den Körper mit Vitamin D zu versorgen. Einige wenige Ärzte und Wissenschaftler haben dieser These aber misstraut und selber nachgemessen. Ihr Misstrauen gab ihnen recht und hat schließlich einen über Jahrzehnte tradierten Irrtum endgültig beendet.

Der Fall Vitamin D ist nur eines von vielen Beispielen, die zeigen, dass Referenzwerte und Zufuhrempfehlungen oftmals aufgrund unvollständiger Informationen festgesetzt werden. Bei Jod sieht die Situation ähnlich aus. Über den Gesamtkörperbedarf an Jod spricht so gut wie keiner. Genauso wenig wie vor einigen Jahren Vitamin D gemessen wurde, wird heute der Jodstatus erfasst. Das neue Wissen um Jod muss unserer Meinung nach zum Anlass genommen werden, die Referenzwerte für die tägliche Zufuhr, die Laborreferenzwerte sowie die Labormessverfahren zu überarbeiten.

Die derzeit (noch) gültigen Jodernährungsempfehlungen beziehen sich einzig auf die Bedarfsdeckung der Schilddrüse. Wenn wir die empfohlenen täglichen 200 Mikrogramm Jod über die Nahrung zuführen, deckt dies den durchschnittlichen Bedarf der Schilddrüse. Das reicht gerade einmal aus, um einen Kropf, eine Knotenbildung oder eine jodmangelbedingte Unterfunktion zu verhindern. Aber: Jede Zelle im Körper braucht Jod.

WIE VIEL JOD BENÖTIGEN WIR DENN TATSÄCHLICH?

Interessanterweise findet man kaum Angaben zum Gesamtjodgehalt des Körpers. Die Werte in der Fachliteratur schwanken zwischen 15 und 50 Milligramm. Die große Spanne lässt sich durch die unterschiedlich hohe Ausprägung der Natrium-Jodid-Symporter erklären. Je mehr Symporter in einem Organ vorhanden sind, desto höher ist das Speichervermögen für Jod. Wird längere Zeit kein Jod zugeführt, bauen sich die Symportersysteme ab. Bei hoher Zufuhr hingegen bilden sie sich neu und können so den Jodgehalt eines Organs um ein Vielfaches erhöhen. So kann, gemäß dem amerikanischen Arzt Dr. med. Jorge Flechas, allein die Schilddrüse bei voller Ausprägung der Transportmoleküle bis zu 50 Milligramm Jod speichern.

Bereits im Jahre 1928 wurden die ersten Untersuchungen zum Gesamtjodgehalt des Körpers veröffentlicht. Die Wissenschaftler ermittelten seinerzeit folgende Werte:

- Schilddrüse: 10 mg
- Bindegewebe: 3 mg
- Leber: 2 mg
- Skelettmuskel: 25 mg
- Knochen: 3 mg
- Haut: 5 mg

Der Gesamtjodgehalt im menschlichen Körper wurde seinerzeit auf 52 Milligramm geschätzt.

Quelle: Verhandlungen der Deutschen Gesellschaft für Innere Medizin, Dr. Sturm: Schilddrüse und Jodverteilung im menschlichen und tierischen Organismus, Jena 1928

Nach heutigen Schätzungen benötigt die Schilddrüse circa 30 Prozent der gesamten Jodzufuhr, die restlichen 70 Prozent verteilen sich auf die anderen Körperorgane. Da bereits jeder zweite bis dritte deutsche Erwachsene in Deutschland den Bedarf der Schilddrüse nicht decken kann, müssen wir davon ausgehen, dass die Mehrheit der Deutschen den Bedarf des restlichen Körpers erst recht nicht deckt.

Ziel muss es sein, alle Körperzellen optimal, das heißt dem jeweiligen individuellen Bedarf angepasst, mit dem essenziellen Spurenelement Jod zu versorgen.

MINIMAL- VERSUS OPTIMALVERSORGUNG

Eine Jodaufnahme im Bereich der DGE/ WHO-Empfehlungen eignet sich zur:

- Vermeidung von Schilddrüsenknoten
- Vermeidung von Kropf/Struma
- Vermeidung von Schilddrüsenunterfunktion
- Vermeidung von Kretinismus

Eine Optimalversorgung, die zwangsläufig oberhalb der DGE-Empfehlung liegen muss, verhindert nicht nur Schilddrüsenerkrankungen, sondern hat darüber hinaus noch weitere positive Effekte für die Gesundheit, weil sie alle jodverbrauchende Organe berücksichtigt.

Eine Optimalversorgung aller Körperzellen mit Jod kann unter anderem positive Wirkungen auf folgende Erkrankungen haben:

- Schilddrüsenkrebs
- Speichelsteine
- Hashimoto-Thyreoiditis
- Infektanfälligkeit
- Chronische Müdigkeit und Erschöpfung
- Nebennierenschwäche
- IQ-Verlust
- Konzentrationsstörungen
- ADHS
- Autismus
- Arteriosklerose
- Migräne
- Kopfschmerzen
- Keloide Narben
- Prostatavergrößerung
- Fibrozystische Mastopathie
- Brustkrebs
- Gebärmuttererkrankungen
- Eierstockzysten
- Eierstockkrebs
- Magen-Darm-Störungen
- Wechseljahresbeschwerden
- Unfruchtbarkeit
- Bluthochdruck
- Frühgeburt
- Fehlgeburt
- Plötzlicher Kindstod

Diese Wirkungen sind zum Teil streng wissenschaftlich studienbelegt oder basieren auf der Erfahrungsmedizin. Auf viele der hier genannten Erkrankungen gehen wir in diesem Buch noch genauer ein.

INTERVIEW MIT DEM ARZT JOCHEN ARMBRUSTER

Ein Arzt, der sich sehr für die optimale Jodversorgung seiner Patienten einsetzt, ist Jochen Armbruster. Wir haben uns mit ihm unterhalten:

Herr Armbruster, Sie sind niedergelassener Facharzt für Allgemeinmedizin in Darmstadt mit dem Schwerpunkt »Hormonelle Erkrankungen«, zu denen auch die Störungen der Schilddrüse gehören. Sie sind einer der wenigen Ärzte in Deutschland, die bei ihren Patienten konsequent den Jodspiegel messen und mit Jod therapieren. Wie ist die Jodversorgung hierzulande?

Wir haben in unserer Praxis in den vergangenen Jahren über 5000 Jodmessungen durchgeführt, und daher kann ich sagen, dass 90 Prozent meiner Patienten einen Jodmangel aufweisen. Meine Patienten sind in der Regel aus Südhessen, aber die Zahlen sind sicherlich auf die gesamte deutsche Bevölkerung übertragbar.

Sie setzen zur Behandlung des Jodmangels jodhaltige Präparate ein. Welche Medikamente verschreiben Sie?

Je nach Befund und Patient verordne ich Kaliumjodid-Tabletten oder auch das über die internationale Apotheke erhältliche Iodoral® – ein hochwirksames Präparat, das die seit fast 200 Jahren bekannte Lugolsche Lösung* in Kapselform enthält.

Halten Sie die offiziellen DGE-Zufuhrempfehlungen von 200 µg/Tag an Jod für ausreichend?

Wer sich an die Empfehlungen hält, deckt gerade mal den Bedarf der Schilddrüse. Was bei der Kalkulation nicht berücksichtigt ist, dass alle Körperzellen Jod benötigen, insbesondere Brust und Eierstöcke. Daher halte ich die Zufuhrempfehlungen für zu gering. Japaner nehmen circa die 100-fache Menge an Jod auf wie ein Europäer.

Was ist mit Hashimoto-Thyreoiditis? Verabreichen Sie diesen Patienten auch Jod?

Ja, meine Patienten mit Hashimoto-Thyreoiditis erhalten von mir auch Jod. Sie berichten mir regelmäßig, dass es ihnen damit viel besser ginge.

Wir haben bislang 1500 Patienten mit Hashimoto-Thyreoiditis behandelt. Alle haben drei Dinge gemeinsam:

- Jodmangel (meist schwerer Jodmangel)
- Vitamin-D3-Mangel
- Glutenunverträglichkeit

Zur Therapie von Hashimoto-Thyreoiditis gehört eine Ernährungsumstellung auf strikt glutenfreie Kost, ein Ausgleich des Vitamin-D3-Mangels und natürlich ein Ausgleich des Jodmangels.

* siehe auch Kapitel »Jodtherapie«, Seite 69

Um die Optimalversorgung mit Jod zu erreichen, ist eine ausführliche Diagnostik, eine jodbewusste Ernährung sowie in einigen Fällen auch eine Therapie mit Jod notwendig. Lassen Sie uns im nächsten Kapitel mit der Diagnostik beginnen.

FÜR SIE ZUSAMMENGEFASST

- Der Bedarf der Schilddrüse an Jod beträgt circa 30 Prozent des Ganzkörperbedarfs.
- Die tatsächliche notwendige Zufuhr des Organismus muss daher deutlich höher liegen, als die offiziellen Zufuhrempfehlungen vorgeben.
- Um von Jod als Heilmittel profitieren zu können, ist eine optimale Versorgung aller Körperzellen anzustreben.

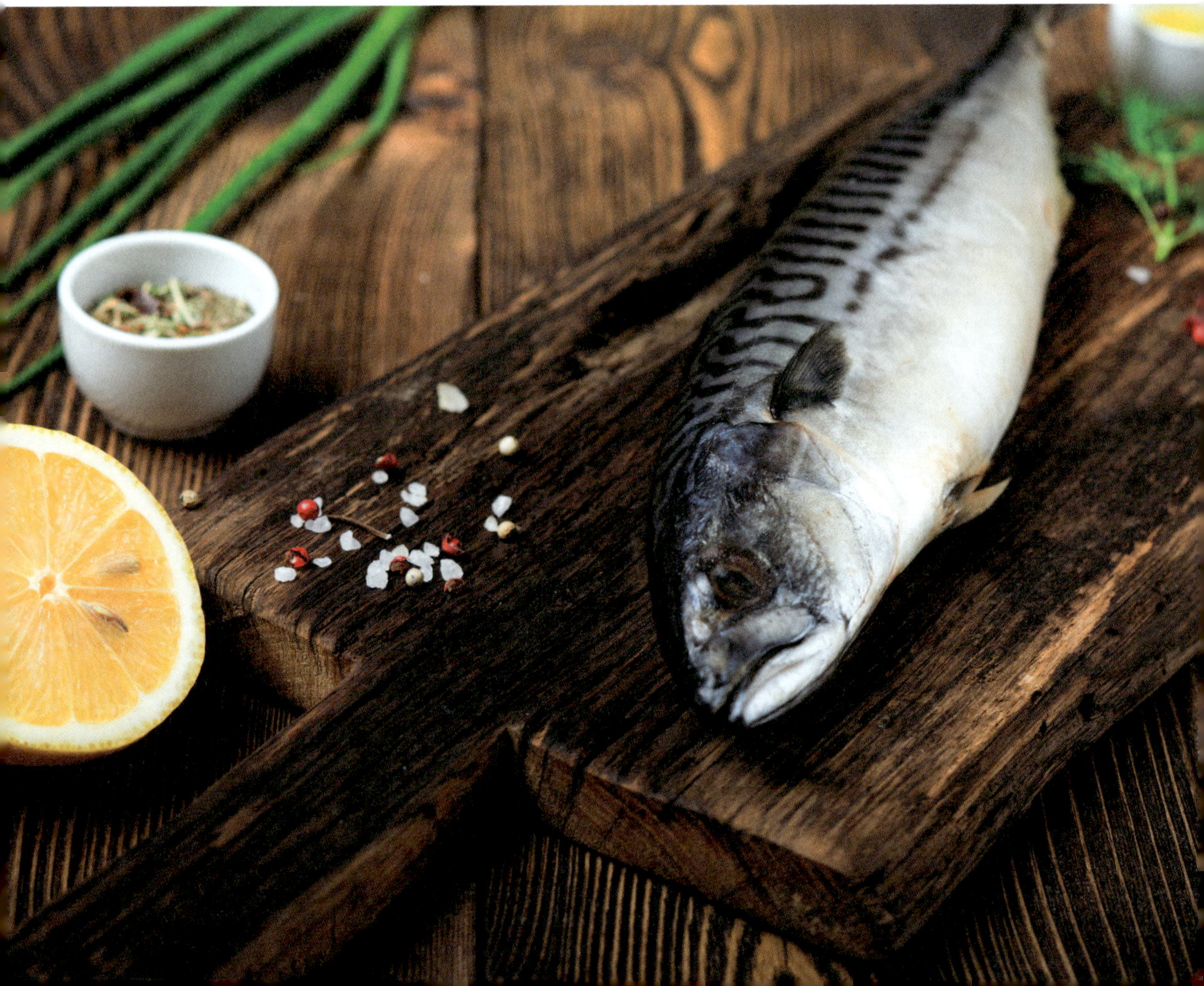

TESTEN IST BESSER ALS SCHÄTZEN – JODDIAGNOSTIK

KENNEN SIE IHREN JODWERT?

Wurde bei Ihnen schon einmal der Jodwert bestimmt? Wenn ja, wie lange liegt dies schon zurück? Ist es vielleicht an der Zeit, ihn mal wieder zu überprüfen? Falls Sie zu denjenigen gehören, bei denen noch nie ein solcher Test gemacht wurde, sind Sie nicht allein. Die Untersuchung von Jod im Körper ist leider noch keine gängige Praxis. Andere Nährstoffe, wie Eisen oder Vitamin D, genießen da viel mehr Aufmerksamkeit. Selbst bei Menschen mit Schilddrüsenerkrankungen wird eine Joduntersuchung nur sehr selten durchgeführt. Insbesondere denjenigen, die Jod als Nahrungsergänzungsmittel oder Arzneimittel einsetzen wollen, empfehlen wir, vorher ihren Jodstatus testen zu lassen, damit sie den genauen Bedarf ihres Körpers auch kennen. Somit vermeidet man eine Unter- oder auch Überdosierung und verkürzt die Therapiedauer.

Es gibt verschiedene Möglichkeiten, den Jodstatus zu untersuchen. Sie unterscheiden sich in ihrer Aussage zum Teil erheblich.

INTERVIEW MIT DEM LABOREXPERTEN DR. PATRICK AUTH

Wir haben den medizinisch-wissenschaftlichen Abteilungsleiter eines deutschen Labors unter anderem mit Schwerpunkt in der Mikronährstoffanalytik, Dr. Patrick Auth, zu den verschiedenen Methoden befragt:

Herr Dr. Auth, Ihr Laborverbund führt alle Standardmessungen zu Jod durch. Welche Laboruntersuchungen stehen uns für eine Messung von Jod zur Verfügung?

Für die Untersuchung von Jod stehen derzeit drei Methoden zur Verfügung:

Jodtest über den Urin
Hierzu wird der 24-Stunden-Urin verwendet bzw. eine 10-Milliliter-Probe daraus. Eine besondere Stabilisierung des Urins ist dabei nicht notwendig. Bis vor Kurzem galt dies als der Goldstandard.

Die sehr gut validierten Referenzbereiche orientieren sich allerdings am Bedarf der Schilddrüse und lassen den Jodbedarf des restlichen Körpers weitestgehend außer Acht. Wenn eine 24-Stunden-Sammlung nicht umsetzbar ist, kann stattdessen notfalls der zweite Morgenurin untersucht werden. Nach WHO-Kriterien gelten folgende Referenzbereiche in Mikrogramm Jod pro Liter:

- > 100: ausreichende Jodversorgung
- 50–100: leichter Jodmangel
- 25–50: moderater Jodmangel
- < 25: schwerer Jodmangel

Dieser Test zeigt nur an, wie viel Jod im Körper »im Umlauf« ist. Der Wert korreliert eng mit der Jodaufnahme (durch Nahrung, Nahrungsergänzung oder Medikamente) der letzten 24 Stunden. Dieses Verfahren ist nicht dazu geeignet, festzustellen, ob der Körper ausreichend mit Jod gesättigt ist.

Die Joduntersuchung im Serumblut

Sie wird vor allem durchgeführt, um Intoxikationen bzw. erhebliche Überdosierungen abzuklären. Beispielsweise um die Ursache einer thyreotoxischen Krise (eine akute, lebensbedrohliche Stoffwechselentgleisung bei bestehender Schilddrüsenüberfunktion) oder einer sogenannten Halogenakne, einer selten Form der Akne bei Jod-, Chlor- oder Bromidüberladung der Haut, zu finden.

Jodsättigungstest (*Loading Test* nach Brownstein und Abraham)

Seit circa zehn Jahren gibt es noch eine weitere Methode, die auf die amerikanischen Ärzte Dr. David Brownstein und Dr. Guy Abraham zurückzuführen ist. Ziel der Diagnostik ist es, abzuschätzen, ob der Gesamtbedarf der Körperzellen an Jod gedeckt ist. Ausgehend von der Annahme, dass ein Erwachsener circa 50 Milligramm Jod im Körper gespeichert hat, wird diese Menge an Jod oral zugeführt und der 24-Stunden-Urin gesammelt. Eine Probe von zehn Millilitern aus dieser Sammelmenge wird im Labor untersucht. Ist der Körper gesättigt, so wird er diese Menge an Jod überwiegend (das heißt 90 Prozent) ausscheiden. Zehn Prozent Verlust sind durch Resorption im Darm zu erwarten.

Wichtig: Vor diesem Test darf keine Nierenerkrankung vorliegen. Bei Störungen der Schilddrüse müssen auf jeden Fall eine (latente) Hyperthyreose sowie autonome Knoten (»heiße Knoten«) ausgeschlossen sein. Ansonsten ist dies ein interessanter Ansatz, der auch die Versorgung der Brust, Eierstöcke und des zentralen Nervensystems mit einbezieht.

DER JODSÄTTIGUNGSTEST – EINE NEUE METHODE, UM DEN JODBEDARF ZU ERMITTELN

Der von Dr. Auth erwähnte Jodsättigungstest ist eine Untersuchungsmethode, die erst seit wenigen Jahren in Deutschland durchführbar ist und leider noch keinen hohen Bekanntheitsgrad genießt. Erfreulicherweise bieten mittlerweile immer mehr Labore diesen Test an. Die Entwickler, die amerikanischen Ärzte Dr. Brownstein und Dr. Abraham, waren mit den herkömmlichen Testverfahren zur Bestimmung der Jodversorgung unzufrieden. Der Jodsättigungstest hat sich mittlerweile in den USA als valides Testverfahren etabliert und wurde bereits an vielen Tausenden Patienten durchgeführt. Dieser Test ist die Grundvoraussetzung für die Hochdosisjodtherapie, die wir später im Buch beschreiben.

Für den Test müssen folgende Grundvoraussetzungen beim Patienten gegeben sein:

- Körpergewicht von mindestens 50 Kilogramm
- Darmgesundheit (keine gravierenden Resorptionsstörungen im Dünndarm)
- eine normale Nierenfunktion (Kreatininwert vorher überprüfen!)
- normale Eisen- und Selenwerte
- normale Schilddrüsenwerte: TSH, ft3, ft4

Zudem sollte ein aktuelles Ultraschallbild vorliegen, um eine sogenannte »seronegative« Hashimoto-Thyreoiditis (ohne Nachweis einer Antikörpererhöhung im Blut) oder autonome Adenome (»heiße Knoten«) auszuschließen.

Der Test ist nicht geeignet bei:

- bekannter Jodüberempfindlichkeit
- unbehandelter Schilddrüsenüberfunktion inkl. Morbus Basedow
- Schwangerschaft und Stillzeit
- einem Körpergewicht unter 50 Kilogramm
- Schilddrüsenautonomien (»heiße Knoten«)
- Nierenfunktionsstörungen
- Dermatitis herpetiformis Duhring
- Myotonia congenita
- Iododerma tuberosum

Für Patienten mit Hashimoto-Thyreoiditis (Autoimmunthyreoiditis) ist der Test aus unserer Sicht nur bedingt geeignet. Auf diese Erkrankung, die Diagnostik und Therapie mit Jod gehen wir später noch detailliert ein.

Zur Testdurchführung werden vier Kapseln Iodoral® oder alternativ acht Tropfen einer Lugolschen Lösung von fünf Prozent verwendet. Damit werden 50 Milligramm Jod in Form von 30 Milligramm Kaliumjodid und 20 Milligramm elementarem Jod verabreicht. Nach Einnahme der Kapseln oder der Tropfen wird der Urin des Patienten über 24 Stunden gesammelt.

Aus der Sammelurinmenge wird eine Probe von zehn Millilitern entnommen und an ein Labor geschickt. Anhand derselben Urinprobe kann man auch untersuchen lassen, ob möglicherweise eine erhöhte Bromidausscheidung vorliegt. Trotz der relativ hohen Menge an oral verabreichtem Jod gibt es kaum Nebenwirkungen bei diesem

Test	Ergebnis	Einheit	Normbereich	Vorwert
Orthomolekulare und mitochondriale Medizin				
Jod nach Belastung				
Dosis	50	mg		50 KM UNBEK
Anteil der Testdosis i.U.	44,0	%	> 90	78,4 KM UNBEK
	entspricht 22 mg Jod im 24h-Urin			

Beispielbefund eines Jodsättigungstests

Test	Ergebnis	Einheit	Normbereich	Vorwert
Orthomolekulare und mitochondriale Medizin				
Jod nach Belastung				
Dosis	50	mg		50 KM UNBEK
Anteil der Testdosis i.U.	92,0	%	> 90	78,4 KM UNBEK
	entspricht 46mg im 24h-Urin			

Befund eines Jodsättigungstests eines starken Rauchers – falsch-negativer Befund.

Test. Die hohe Jodmenge wird von den meisten Menschen gut vertragen.

Die Patientin des ersten Befundes (siehe erste Abbildung) hat den Jodsättigungstest durchgeführt und in 24 Stunden 22 Milligramm Jod von den 50 Milligramm verabreichtem Jod wieder ausgeschieden (entspricht 44 Prozent der Jodgabe). Anders betrachtet kann man auch sagen, dass ihr Körper mindestens 23 Milligramm Jod für die sofortige Versorgung der Jodspeicherorgane einbehalten hat (circa 5 Milligramm gehen oft durch Stoffwechselprozesse im Darm verloren). Es liegt daher ein Jodmangel vor. Interessanterweise hat diese Patientin keine Schilddrüsenunterfunktion oder andere Schilddrüsenerkrankungen. Sie litt lediglich an knotigen, schmerzhaften Brüsten (fibrozystischer Mastopathie).

Bei Jodmangel liegen die Ergebnisse oft deutlich unter der erwarteten Ausscheidungsmenge von 45 Milligramm Jod (hundertprozentige Sättigung). In manchen Fällen, in denen aufgrund der Symptome des Patienten ein Jodmangel vermutet wird, kann es allerdings auch vorkommen, dass das Laborergebnis eine nahezu hundertprozentige Sättigung anzeigt und diese Patienten fast die kompletten 50 Milligramm Jod wieder ausscheiden (siehe zweiten Befund). Das kann dann vorkommen, wenn die Jodid-Transport-Systeme in die Zelle hinein blockiert sind bzw. nicht entsprechend funktionieren. Dies kann zum Beispiel bei Rauchern der Fall sein oder bei Patienten, die regelmäßig bromidhaltige Medikamente einnehmen oder eine Belastung mit toxischen Metallen, zum Beispiel Quecksilber, Cadmium, aufweisen.

Mögliche Ursachen sollten bei einer deutlichen Jodmangelsymptomatik und unklarem Testergebnis genau abgeklärt und behandelt werden. Erst nach Behebung dieser Störung macht ein erneuter Test Sinn.

JODTEST DER MUTTERMILCH

Stillende haben den höchsten Jodbedarf und sind oft am schlechtesten versorgt. Der Jodsättigungstest kommt in dieser Zeit nicht in Frage. Dennoch gibt es eine sinnvolle Methode, um zu sehen, ob eine Stillende sich und damit auch ihr Kind ausreichend mit Jod versorgt. Hierzu genügt es, 10 Milliliter Muttermilch in das Labor zu senden (zur Zeit nur im medizinischen Labor für Umweltmedizin Bremen möglich). Die Kosten belaufen sich auf circa 75 Euro.

DER JOD-HAUT-TEST – DIAGNOSTIK FÜR ZU HAUSE

Wer es ein wenig einfacher haben möchte, der kann den Jod-Haut-Test ausprobieren. Da Jod auch über die Haut resorbiert wird, lässt sich anhand der Resorptionszeit ein Hinweis ableiten, ob der Körper ausreichend mit Jod versorgt ist. Die Anwendung ist sehr einfach und lässt sich bequem und kostengünstig von zu Hause aus durchführen. Man nimmt wenige Tropfen einer Lugolschen Lösung von zwei Prozent aus der Apotheke (bitte wegen der Gefahr einer Hautreizung bei empfindlichen Personen keine höheren Dosierungen verwenden) und verreibt diese auf der Innenseite des Unterarms. Es sollte ein circa sechs mal sechs Zentimeter großes Areal mit den Tropfen bedeckt sein. Die Auftragsstelle färbt sich dunkelgelb bis hellbraun. Ist der aufgetragene Testfleck nach weniger als zwölf Stunden verschwunden, ohne dass Wasser an die Haut gekommen ist, dann ist von einem erhöhten Jodbedarf auszugehen, da die Haut das Jod in kurzer Zeit aufgenommen hat. Natürlich ist dieser Test nicht sehr genau. Er kann aber grundsätzlich Hinweise liefern, ob ein Bedarf an Jod für den Körper besteht oder nicht.

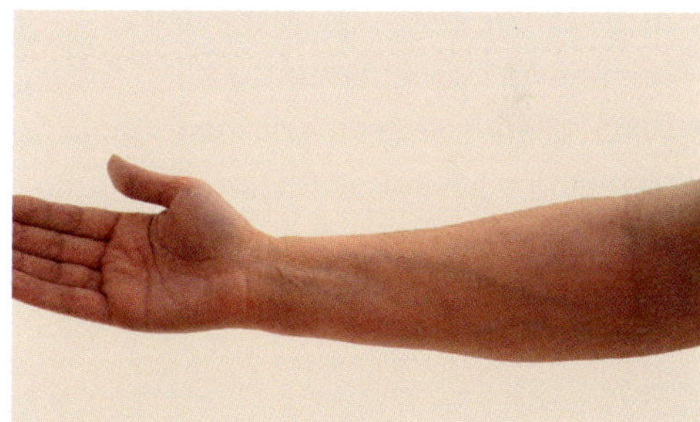

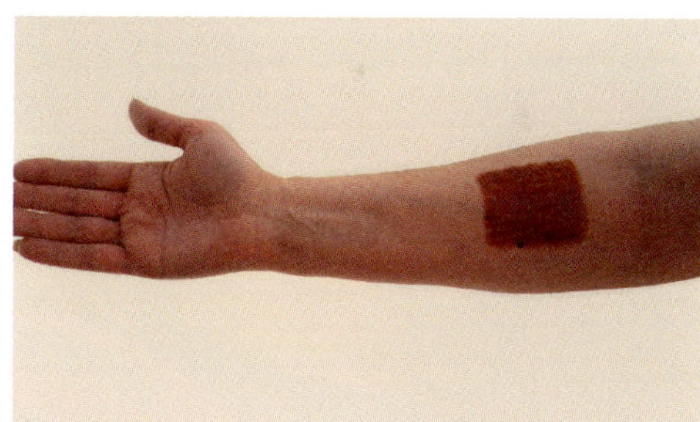

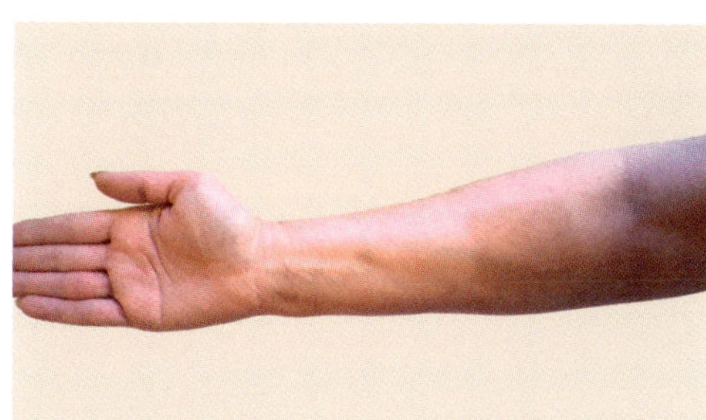

Der Jod-Haut-Test

Achtung: Jod hinterlässt hartnäckige braune Flecken auf der Haut, die erst nach Tagen komplett verschwinden. Falls Sie diese Flecken als störend empfinden, nehmen Sie eine Vitamin-C-haltige Creme oder einfach etwas Ascorbinsäure in Wasser aufgelöst und verteilen Sie diese über den Fleck, der sich so auf recht einfache Weise entfernen lässt.

Im folgenden Kapitel möchten wir Ihnen zeigen, wie Sie Ihren Jodbedarf durch eine bewusst jodreiche Ernährung decken können.

FÜR SIE ZUSAMMENGEFASST

- Der ungefähre Jodbedarf der Schilddrüse lässt sich über einen einfachen Urintest ermitteln.
- Sinnvollerweise ermittelt man direkt den gesamten Bedarf des Körpers, da auch andere Organsysteme, wie Brust, Eierstöcke, Gehirn und Prostata, Jod in größeren Mengen benötigen. Dazu wurde der Jodsättigungstest entwickelt.
- Der Jod-Haut-Test ist ein schneller, wenn auch ungenauer Test, um einen möglichen Jodmangel des Körpers festzustellen.

DIE JODTHERAPIE: ALTES WISSEN NEU ENTDECKT

JOD – EIN URALTES HEILMITTEL

Schon lange, bevor Jod im Jahre 1811 entdeckt wurde, sind jodhaltige Schilddrüsenextrakte von Schafen sowie Meeresalgen therapeutisch für verschiedene Erkrankungen genutzt worden. Erste Überlieferungen darüber stammen aus der Antike. In den Schriften des Roger von Salerno können wir lesen, dass Meeresschwämme auch im Mittelalter regelmäßig zur Kropfbehandlung zum Einsatz kamen. Auch stark jodhaltige Heilquellen, wie die bekannte Quirinusquelle in Bad Wiessee, wurden jahrhundertelang für die Behandlung diverser Leiden genutzt – ohne dass die Menschen wussten, dass speziell Jod die heilende Substanz war.

Nach der Entdeckung von Jod zu Beginn des 19. Jahrhunderts kam es zu einem regelrechten Boom um das neue Element in der Medizin. Alkoholische und wässrige Jodpräparate, allen voran die Lugolsche Lösung, waren wichtige Substanzen, die in keiner Arztpraxis fehlen durften.

Die Liste von Erkrankungen, die im 19. Jahrhundert mit Jod, vor allem als wässrige oder alkoholische Tinktur, behandelt wurden, war lang:

- Brusterkrankungen
- Syphilis
- Influenza
- Hauterkrankungen
- Arteriosklerose
- Tuberkulose
- Kropf
- Venenentzündungen
- Lymphbahnentzündungen
- Gelenkentzündungen
- Tumorerkrankungen

Ein bekanntes Sprichwort aus dieser Zeit drückt die häufige und vielfältige Verwendung von Jod aus:

If ye don't know where, what, and why,
prescribe ye then K and I

Sinngemäß: »Wenn man nicht weiß, wie, was und warum, dann verschreibe Jodkalium.«

Der Begründer der modernen Jodtherapie war der Schweizer Arzt Jean-Francois Coindet (1774–1834). Er setzte als erster ein pharmakologisch hergestelltes Jodextrakt zur Behandlung von Schilddrüsenvergrößerungen ein und nicht mehr – wie bis dato üblich – die Asche von Algen.

Eine seiner Rezepturen zur Therapie von Kröpfen lautete:

- 0,5 mg Jod
- 2 mg Kaliumjodid
- in 30 ml destilliertem Wasser

Erwachsene erhielten drei mal zehn Tropfen bis drei mal zwanzig Tropfen. Des Weiteren verordnete er Pillen mit ein bis zehn Milligramm Kaliumjodid.

Der bekannte deutsche Arzt Dr. Max Gerson (1881–1959) hat als erster Arzt ein umfassendes naturheilkundliches Therapiekonzept für Tuberkulose und später für Tumorerkrankungen entwickelt. Dieses Konzept wird heute noch in Gerson-Kliniken umgesetzt und beinhaltet u. a. neben täglichen frischgepressten Säften auch die tägliche Gabe der Lugolschen Jodlösung (siehe auch Seite 72). Dr. Max Gerson erkannte frühzeitig die heilsamen Wirkungen von Jod bei Tumorerkrankungen.

Das »Universalheilmittel« Jod geriet ab circa 1930 in Vergessenheit, da die pharmakologische Forschung mit der Entwicklung des synthetischen Schilddrüsenhormons Thyroxin im Jahr 1919 und der offiziellen Markteinführung sieben Jahre später überzeugt war, einen Ersatz für Jod in der Schilddrüsentherapie gefunden zu haben. Auch mit der Entwicklung und Einführung der ersten synthetischen Antibiotika wurde das günstige Hausmittel Jod mehr und mehr aus den (Haus-)Apotheken verdrängt. »L-Thyroxin« wurde zu einem der häufigsten verschriebenen Arzneimittel weltweit. In Deutschland befindet es sich regelmäßig unter den Top 3 der verordneten Arzneimittel mit 1,4 Milliarden Tagesdosen pro Jahr. Die Verwendung von Jod in der Therapie von Erkrankungen führte im 20. Jahrhundert – abgesehen von dem Bereich der Wunddesinfektion – fortan jahrzehntelang ein Schattendasein. Dank der Forschungen der amerikanischen »Jodärzte« – allen voran Dr. Guy Abraham, Dr. David Brownstein und Dr. Jorge Flechas – wird Jod heute wieder in die Therapie chronischer Erkrankungen integriert.

Bevor wir genauer auf die Anwendungsmöglichkeiten eingehen, möchten wir darauf hinweisen, dass eine Jodtherapie in die Hände bzw. Begleitung eines geschulten Therapeuten gehört. Das mag übertrieben und umständlich klingen, da Sie vielleicht schon mit der Verwendung des einen oder anderen Vitamins (oder Spurenelements) in Eigenregie gute Erfahrungen gemacht haben. Jod ist in dieser Hinsicht jedoch nicht mit einer Vitamingabe vergleichbar. Es hat viele heilbringende Eigenschaften, aber um diese nutzen zu können, sind verschiedene Voraussetzungen notwendig. Was wir immer wieder hören und auch bei Befragungen unserer Patienten feststellen, ist, dass viele Menschen »auf gut Glück« Jodpräparate einnehmen. Von solchen Abenteuerreisen raten wir in jedem Falle ab. Vor einer Jodtherapie sollte immer eine genaue Diagnose stehen. Der Jodbedarf eines Menschen ist sehr individuell und sollte auch so behandelt werden, darum halten wir den Jodsättigungstest für wichtig, da er helfen kann, den eigenen ganz persönlichen Bedarf zu ermitteln. Das Ergebnis des Tests ist eine gute Basis für die effektive Therapieplanung.

Im Folgenden möchten wir Ihnen die in Deutschland gängigen Präparate vorstellen, die bei einer Therapie mit Jod eingesetzt werden können.

ALTE UND NEUE JODTHERAPEUTIKA

KALIUMJODID-TABLETTEN (VERSCHREIBUNGSFREI)

Kaliumjodid wird in erster Linie zur Vorbeugung oder Behandlung einer Schilddrüsenunterfunktion oder einer Schilddrüsenvergrößerung (Kropf, Struma) eingesetzt. In der Regel werden Tabletten mit 100 oder 200 Mikrogramm verordnet. Jodid ist die Jodform, die vor allem in der Schilddrüse benötigt wird. Kaliumjodid-Tabletten eignen sich aufgrund der geringen Dosierung pro Tablette nicht, um einen starken Jodmangel auszugleichen.

ALGENPRÄPARATE (KELP, VERSCHREIBUNGSFREI)

Algenpräparate werden in Form von Tabletten, Kapseln, Pulver, Flocken oder Tees angeboten. Sie sind grundsätzlich eine gute Jodquelle und enthalten organisch gebundenes elementares Jod, Jodid und Jodat. Am häufigsten finden Seetang (Kelp) oder Blasentang Verwendung. Vor dem Kauf sollte grundsätzlich berücksichtigt werden, dass es sich um natürliche Produkte handelt, die unter Umständen auch eine Belastung mit unerwünschten Substanzen aufweisen können, wie zum Beispiel mit toxischen Metallen. In der Regel sind deutsche Nahrungsergänzungsmittel auf Sicherheit und damit auf toxische Belastungen geprüft. Von ungeprüften Produkten aus dem Ausland raten wir ab.

KOMBINATIONSPRÄPARAT ALGEN-ASTAXANTHIN (VERSCHREIBUNGSFREI)

Gerade für Patienten mit Hashimoto-Thyreoiditis ist die kombinierte Einnahme von Jod aus Algen und Astaxanthin eine gute Möglichkeit, die oft lange von Jod entwöhnte Schilddrüse wieder langsam an Jod zu gewöhnen. Astaxanthin ist ein natürlich vorkommender Farbstoff (Carotinoid) und gilt als stärkstes Antioxidanz. Es kann einen positiven Effekt auf die Enzyme der Schilddrüse haben und hat sich in der Naturheilkunde als unterstützend bei Hashimoto-Thyreoiditis gezeigt. Wir haben die Erfahrung gemacht, dass Patienten mit Hashimoto-Thyreoiditis auf die Kombinationstherapie sehr selten mit unangenehmen Nebenwirkungen reagieren (siehe auch Das Re-Jodierungsprotokoll, Seite 114).

Lugolsche Lösung (für den inneren Gebrauch verschreibungspflichtig, für den äußeren Gebrauch verschreibungsfrei)
Die Lugolsche Lösung geht auf den französischen Arzt Jean Guillaume Lugol (1786–1851) zurück. Lugol fand im Jahr 1829 heraus, dass sich elementares Jod in einer Kaliumjodid-Lösung mit Wasser mischen bzw. lösen und stabil aufbewahren lässt. In dieser Form kann es auch als Arzneimittel verabreicht werden.

Die Lugolsche Lösung ist seit jeher die Basis der Jodtherapie. Sie ist in verschiedenen Stärken (ein, zwei oder fünf Prozent) auch in deutschen Apotheken für wenig Geld erhältlich. Sie hat eine bräunlich-rote Farbe, einen typisch strengen »Jodgeruch« und einen »Jodgeschmack«.

Sie ist das älteste Jodmedikament, das uns heute noch zur Verfügung steht. Das Besondere an ihr ist, dass sie beide Jodformen, die der Körper benötigt, nämlich Jodid und elementares Jod in einem Präparat vereint.. Die Lösung enthält hoch dosiertes elementares Jod und Jodid wie folgt:

Substanz	2 Prozent	5 Prozent
Jod	2 g	5 g
Kaliumjodid	4 g	10 g
Gereinigtes Wasser	94 g	85 g

Hier ein Beispiel zum besseren Verständnis: Ein Pipettentropfen der fünf Prozent Lösung enthält circa 2,5 Milligramm elementares Jod sowie 3,75 Milligramm Jodid. Das ergibt zusammen 6,25 Milligramm Jod. Diese Summe entspricht in etwa der 50-fachen Menge einer normalen empfohlenen täglichen Dosis der DGE.

Die Lugolsche Lösung enthält keinen Alkohol und kann auch von Kindern und alkoholsensiblen Menschen eingenommen werden. Die Lösung ist sowohl für den innerlichen als auch äußerlichen Gebrauch gedacht. Äußerlich findet sie ihre Anwendung häufig als Antiseptikum, zum Beispiel bei der Versorgung von Wunden. Viele Therapeuten setzen die Lugolsche Lösung innerlich im Rahmen der Hochdosis-Jodtherapie ein.

Iodoral® (zu beziehen über das Internet)
Viele Menschen stören sich an dem typischen Jodgeschmack der Lugolschen Lösung oder reagieren im Magen-Darm-Trakt überempfindlich auf die Einnahme. Aus diesen Gründen entwickelten Wissenschaftler aus den USA die Lugolsche Lösung in Tablettenform. Sie wurde unter dem Namen Iodoral® auf den Markt gebracht. Dieses Produkt lässt sich über das Internet auch in Deutschland beziehen.

Iodoral und ähnlich zusammengesetzte Präparate enthalten pro Tablette 12,5 Milligramm Jod in Form von 5 Milligramm elementarem Jod und 7,5 Milligramm Kaliumjodid. Der Nachteil gegenüber der Lugolschen Lösung ist, dass die Tabletten nur in den relativ hohen Einzeldosen erhältlich sind. Mit dieser Menge wird eine individuell geringere Dosierung erschwert.

JODTABLETTEN (ELEMENTARES JOD)

Einige Organe des menschlichen Körpers, vor allem die Brustdrüsen, benötigen vermehrt elementares Jod. Daher wurde ein Monopräparat entwickelt, das pro Kapsel fünf Milligramm elementares Jod enthält, was sich vor allem in der Therapie von Brusterkrankungen bewährt hat.

JOD ALS SCHÜSSLERSALZ

Kalium-Jodatum – das Schüsslersalz Nr. 15 – in der D6-Regelpotenz liefert pro Gramm circa 0,75 Mikrogramm Jod. Dieses Mittel ist daher nicht geeignet, um einen Jodmangel auszugleichen. In der Naturheilkunde hat es dennoch einen festen Platz und wird eingesetzt zur Regulation von Schilddrüsenstörungen, bei Bluthochdruck und Heuschnupfen.

INTERVIEW MIT DEM APOTHEKER DR. FRITZ TRENNHEUSER

Der Apotheker Dr. Fritz Trennheuser aus Saarbrücken beschäftigt sich intensiv mit Jod und seinen therapeutischen Möglichkeiten. Wir haben uns mit ihm über die Lugolsche Lösung unterhalten.

Herr Dr. Trennheuser, was genau ist die Lugolsche Lösung?

Es handelt sich um eine Lösung von Jod in Wasser. Synonym nennt man diese Lösung auch Jod-Kaliumjodid-Lösung, kurz auch Jod-Jod-Kalium. Das Konzentrationsverhältnis liegt bei einem Teil Jod zu zwei Teilen Kaliumjodid. Sie ist nach dem französischen Arzt Jean Guillaume Lugol benannt (1786–1851).

Warum besteht Lugolsche Lösung aus Jodid und elementarem Jod? Was ist der Unterschied zu einer Jodtinktur?

Elementares Jod ist in Wasser kaum löslich. Liegen schon gelöste Jodidionen vor, löst sich Jod unter Bildung von Polyjodidionen. Im Gegensatz hierzu löst sich Jod viel besser in Ethanol als Lösungsmittel. Ist Jod in Alkohol gelöst, bezeichnet man diese Lösung als Jodtinktur.

Ist die Lugolsche Lösung frei verkäuflich oder muss sie verordnet werden?

Lugolsche Lösung ist für den äußeren Gebrauch frei verkäuflich. Für die innere Anwendung ist sie rezeptpflichtig.

Was sind typische Indikationen für die Lugolsche Lösung?

Ursprünglich wurde Lugolsche Lösung in der Diagnostik zum Beispiel zur sogenannten Gram-Färbung in der Mikrobiologie, zum Chitin- oder Stärkenachweis in der Mikroskopie und in weiteren Laboruntersuchungen wie zum Beispiel der Iodometrie als Maßlösung verwendet. Äußerlich wurde sie häufig zur Desinfektion verwendet. Hier wurde sie meist von der Povidonjodlösung abgelöst, in der Jod an ein Polymer gebunden ist. Innerlich werden vielfältige Anwendungen diskutiert, zumal wir uns in einem Jodmangelgebiet befinden.

Jod ist beteiligt an der Bildung der gesundheitswichtigen Schilddrüsenhormone. Es soll über mitochondriale Wirkung Einfluss auf den Energiehaushalt der Zelle nehmen und damit Nervenspannungen lösen, die Widerstandskraft und das Immunsystem stärken und Stoffwechselprozesse regulieren. Darüber hinaus hat es antioxidative Wirkungen und fördert die Ausscheidung von Brom, Fluor und Chlor und einiger Schwermetalle. In jüngerer Zeit hat man auch einen Zusammenhang zwischen Jodmangel und Brustkrebs hergestellt. Hierbei scheint Jod aber von den Brustzellen eher als elementares Jod aufgenommen zu werden, im Gegensatz zu den Schilddrüsenzellen, wo Jod als Jodid aufgenommen wird. Viele weitere Indikationen werden heute diskutiert.

Welche anderen Jodpräparate stellen Sie her?

Wir stellen auf spezielle Anforderung als Rezeptur Jodkapseln her und versuchen hierbei ein optimales Verhältnis zwischen molekularem Jod und Jodidionen zu erreichen, da die häufigsten genannten Nebenwirkungen vor allem bei hoher Zufuhr von Jod den Jodidionen zugeschrieben werden. Die Empfehlungen der Ernährungsgesellschaften gehen deshalb auch nicht über die Gabe von 200 Mikrogramm Kaliumjodid hinaus. Auch soll die Wirkung des molekularen Jods auf die Mitochondrien deutlich besser sein und in anderen Geweben als der Schilddrüse besser aufgenommen zu werden.

Molekulares Jod lässt sich aber nicht so einfach dem menschlichen Organismus anbieten, weil es einer natürlichen Gleichgewichtseinstellung folgend schnell in andere unerwünschte Jodformen zerfällt. Deshalb haben wir eine Form gewählt, in der Jod organisch gebunden und damit stabilisiert ist und dem Körper optimal zur Verfügung gestellt wird. Unsere auf Rezepturanforderung hergestellten Kapseln stellen fünf Milligramm molekulares Jod zur Verfügung. Der Vorteil gegen über der Lugolschen Lösung, die ja bereits von vorneherein aus einem Jod-Jodid-Verhältnis von 1 : 2 besteht, ist, dass dem Körper ein deutlich besseres Verhältnis von Jod zu Jodid zur Verfügung gestellt wird und somit das

Nebenwirkungspotenzial vor allem bei längerem Gebrauch verringert wird. Dabei ist davon auszugehen, dass wir hiermit circa 20-mal mehr Jod als Jodid zuführen.

DIE HOCHDOSIS-JODTHERAPIE

Die Hochdosistherapie ist eine relativ neue Form der Jodtherapie und in Europa noch nicht weitverbreitet. Bei der Hochdosis-Jodtherapie wird Jod therapeutisch im Milligrammbereich eingesetzt, anstatt wie sonst in der Medizin im Mikrogrammbereich. Diese Therapieform wurde in den USA von den amerikanischen Ärzten Dr. Guy Abraham, Dr. David Brownstein sowie Dr. Jorge Flechas begründet und im Laufe der letzten zehn Jahre ständig verbessert. In der Regel wird im Rahmen der Hochdosis-Jodtherapie die Lugolsche Lösung in flüssiger Form oder in Form von Tabletten (Iodoral®) verwendet. Algenpräparate eignen sich hierfür nicht so gut, da der Jodgehalt häufig schwankt und nicht genau quantifizierbar ist.

Die Hochdosis-Jodtherapie wurde bislang an vielen Tausend Patienten mit guten bis teilweise erstaunlichen Erfolgen durchgeführt. Seit Kurzem findet diese Therapieform auch in Deutschland immer mehr Anhänger.

BEI FOLGENDEN INDIKATIONEN IST EINE HOCHDOSIS-JODTHERAPIE GUT GEEIGNET (NACHGEWIESENER JODMANGEL MITTELS JODSÄTTIGUNGSTEST VORAUSGESETZT):

- Vergrößerung der Schilddrüse (Kropf/Struma)
- »kalte« Schilddrüsenknoten
- Unterfunktion der Schilddrüse (Hypothyreose)
- gutartige Brusterkrankungen (zum Beispiel fibrozystische Mastopathie)
- Fibromyalgie
- Erkrankungen der Eierstöcke, insbesondere Eierstockzysten
- Migräne
- Prostataerkrankungen
- Bluthochdruck
- Unfruchtbarkeit
- Infektanfälligkeit
- CFS (Chronic Fatigue Syndrom)
- Erschöpfung der Nebennieren (Adrenal Fatigue)
- Brustkrebs
- Eierstockkrebs
- Andere Krebserkrankungen
- Multiple Sklerose

Diese Liste ist nicht vollständig. Wenn Ihre Erkrankung hier nicht aufgeführt ist, fragen Sie bitte einen jodkompetenten Therapeuten, ob die Hochdosis-Jodtherapie auch für Sie infrage kommt.

WIE JEDE THERAPIE IST AUCH DIE HOCHDOSISJODTHERAPIE NICHT FÜR JEDERMANN ODER JEDE ERKRANKUNG GEEIGNET

Bei den folgenden Zuständen/Erkrankungen ist sie nicht indiziert:

- bekannte Jodüberempfindlichkeit
- unbehandelte Schilddrüsenüberfunktion inkl. Morbus Basedow
- Schwangerschaft und Stillzeit
- Personen unter 50 Kilogramm Körpergewicht
- Schilddrüsenautonomien (»heiße Knoten«)
- Nierenfunktionsstörungen
- Dermatitis herpetiformis Duhring
- Myotonia congenita
- Iododerma tuberosum

Da die Hochdosistherapie in der Regel im Anschluss an den Jodsättigungstest durchgeführt wird, gehen wir davon aus, dass alle notwendigen Voruntersuchungen, die wir bereits dort erwähnt haben, bereits durchgeführt wurden. Dennoch möchten wir besonders auf einen Punkt hinweisen, der nicht unbeachtet bleiben darf.

Da eine erkrankte Schilddrüse auf eine längerfristige hohe Jodgabe mit einer (vorübergehenden) Funktionsstörung reagieren kann, sollte in jedem Fall eine Schilddrüsenerkrankung durch ausführliche Labordiagnostik inkl. Antikörper TPO, TAK und TRAK sowie bildgebende Verfahren (mindestens Ultraschallbild) vorangegangen sein. Der Arzt wird aufgrund der Befunde entscheiden, ob eine Hochdosistherapie möglich ist oder ob Jod gegebenenfalls in niedriger Dosierung (im Mikrogrammbereich) verabreicht wird.

Die Hashimoto-Thyreoiditis (Autoimmunthyreoiditis) stellt keine absolute Kontraindikation für die Hochdosis-Jodtherapie dar. Dennoch gelten für diese Erkrankung besondere Vorsichtsmaßnahmen, die wir in diesem Buch noch ausführlich erläutern.

Besondere Aufmerksamkeit sollte man während der Hochdosisjodtherapie den Nieren schenken, da über sie das überschüssige Jod ausgeschieden wird. Dies passiert meist ohne Probleme. Daher sollte eine gute Nierenfunktion vorhanden sein. Für die Nierenwerte gibt es bestimmte Parameter, die man zur Kontrolle messen kann, zum Beispiel Kreatinin, Harnsäure und Harnstoff. Wir empfehlen, diese während der Therapie regelmäßig überprüfen zu lassen.

Interessant zu wissen: Das Jodprojekt

Im Jahr 2000 begann der amerikanische Gynäkologe Professor Dr. Guy Abraham ein Forschungsprojekt zum Thema Jodmangel, in dessen Rahmen er auch die Geschichte der Jodforschung aufarbeitete. Auf seine Initiative hin wurden im Jahr 2007 in Scottsdale, Arizona, und später im gleichen Jahr noch in San Diego, Kalifornien, zwei große Jodkonferenzen mit vielen Medizinern aus dem In- und Ausland abgehalten. Die Ärzte, unter ihnen auch Dr. David Brownstein und Dr. Jorge Flechas, trafen sich, um über die Heilwirkungen von Jod zu sprechen und ihre Erfahrungen auszutauschen. Dieses Treffen war der Grundstein für das sogenannte »Jodprojekt« – einem gemeinsamen Forschungs- und Entwicklungsprojekt zur neuen Betrachtungsweise von Jod in der Medizin. Die »Jodärzte« therapierten nach genauer Diagnostik viele chronische Erkrankungen mit Jodgaben im Milligrammbereich. Das Jodprojekt führte nicht nur zu einer neuen Wahrnehmung von Jod als Heilmittel, sondern auch zu einer erweiterten Diagnostik – dem Jodsättigungstest – sowie einem Therapiekonzept – dem »Jodprotokoll« (siehe Seite 78) – zur Behandlung von Jodmangel und seinen Folgeerkrankungen. Mittlerweile wurden viele Tausend Patienten erfolgreich nach diesem Jodprotokoll behandelt.

INTERVIEW MIT DEM ARZT DR. DAVID BROWNSTEIN

Ein bekannter Verfechter und Vorreiter der Hochdosis-Jodtherapie ist der Arzt und Buchautor Dr. David Brownstein aus West Bloomfield in Michigan, USA. Wir haben mit ihm über seine Arbeit gesprochen.

Herr Dr. Brownstein, wie kamen Sie persönlich zum Thema Jodmangel?

Während meiner ersten Jahre in meiner Praxis habe ich mich für alle Aspekte, die mit der Schilddrüse zusammenhängen, interessiert. Da die Schilddrüse die höchste Jodkonzentration aufweist, habe ich mich intensiver mit Jod befasst.

In Deutschland und Österreich liegt die Zufuhrempfehlung für Jod bei 200 Mikrogramm pro Tag für einen Erwachsenen. In der Schweiz sind es 150 Mikrogramm pro Tag. Was sind die Empfehlungen für die USA?

Für die USA sind es 150 Mikrogramm pro Tag. Dies ist zu wenig, um den gesamten Körper ausreichend mit Jod zu versorgen. Der tägliche Jodbedarf für den gesamten Körper liegt bei 12 bis 50 Milligramm – also 100 bis 400-mal höher als die tägliche Zufuhrempfehlung.

Glauben Sie, dass die amerikanischen Ernährungsempfehlungen für Jod ausreichend sind, um gesund zu bleiben oder zu werden?

Nein. In den USA hat die Jodversorgung in den letzten 40 Jahren um über 50 Prozent abgenommen. Zudem sind wir mehr als je zuvor toxischen Halogenen wie Bromid und Fluorid ausgesetzt. Dies hat unseren Jodbedarf angehoben.

Wie diagnostizieren Sie Jodmangel?

Jodmangel ist am besten durch die Urinausscheidung festzustellen. Der Jodsättigungstest ist die beste Methode, um die Ganzkörperversorgung mit Jod zu ermitteln.

Gibt es eine tägliche Dosierung für Jod, die Sie persönlich empfehlen?

Die meisten meiner Patienten nehmen 25 Milligramm pro Tag. Menschen mit Erkrankungen des Hormonsystems, der Brust, Eierstöcke, Schilddrüse, Prostata und Bauchspeicheldrüse benötigen mehr.

Der weitverbreitete Vitamin-D-Mangel ist mittlerweile eine anerkannte Tatsache, sogar in der Schulmedizin. Dies hat lange gedauert und trotz alledem sind weiterhin zumindest in Deutschland viele Menschen nicht ausreichend mit Vitamin D versorgt, weil die Kosten für Diagnose und Therapie nicht von den Krankenkassen übernommen werden. Wir persönlich sind der Auffassung, dass Jodmangel genauso weitverbreitet ist wie Vitamin-D-Mangel. Sehen Sie dies ähnlich?

Ich teste meine Patienten seit 1994 auf Vitamin D. Die meisten von ihnen sind im Vitamin-D-Mangel genauso wie im Jodmangel. Mittlerweile habe ich Patienten auf Jodmangel hin untersucht. Das Ergebnis: 96 Prozent sind im Mangel; die meisten von ihnen im deutlichen Mangel. Ja, ich sage Vitamin-D-Mangel ist ähnlich weitverbreitet wie Jodmangel, aber Jodmangel ist noch etwas weiter verbreitet.

VOR THERAPIEBEGINN SINNVOLL: MESSEN DER VITALSTOFFVERSORGUNG

Im Kapitel »Cofaktoren« konnten Sie bereits erfahren, dass viele Vitalstoffe notwendig sind, damit die Wirkungen von Jod vollständig zur Geltung kommen.

Daher empfehlen wir gerade vor Beginn einer Hochdosistherapie sicherzustellen, dass der Körper auch in ausreichendem Maße über diese Vitalstoffe verfügen kann. Der Bedarf an Cofaktoren und an mitochondrialer Leistung ist in dieser Zeit erhöht! Bitte machen Sie sich immer wieder bewusst, dass die Natrium-Jodid-Symporter nur so gut arbeiten können, wie sie von den Mitochondrien unterstützt werden. Es kann aus diesem Grund sinnvoll sein, zu Beginn und auch während der laufenden Therapie den Status folgender Spurenelemente und Vitamine zu ermitteln, um etwaige Defizite im Bedarfsfall auszugleichen:

- Selen
- Eisen (Ferritin)
- Vitamin C
- Vitamin A

- Vitamin B_3 (Niacin)
- Vitamin B_2 (Riboflavin)
- essenzielle Fettsäuren
- Magnesium
- Vitamin D
- Coenzym Q_{10}
- Zink

DAS JODPROTOKOLL FÜR DIE HOCHDOSIS-JODTHERAPIE

Das von den drei Jodärzten Dr. Guy Abraham, Dr. David Brownstein und Dr. Jorge Flechas entwickelte sogenannte »Jodprotokoll« gilt heute als Goldstandard der Hochdosis-Jodtherapie. Es wurde in den vergangenen zehn Jahren immer weiter entwickelt und stellt sicher, dass Jod auch als Milligrammgabe gut und nebenwirkungsarm verstoffwechselt werden kann. Es besteht aus drei Teilen, die täglich durchgeführt werden sollten:

I. Die Jodgabe

- 12,5 bis 50 mg (vereinzelt auch mehr) in Form von Iodoral® oder Lugolscher Lösung pro Tag

II. Die Gabe der Cofaktoren über den Tag verteilt eingenommen

- 3 g Vitamin C
- 300 bis 600 mg Magnesiumoxid oder Magnesiumcitrat
- 500 mg Vitamin B_3 (Niacin), zweimal täglich
- 200 µg Selen (zum Beispiel als Selenit)
- 100 mg Vitamin B_2, dreimal täglich
- 15 bis 50 mg Zink
- 25 000 IE Vitamin A

Die Gabe von Vitamin C kann über die 3 Gramm pro Tag gesteigert werden, allerdings nur dann, wenn es verträglich ist und keine Magen-Darm-Beschwerden auftreten. In diesem Fall sollte die Dosis angepasst werden.

Insbesondere die Laborwerte von Zink, Vitamin A und Selen sollten im Verlauf der Jodtherapie regelmäßig kontrolliert werden.

Wir weisen ausdrücklich darauf hin, dass die Hochdosis-Jodtherapie – insbesondere die Gabe von Vitamin A in dieser hohen Dosierung – auf keinen Fall von Schwangeren durchgeführt werden darf.

Die Gabe der Cofaktoren ist auch notwendig, wenn bereits gute Mikronährstoffspiegel vor Beginn der Therapie vorhanden sind. Während der Hochdosis-Jodtherapie werden die genannten Mikronährstoffe vermehrt vom Körper benötigt. Niacin sollte niemals auf nüchternen Magen eingenommen werden und langsam in Dosen von je 100 Milligramm gesteigert werden, um die bekannte Flush-Symptomatik (starke Hautrötung am gesamten Körper) zu verhindern. Empfindlichen Personen empfehlen wir daher die Einnahme von »Non-Flush-Niacin« (Nicotinamid).

Hinweis: *Während die Gabe der hier genannten Mikronährstoffe die Jodaufnahme und Jodverstoffwechslung verbessern soll, kann Calcium in großen Dosen (mehr als zwei Gramm pro Tag) die Jodaufnahme verschlechtern.*

III. Die Einnahme von Salzsole und Salzzufuhr über die tägliche Nahrung

- ½ Teelöffel unbehandeltes Meersalz in der Nahrung
- 2 x täglich ¼ TL Meersalz in 250 ml Wasser aufgelöst trinken

Die Salzzufuhr sollte während der Hochdosistherapie auch täglich durchgeführt werden. Sie hat sich in den letzten zehn Jahren sehr bewährt.

Die Salzsole ist in der Lage, Bromide, die sich im Körper befinden, zu binden und über die Nieren auszuleiten. Bromide sind – wie bereits erwähnt – ähnliche chemische Verbindungen wie Jod und können die Natrium-Jodid-Symporter besetzen. Dadurch sind sie in der Lage, die Aufnahme von Jod in die Zelle zu beeinträchtigen. Die Salzzufuhr kann dies verhindern.

Das Wissen um die heilenden Wirkungen von Salz verdanken wir übrigens den Ärzten im Golf-Krieg, die amerikanische Soldaten, die an einer Bromvergiftung litten, erfolgreich mit Kochsalzlösung behandelten.

Als Ergänzung empfehlenswert: Vitamin D und Coenzym Q10. Wir legen großen Wert auf hochnormale Vitamin-D-Spiegel, da – neben vielen anderen positiven gesundheitlichen Aspekten – Vitamin D die Jodsättigung im Gewebe verbessern kann. Außerdem empfehlen wir ab dem 40. Lebensjahr noch zusätzlich die Gabe von Coenyzm Q10, ein wichtiger Elektronenüberträger in der Atmungskette der Mitochondrien, der mit zunehmendem Alter vom Organismus nicht mehr in ausreichender Menge selbst hergestellt werden kann. Coenzym Q10 und Vitamin D sind keine Bestandteile des beschriebenen offiziellen Jodprotokolls. Wir halten diese beiden Nährstoffe aufgrund unserer Erfahrungen dennoch für unverzichtbar.

HEILWIRKUNGEN, NEBENWIRKUNGEN UND ANDERE BEOBACHTUNGEN

Da Jod auch die Entgiftung von Halogenen wie Bromid und Fluorid und einigen toxischen Metallen unterstützt, kann es besonders bei Menschen mit erhöhten Belastungen zu Beginn der Jodtherapie zu Nebenwirkungen kommen, die in der Regel nach ein bis zwei Wochen nachlassen. Die meisten Anwender bemerken jedoch keine negativen Wirkungen der Hochdosistherapie. In der Regel handelt es sich dabei um Entgiftungsreaktionen, nicht um eine Jodunverträglichkeit.

Mögliche Nebenwirkungen bzw. Entgiftungsreaktionen können sein:

- Kopfschmerzen
- leichte Hautausschläge

- Übelkeit (sehr selten)
- Mundtrockenheit
- häufiger Harndrang
- Juckreiz
- breiige Stühle/Durchfall
- Entzündungen auf der Zunge und der Mundschleimhaut
- Haarausfall
- Müdigkeit
- metallischer Geschmack im Mund
- unangenehmer Körpergeruch

Sollten starke Nebenwirkungen auftreten, unterbrechen Sie zunächst die Jodeinnahme und kontaktieren Sie Ihren Therapeuten. Zur Milderung der Beschwerden kann das sogenannte Salzprotokoll angewendet werden.

DAS SALZPROTOKOLL

Dieses ist in der Anwendung sehr einfach und recht effektiv. Es sollte allerdings nicht länger als drei Tage durchgeführt werden. Sollten Sie nach dieser Zeit immer noch Beschwerden verspüren, sollten Sie die Joddosis reduzieren. Alles, was Sie zum Salzprotokoll brauchen, ist unbehandeltes Salz (¼ Teelöffel), welches Sie in etwas warmem Wasser auflösen und trinken. Anschließend nehmen Sie bitte etwa einen halben Liter reines Wasser zu sich. Bei Bedarf können Sie den Prozess nach 45 Minuten wiederholen. Der Körper sollte sich von den Nebenwirkungen mit dieser Anwendung schnell erholen, da durch das Natriumchlorid in dem unbehandelten Salz überschüssige Bromide gebunden werden.

Bei starken Nebenwirkungen, die sich auch durch das Salzprotokoll nicht bessern lassen, hilft es unserer Erfahrung nach, die Ausscheidungsorgane, insbesondere die Nieren, mit den Verfahren der klassischen Naturheilkunde (Erhöhung der Trinkmenge, Nierenwickel etc.) zu unterstützen.

DIE THERAPIEDAUER

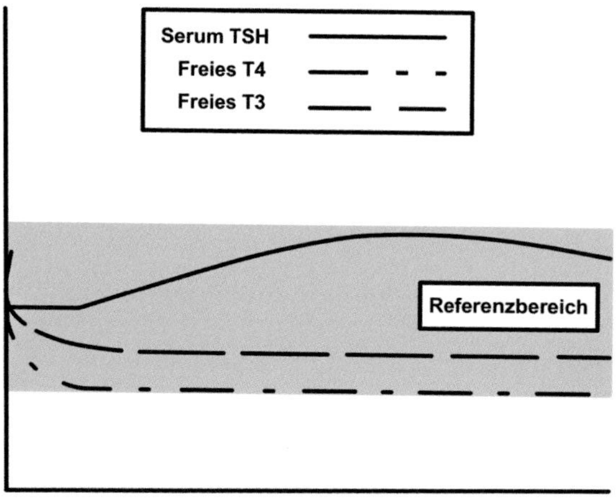

Entwicklung von TSH sowie der Schilddrüsenhormonwerte unter Jodgabe

Die Sättigung aller Körperzellen mit Jod kann bis zu einem Jahr in Anspruch nehmen.

Nicht selten findet man dann bei der Laborkontrolle – auch bei Schilddrüsengesunden – einen leichten Anstieg des Hypophysenwertes TSH. Um diesen richtig einschätzen zu können, muss man wissen, dass TSH nicht nur als Signalgeber für die Produktion der Schilddrüsenhormone dient, sondern auch für die Ausprägung der Natrium-Jodid-Symporter zuständig ist. Daher ist es generell als ein gutes Zeichen zu werten, wenn TSH unter der Jodtherapie zunächst etwas – in der Regel bis max. 8 mU/l – ansteigt. Der Anstieg zeigt uns, dass die Zellen neue Transportmoleküle für die Jodaufnahme bilden. Parallel dazu steigen auch die Schilddrüsenhormonwerte T_3 und T_4 an, bleiben aber üblicherweise im Normbereich.

In der Regel fällt der TSH-Wert nach circa sechs bis zehn Monaten auf das ursprüngliche Niveau oder etwas niedriger zurück, während die Schilddrüsenhormonwerte auf dem höheren Niveau bleiben.

Da jeder Mensch individuell auf eine Therapie anspricht, empfehlen wir, nach circa zwei bis fünf Monaten den Jodsättigungstest zu wiederholen. Daneben sollte auch eine engmaschige Kontrolle der Schilddrüsenlaborwerte, ggf. mit Ultraschallbild, der Eisen- (Ferritin), Selen- und auch Kreatininwerte (Nierenwert) erfolgen.

SONSTIGE BEOBACHTUNGEN

Viele Anwender der Hochdosistherapie beschreiben folgende subjektive Veränderungen:

- geringeres Schlafbedürfnis
- klareres Denken
- größere Konzentration
- weniger Frieren und Frösteln
- mehr Energie
- weniger Hautprobleme bzw. ein besseres Hautbild
- weniger Haarausfall
- Gewichtsreduktion

TOXIZITÄT – DIE DOSIS MACHT DAS GIFT

Im Mai 2016 wurden viele Apotheker im Grenzgebiet zu Belgien und den Niederlanden überrascht. Viele besorgte Menschen fragten nach Kaliumjodid-Tabletten 65 Milligramm »für den Super-GAU«. Was war passiert? Aus Angst vor einem nuklearen Unfall in den Atomkraftwerken in Belgien hatte die belgische Regierung und aufgrund der geografischen Nähe auch die Regierung der Niederlande für ihre gesamte Bevölkerung Kaliumjodid-Tabletten 65 Milligramm (kein Druckfehler!) bestellt. Für den Fall eines nuklearen Unfalls schützen nämlich hohe Dosen Kaliumjodid die Schilddrüse vor den Folgen radioaktiven Jods (»Jodblockade«). Dieser Schutz besteht allerdings nur, wenn die Schilddrüse mit Kaliumjodid komplett gesättigt ist. Hierfür sind die hohen Dosen an Kaliumjodid notwendig.

Auch die deutsche Regierung sieht im Falle eines Unfalls in einem Atomkraftwerk die Ausgabe von Kaliumjodid-Tabletten für die Bevölkerung in der Nähe des betroffenen Kraftwerks vor. Erwachsene (bis 45 Jahre) sollen in einem solchen Fall 130 Milligramm (2 x 65 Milligramm) Kaliumjodid einnehmen. Genaue Informationen finden Sie auf der Seite der Bundesregierung www.jodblockade.de.

Die Jodblockade zeigt uns, dass der Körper zumindest vorübergehend hohe Dosen an Jod gut toleriert. Und langfristig? Wir wissen, dass Japaner, die sich traditionell ernähren, mit der Nahrung pro Tag bis zu 13 Milligramm Jod zu sich nehmen. Allerdings sind sie diese großen Mengen schon von Kindheit an gewohnt, das heißt ihre Zellen sind durch die entsprechende Bereitstellung der Natrium-Jodid-Symporter auf diese Mengen ausgerichtet.

Welche Menge ist für einen gesunden Menschen in jedem Fall langfristig unbedenklich? Diese Frage hat sich das amerikanische *Institute of Medicine* (jetzt: *National Academy of Medicine*) auch gestellt und im Jahr 2001 bereits für Erwachsene über 19 Jahre die sichere Einnahmemenge für Jod von 1100 Mikrogramm pro Tag festgesetzt. Dies ist in etwa fünfmal mehr, als die DGE und die WHO empfehlen.

Der Körper kann überschüssiges Jod leicht über die Nieren eliminieren, sodass – bei intakter Nierenfunktion – auch größere Mengen Jod gut toleriert werden.

Die konventionelle Jodtherapie arbeitet mit Jod nur im Mikrogrammbereich gemäß den Empfehlungen der WHO und der DGE. Die Hochdosis-Jodtherapie setzt Jod im Milligrammbereich ein. Wir können uns auf die Messungen der US-Jodärzte und auch auf eigene Erfahrungen berufen: Für die meisten Erwachsenen ist die Jodaufnahme in diesen Dosen gut tolerabel und führt nur selten zu unerwünschten Nebenwirkungen. Negative Wirkungen auf die Schilddrüsenfunktion in Form einer jodbedingten Über- oder Unterfunktion werden nur sehr selten beobachtet und dann nur bei vorerkrankten Organen, zum Beispiel bei Hashimoto-Thyreoiditis. Daher ist eine genaue Schilddrüsendiagnostik vor Beginn der Hochdosis-Jodtherapie entscheidend. Falls Sie an einer Hashimoto-Thyreoiditis leiden, lesen Sie bitte unbedingt auch unser Kapitel »Hashimoto-Thyreoiditis: Bitte keine Angst vor Jod!«

Im Extremfall – bei einer Jodaufnahme im Grammbereich (!) kann es zu einer akuten Jodvergiftung kommen, die sich unter Umständen durch folgende Symptome bemerkbar machen und auch lebensbedrohliche Verläufe annehmen kann:

- Übelkeit
- Erbrechen
- Atemnot
- Herzrasen
- Fieber
- Delirium
- Herz-Kreislauf-Versagen
- Nierenversagen

Wir können Jod allerdings nicht nur über den Magen-Darm-Trakt aufnehmen, sondern auch über Haut und Schleimhäute sowie über die Atemwege. Jod hat stark desinfizierende Wirkungen und im direkten Kontakt mit Haut oder Schleimhaut kann es unter Umständen zu Rötungen bis hin zu starken Verätzungen kommen. Eine Lugolsche Lösung beispielsweise sollte niemals unverdünnt auf die Schleimhäute (zum Beispiel im Mund- und Rachenraum) oder auf empfindliche Hautpartien aufgetragen werden.

Interessant zu wissen: Der Wolff-Chaikoff-Effekt

Bei einem plötzlichen Anstieg des Jodspiegels im Blut kann es vorübergehend zu einem Abfall von Schilddrüsenhormonen kommen. Dieser Effekt wurde im Jahr 1948 von den amerikanischen Ärzten Dr. Louis Wolff und Dr. Israel Chaikoff aufgrund von Tierversuchen an Ratten beschrieben. Der genaue Pathomechanismus, also das Warum, ist bis heute nicht geklärt. Die Aussagen von Wolff-Chaikoff wurden jahrzehntelang von Ärzten übernommen, obwohl es für Menschen in dieser Hinsicht keinerlei Beobachtungen gab. Es wurde eine Blockade der Natrium-Jodid-Symporter vermutet. Neueste Forschungen – wiederum nur an Ratten – gehen von Oxidationseffekten an den Schilddrüsenzellen als Ursache aus. In der Regel hält dieser Effekt nur wenige Tage an, auch wenn die Jodspiegel erhöht bleiben.

Kritiker dieser Theorie, wie Dr. Guy Abraham, kritisieren, dass dieser an Ratten beobachtete Effekt unkritisch auf Menschen übertragen wurde und zudem seit 1948 nie mehr – auch nicht bei anderen Lebewesen – untersucht wurde.

Wichtig: *Der Wolff-Chaikoff-Effekt ist nicht gleichzusetzen mit dem Anstieg des Hypophysenhormons TSH, den man häufig zu Beginn der Hochdosis-Jodtherapie beobachten kann (siehe auch Seite 75). Der TSH-Anstieg dauert in der Regel mehrere Monate bis zu einem Dreivierteljahr und ist auf eine erhöhte Natrium-Jodid-Symporter-Regulation zurückzuführen. In der Regel kommt es dabei auch nicht zu einem Abfall der Schilddrüsenhormone* T_3 *und* T_4.

Wir haben die Hochdosis-Jodtherapie ausführlich beschrieben, da sie bislang in Deutschland noch recht unbekannt ist, aber auch aufgrund der Forschungs- und Aufklärungsarbeiten der amerikanischen Jodärzte hierzulande zunehmend mehr Anhänger findet. Aus unserer Erfahrung bereichert sie das Spektrum von Jodtherapien und hat gerade bei schwerem Jodmangel und damit einhergehenden chronischen Erkrankungen ihre Berechtigung. Wir möchten noch einmal darauf hinweisen, dass sich diese Therapieform nicht zur Selbstmedikation eignet.

ÄUSSERLICHE JODTHERAPIE

Jod wurde von jeher immer auch in Form von Salben oder Tinkturen äußerlich angewendet. Heutzutage kennen wir Jod in der äußeren Anwendung fast nur noch als Wunddesinfektionsmittel (Povidonjod).

Wir setzen in unseren Praxen für die äußere Jodtherapie die niedrig konzentrierte Lugolsche Lösung (1 oder 2 Prozent) ein.

Vor allem bei den folgenden Indikationen hat sich die äußerliche Anwendung bewährt:

- wulstige (keloide) Narben
- Mückenstiche
- Akne
- Furunkel
- schmerzende Brüste im Rahmen eines prämenstruellen Syndroms
- Warzen
- Herpesbläschen
- Fußpilz
- Nagelpilz
- Hühneraugen
- Nagelprobleme
- Irritationen im Mundraum

Die Färbung der Haut durch Lugolsche Lösung ist mitunter intensiv, vergeht aber einige Tage nach Ende der Therapie. Wer nicht so lange warten möchte, kann auch eine Vitamin-C-haltige Lotion verwenden, welche die Verfärbungen schnell löst. Jod färbt auch die Wäsche stark, ein entsprechender Schutz ist daher ratsam.

Hinweis: *Bitte verwenden Sie die Lugolsche Lösung niemals unverdünnt auf Haut- oder Schleimhäuten. Wir empfehlen gerade bei der ersten Anwendung eine Verdünnung mit Kokosfett oder mit Wasser. Eine unverdünnte Anwendung kann zu starken Irritationen der Haut oder Schleimhaut führen.*

Interessant zu wissen: Jod zur Verbesserung der Raumluft

Eine weitere probate Anwendung von Lugolsche Lösung ist die Prävention von Atemwegserkrankungen durch einen Raumluftdiffuser. Dazu gibt man fünf Tropfen Lugolsche Lösung (5 Prozent) auf 300 Milliliter Wasser in einen Raumluftdiffusor und vernebelt auf diese Weise die Jodlösung im Raum. Das durch die Nase inhalierte Jod kann auf diese Weise optimal seine antivirale und antibakterielle Wirkung entfalten.

THALASSO-THERAPIE: MEERESALGEN WIRKEN INNERLICH UND ÄUSSERLICH

Die Anwendung jodreicher Meeresalgen ist neben Meerwasser, Schlick und Sand ein fester Bestandteil der Thalasso-Therapie. Das Wort Thalasso leitet sich vom griechischen Wort »*Thalassa*« ab und bedeutet »Meer«. Bislang wird diese alte Therapieform für Haut- und rheumatische Erkrankungen angewendet. Das Indikationsspektrum ist aber weitaus größer, so kann es auf viele chronische Erkrankungen einen positiven Einfluss ausüben. Erfahrene Therapeuten setzen auch auf Thalasso-Anwendungen bei der Prävention und Therapie von Brustkrebs.

Der Name »Thalasso« klingt so schwungvoll und modern, dabei kann diese Therapieform auf eine jahrtausendealte Geschichte zurückblicken. Aus dem alten China lassen sich Überlieferungen nachlesen, die eine Behandlung von Kröpfen durch Algenauflagen bereits vor über 3000 Jahren beschreiben. Bis die Thalasso-Therapie ihre Anerkennung in Europa bekam, dauerte es noch eine Weile. Dies ist wohl auf die Doktorarbeit des englischen Arztes Richard Russel zurückzuführen, in der er die therapeutische Wirkung von Meerwasser und Infektionskrankheiten erklärte. So erhielt dann im 19. Jahrhundert die Thalasso-Therapie ihre allgemeine Anerkennung in Europa, vornehmlich in Frankreich.

Heutzutage gibt es in Deutschland an der Ost- und Nordseeküste verschiedene Thalasso-Zentren. Hier werden Meeresalgen, vor allem Rot- und Braunalgen, in Form von Packungen, Badezusätzen und Massagen angewendet. Zusätzlich lassen sich Meeresalgen in der Thalasso-Therapie auch innerlich anwenden, in Form von Algentees oder Nahrungsergänzungsmitteln.

INTERVIEW MIT DER ÄRZTIN DR. BETTINA HEES

Eine Expertin in der Erforschung und Weiterentwicklung der Thalasso-Therapie ist die Ärztin Dr. med. Bettina Hees. Im Gespräch mit ihr haben wir viel Interessantes erfahren dürfen:

Frau Dr. Hees, Sie sind Ärztin mit dem Schwerpunkt Ernährungsmedizin und Orthomolekulare Medizin. Sie befassen sich mit der Prävention und Therapie von Erkrankungen mit maritimen Wirkstoffen, insbesondere mit Meeresalgen. Wie sind Sie dazu gekommen?

Ich war im Bereich der Prävention von Gesundheit auf der Suche, da ich nach einer klassischen Klinikkarriere, in der ich überwiegend mit schweren Erkrankungen konfrontiert war, einfach da ansetzen wollte, wo der Erhalt und die Wiederherstellung der Gesundheit und nicht die Krankheit im Vordergrund stehen. Aus diesem Grund bin ich auch Anti-Aging-, Ernährungs- und Orthomolekularmedizinerin geworden. Ich wollte einfach verstehen, wie wir Menschen länger vital und gesund bleiben können und nicht erst dann mit dem Nachdenken über Gesundheit beginnen, wenn die Krankheit schon da ist. Ja, und dann kam das Meer.

Das Meer mit seinen wertvollen Vitalstoffen stand schon lange im Fokus meines medizinischen Interesses und so begann ich vor einigen Jahren mit der aufwendigen wissenschaftlichen Recherchearbeit, dem Besuch von Kongressen in Canada, Großbritannien, Australien und Neuseeland und dem Aufbau eines weltweiten Netzwerkes aus Meeresbiologen, Ärzten, Algenlieferanten und Entwicklern von Produkten bzw. Rohstoffen aus dem Meer. MMR (*Medical Marine Research*) ist das Forschungsinstitut, das ich vor einigen Jahren gegründet habe und in dem heute alle diese Aktivitäten gebündelt sind. Wie aktuell das Thema ist, zeigen zum Beispiel die 2010 veröffentlichten Ergebnisse des »Census of Marine Life«. In dieser Studie haben 2700 Wissenschaftler aus 80 Nationen zehn Jahre lang die Artenvielfalt der Weltmeere untersucht, auf der Suche nach Meeresorganismen und Algen, die aufgrund der von ihnen gebildeten chemischen Substanzen für die Zukunft der Medizin von großer Bedeutung sein können.

Ein anderes, sehr altes Beispiel sind die Erkenntnisse des französischen Physiologen Rene Quinton, der vor über 100 Jahren die Heilkraft des Meerwassers erkannte und damit Hunderten von Babys das Leben rettete. Heute nutzen wir die remineralisierende, regenerierende und entspannende Wirkung des Meerwassers in der Thalasso-Therapie, die seit 1997 weltweit als medizinisch-therapeutisches Verfahren anerkannt ist. Und wer heute die Medien verfolgt, findet fast jede Woche eine neue Nachricht über die gesundheitlichen Vorteile von Meeres- und Mikroalgen. Algen sind ein Zukunftsthema!

Wie sehen Sie die Bedeutung von Jod in diesem Zusammenhang?

Jodmangel mit der Folge der hierdurch verursachten Erkrankungen ist ein weltweites Gesundheitsproblem ersten Ranges. Es gibt nur wenige natürliche Jodquellen, das sind Meeresfische (zum Beispiel Kabeljau, Seelachs), Krustentiere (Garnelen, Muscheln) und Meeresalgen. Meerwasser hat einen Jodgehalt von 50 bis 60 Mikrogramm pro Liter, während die Jodkonzentration im Boden nur bei 1,8 bis 8,5 Mikrogramm pro Liter liegt. Jodmangel entsteht, wenn mit der Nahrung zu wenig Jod zugeführt wird oder Jod durch andere Halogene in der Umwelt, wie Fluorid zum Beispiel in Zahnpasta oder Chlor zur Desinfektion, verdrängt wird. Der tägliche Bedarf an Jod laut DGE liegt bei circa 200 Mikrogramm pro Tag. Dieses muss über die Nahrung zugeführt werden.

Die Anreicherung von Speisesalz und Lebensmitteln mit synthetischem Kaliumjodid war jahrelang ein Weg, um dem Jodmangel in der Bevölkerung zu begegnen. Der 12. Ernährungsbericht der DGE zeigt aber, dass sich der Jodstatus in der Bevölkerung wieder verschlechtert hat. Viele Länder empfehlen inzwischen aus gesundheitlichen Gründen, den Konsum von Salz einzuschränken. Umgekehrt steigt die Nachfrage nach natürlichem Jod aus Meeresalgen als Zusatz von Speisesalz stark an. Dieser Trend folgt dem allgemein zu beobachtenden Wunsch des Verbrauchers nach natürlichen Zutaten in Lebensmitteln.

Inzwischen weiß man auch, dass Kaliumjodid als Zusatz zum Salz weniger gut wirkt als natürliches Jod. In einer Studie, durchgeführt mit gesunden Frauen an der Glasgow-Universität in Großbritannien, wurde Jod aus Meeresalgen mit Kaliumjodid verglichen. Kaliumjodid wurde vom Körper sehr schnell aufgenommen und wieder ausgeschieden, während Jod aus Meeresalgen langsamer resorbiert wurde und wesentlich länger im Körper zur Verfügung stand.

Meeresalgen haben einen angenehm würzenden natürlichen Eigengeschmack. Das Salzen von Lebensmitteln kann um circa 50 Prozent reduziert werden, wenn dem Salz Meeresalgen zugesetzt wurden, da das zubereitete Gericht durch die Würze der Algen trotzdem sehr gut schmeckt, gesund ist, den Blutdruck nicht erhöht und natürliches Jod zuführt. Dies konnte 2007 in einer Studie der Sheffield Hallam Universität, Großbritannien, nachgewiesen werden.

In China wurde ein Kropf, äußerlich sichtbares Zeichen eines Jodmangels in der Schilddrüse, bereits vor Christi Geburt mit Meeresalgen behandelt. Zurzeit intensiv diskutiert wird die Rolle einer ausreichend hohen Jodversorgung zur Vorbeugung von Brustkrebs. Jod und seine Stoffwechselprodukte spielen im Brustgewebe offenbar eine ebenso entscheidende Rolle in der Wachstumsregulation und der Entstehung von Krebszellen wie in der Schilddrüse. In Tierversuchen konnte gezeigt werden, dass die konstante Zufuhr von Jod aus Meeresalgen, nicht aber durch Kaliumjodid, in der Nahrung die Entstehung von Brustkrebs um 70 Prozent signifikant reduzierten. Auch bereits bestehende Tumoren wurden kleiner. In Ländern wie Japan, in denen Meeresalgen mit einem hohen Jodgehalt – 50-fach höher als bei uns – zur traditionellen Ernährung gehören, ist die Zahl der Brustkrebserkrankungen deutlich niedriger als in Europa oder den USA. Sie liegt vor der Menopause nur bei einem Viertel, nach der Menopause sogar nur bei einem Neuntel. Es gibt inzwischen zahlreiche Studien, die zeigen, dass eine ausreichend hohe Zufuhr von natürlichem Jod nicht nur für eine gesunde Schilddrüse wichtig ist, sondern auch vor Brustkrebs schützen kann.

Sie setzen sich speziell für die Gesundheit von Frauen ab dem 45. Lebensjahr ein und haben dafür ein eigenes Präventionsprogramm entwickelt. Was beinhaltet dieses?

Das OCEAN WOMAN® Programm richtet sich an Frauen ab circa 45 Jahren, weil sich in den Folgejahren und -jahrzehnten durch die langsam beginnenden und folgenden Wechseljahre vieles im weiblichen Organismus verändert, dem man frühzeitig Rechnung tragen sollte. So ist zum Beispiel das Thema Gewichtszunahme speziell im Bauchbereich sehr frustrierend und ausgesprochen schwer zu behandeln. Im OCEAN WOMAN® Programm wird erklärt, wie es hierzu kommt und vor allem, wie man die Vitalstoffe des Meeres erfolgreich nutzen kann, um das Übergewicht in den Griff zu bekommen. Es ist keine Diät – ich bin kein Freund von Diäten –, es ist eine Stoffwechselumstellung in Kombination mit Bewegung, die lang anhaltende Ergebnisse zeigt.

Ein weiteres Thema im OCEAN WOMAN® Programm sind die mit zunehmendem Alter auftretenden vielen kleinen Entzündungen im Körper, die man hier und da an Knie oder Rücken spürt, aber an anderen Stellen des Körpers nicht bemerkt. Diese Entzündungen wirken wie sogenannte freie Radikale, die großen Schaden anrichten und uns krank machen können. Sie werden auch für die leider stark zunehmenden Autoimmunerkrankungen verantwortlich gemacht und sind auch Schuld an der sogenannten frühzeitigen Hautalterung, die mit vermehrter Faltenbildung, Rötungen und Aging-Spots im Gesicht verbunden ist. Wir können diese unbemerkt ablaufenden Entzündungen durch eine antientzündliche Lebensweise in den Griff bekommen. Auch da zeigt das OCEAN WOMAN® Programm, wie dies geht.

Das Thema Brustkrebsprophylaxe ist ein weiterer wichtiger Punkt bei OCEAN WOMAN®, dem man sich nicht verschließen sollte. In dem Programm werden zwei klinische Studien vorgestellt, in denen gezeigt wurde, wie man durch die Ernährung mit Meeresalgen und fermentiertem Soja die Gefahr einer Brustkrebserkrankung deutlich und im Alltag leicht umsetzbar senken kann. Ich habe dazu 2015 den Beitrag ›Meeresalgen in der Prävention von Brustkrebs‹ in der *Deutschen Zeitschrift für Onkologie* veröffentlicht.

Und natürlich spielt auch das Thema Anti-Aging mit Meeresrohstoffen eine große Rolle. Hier sind die Rot- und Braunalgen aus dem Meer führend. Wir führen das OCEAN WOMAN® Programm in Thalasso-Zentren und speziell ausgestatteten Hotel-Spas an Nord- und Ostsee durch. Es dauert sechs Tage, wird durch Vorträge, Kochen mit Algen, ein lockeres Miteinander und vor allem echte und anhaltende Lösungen begleitet.

Neben dem Verzehr von Algen und Meeresgemüse, wie es uns die Japaner und Koreaner vormachen: Welche Möglichkeiten der äußeren Algenanwendung gibt es?

Die äußere Anwendung von Algen, Meerschlamm und Meersalz bezeichnet man als Thalasso-Therapie, sie wurde 1997 weltweit offiziell als therapeutisches Verfahren in der Medizin anerkannt. Eine klassische Thalasso-Therapie dauert circa sechs Tage, an diesen Tagen werden täglich drei äußere Anwendungen mit Algen, Meerwasser, Meersalz und Meerschlamm durchgeführt, ergänzt um Lebensmittel und Nahrungsergänzungsprodukte aus Mikroalgen wie Spirulina, Chlorella, Astaxanthin und Meeresalgen sowie Bewegung am und im Meer. Eine Thalasso-Therapie revitalisiert, entgiftet, kurbelt den Stoffwechsel an, fördert den Fettabbau und sorgt für schöne Haut und gesundes Bindegewebe. Die merklich spür- und sichtbar positive Wirkung auf Körper und Aussehen hält bis zu sechs Monate an. Man kann natürlich auch mal nur für einen Tag in die Welt der Thalasso-Therapie hineinschnuppern, optimal sind aber drei bis sechs Tage.

Algen sind wie das Meerwasser hochwertige Vitalstofflieferanten. Sie wirken stark basisch und einer Übersäuerung des Körpers entgegen. Chronische Erkrankungen verursachen wesentlich größere Schäden im Körper, wenn der Körper zusätzlich übersäuert ist. Dem sollte man also durch die Zufuhr basischer Lebensmittel und Meerwasserbäder entgegenwirken. Meeresalgen, wie die Braunalge Laminaria oder Rotalgen, enthalten ganz besondere Zucker, die man nur in diesen Meeresalgen, nicht aber in Landpflanzen findet. Sie spenden Feuchtigkeit, wirken antientzündlich und beugen den Zeichen der vorzeitigen Hautalterung vor. Würde man so eine Alge direkt aus dem Meer holen und auf das Gesicht legen, dann würde man innerhalb von zehn Minuten sehen, um wie viel jünger, straffer und faltenfreier die Haut in diesem Bereich geworden ist. In Hautpflegeprodukten mit Meeresalgen werden diese speziellen Zucker in unterschiedlichen Konzentrationen eingearbeitet.

Auch Meerfenchel (Crithmum maritimum) ist eine äußerlich anzuwendende Meerespflanze mit ganz besonderen pflegenden Eigenschaften. Er zählt zu den Heilpflanzen, wächst unmittelbar am Meer und ist durch die Gischt des Meeres reich an mineralischen Wirkstoffen und Spurenelementen. Der Extrakt der Pflanze und seine ätherischen Öle werden in der Hautpflege eingesetzt. Die Inhaltsstoffe des Meerfenchels wie die so wichtigen Aminosäuren, die als Eiweißbausteine für die Haut dienen, Mineralien, Spurenelemente und sekundären Pflanzenstoffe (Flavonoide) verbessern die Erneuerung der Hautzellen und schaffen ein jüngeres Hautbild, wirken antioxidativ und entzündungshemmend und enthalten acht Fettsäuren, die für den Aufbau der Hautschutzbarriere wichtig sind. Meerfenchel ist für seine Antifaltenwirkung bekannt und in der Kombination mit Meeresalgen ein wahrer Jungbrunnen.

Nachdem wir nun die Einzelheiten der Jodtherapie kennengelernt haben, möchten wir im Folgenden auf die wichtigsten Anwendungsgebiete von Jod eingehen:

- Schilddrüsenerkrankungen inkl. Hashimoto-Thyreoiditis
- die optimale Jodversorgung in Schwangerschaft und Stillzeit
- gut- und bösartige Brusterkrankungen

FÜR SIE ZUSAMMENGEFASST

- Bei Erkrankungen mit nachgewiesenem Jodmangel sollte eine Jodtherapie mit Jodpräparaten in Erwägung gezogen werden, da eine schnelle Aufsättigung des Jodspiegels durch die Ernährung alleine zu lange dauern würde.
- Für die Jodtherapie stehen niedrig und hoch dosierte Präparate zur Verfügung.
- Die Hochdosis-Jodtherapie arbeitet mit Jodgaben im Milligrammbereich statt wie üblicherweise im Mikrogrammbereich. Sie ist eine effektive Methode, um vorhandene Jodmängel schnell und effizient auszugleichen.

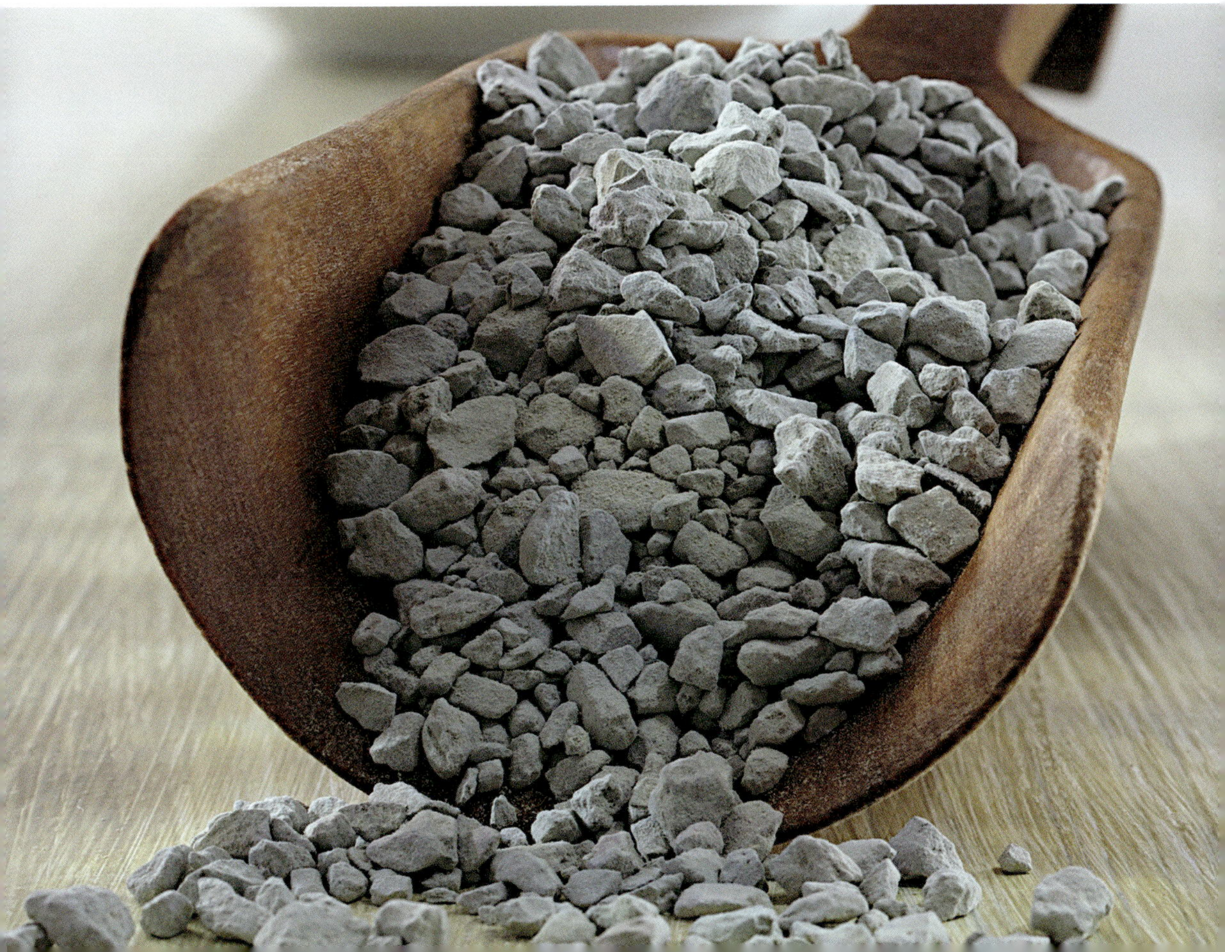

WENN DIE SCHILDDRÜSE SCHLAPP MACHT

WIE DIE SCHILDDRÜSE FUNKTIONIERT

Sollten auch Sie von einer Schilddrüsenerkrankung betroffen sein, dann sind Sie in guter Gesellschaft. Schätzungsweise ein Drittel aller Schilddrüsen hierzulande sind nicht gesund.

Die häufigsten Krankheiten (ohne Autoimmunerkrankungen) sind:

- Schilddrüsenvergrößerungen (Kropf/Struma diffusa)
- Schilddrüsenvergrößerungen mit Knoten (Struma nodosa)
- Schilddrüsenunterfunktion mit und ohne Volumenveränderung

Für viele Betroffene mit Schilddrüsenproblemen beginnt der Tag mit einer Einnahme von Medikamenten für die Schilddrüse. Im Jahr 2012 wurden in Deutschland alleine mehr als eine Milliarde Tagesdosen an Schilddrüsenhormonen verordnet, am häufigsten das L-Thyroxin.

Jeder Betroffene hat sich bestimmt schon einmal gefragt, warum gerade seine Schilddrüse nicht fähig ist, ihre Arbeit normal zu leisten, also in erster Linie ausreichend Hormone zu produzieren – neben einer Reihe von weiteren Aufgaben, die Schilddrüse und Nebenschilddrüsen haben. Im Körper haben wir mehrere hormonbildende Organe, doch keines erkrankt so häufig wie die Schilddrüse. Wie kommt es dazu?

Lassen Sie uns die Schilddrüse einmal etwas genauer betrachten: Die Schilddrüse ist ein schmetterlingsförmiges Organ, welches in der Mitte am vorderen Hals vor der Luftröhre ihren Platz hat. Ihr Volumen beträgt normalerweise bis maximal 18 Milliliter bei Frauen und bis maximal 25 Milliliter bei Männern. Ihre Hauptaufgabe ist es, die jodhaltigen Schilddrüsenhormone T3 (Trijodthyronin) und T4 (Tetrajodthyronin) zu produzieren.

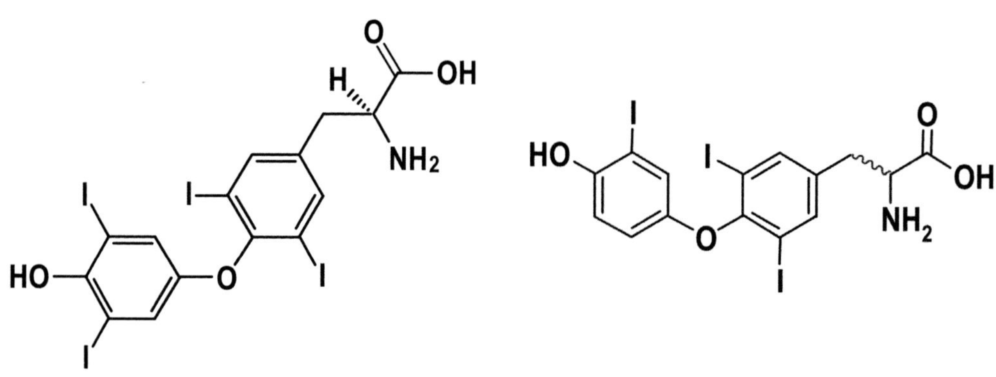

Links: Strukturformel T4 (Thyroxin, Tetrajodthyronin); rechts: Strukturformel T3 (Trijodthyronin)

Der Bau von T_4 erfolgt in den Schilddrüsenzellen. Dazu wird das aus der Nahrung aufgenommene Jodid über den Natrium-Jodid-Symporter (NIS) in die Schilddrüsenzellen überführt. Durch Anwendung des Enzyms TPO (Thyreoperoxidase) und Wasserstoffperoxid (H_2O_2) wird es zu Jod umgewandelt bzw. oxidiert. Hierbei wird vom Jodid ein Elektron abgespalten. Vier Jodatome werden dann an die Aminosäure L-Tyrosin gekoppelt. Wir haben nun ein neues Hormon (T_4), das in diesem Zustand allerdings noch recht träge ist.

T_3 ist das stoffwechselaktive Schilddrüsenhormon. Zur Aktivierung wird ein Jodatom durch Enzyme (Dejodasen) abgespalten. Es hat dann nur noch drei Jodatome in sich. Die Umwandlung von T_4 in T_3 findet zu 90 Prozent außerhalb der Schilddrüse, vor allem in der Leber statt.

Ohne eine ausreichende Menge an Jod kann die Schilddrüse die beiden Hormone T_3 und T_4 nicht produzieren. Daher besitzt die Schilddrüse auch die Fähigkeit, Jod zu speichern. Eine Schilddrüse kann im Durchschnitt je nach Angebot zwischen 10 und 50 Milligramm Jod speichern. Diese Summe übersteigt die normale tägliche Jodzufuhr um ein Vielfaches.

DER FEEDBACKMECHANISMUS

Alle hormonbildenden Drüsen sind an einen Feedbackmechanismus gekoppelt. Dieser dient dazu, dass die Hypophyse (ein Teil des Gehirns) immer in Kontakt mit den wichtigsten Hormondrüsen im Körper steht. Sie kann direkten Einfluss auf die Hormonproduktion der Schilddrüse nehmen. Als Hilfe stehen ihr dazu zwei Arten von Botenstoffen zur Verfügung. Wird irgendwo im Körper ein Mangel an Schilddrüsenhormonen gemessen, so wird ein Signal an die Hypophyse weitergeleitet, um die Schilddrüse durch die Ausschüttung von einer erhöhten Menge TSH (Thyreoidea-stimulierendes Hormon) zur vermehrten Produktion von T_3 und T_4 anzuregen. Das Gleiche passiert natürlich auch im umgekehrten Fall, nur dass dann die Produktion von TSH gedrosselt wird.

Auch die Hypophyse selbst unterliegt einem Feedbackmechanismus. Sie erhält Informationen in Form von Hormonen vom übergeordneten Hypothalamus. Bei Untersuchungen eines Arztes oder Heilpraktikers werden zur Diagnosefindung oft auch Laborparameter angewendet. So ist der TSH-Wert ein Marker, der regelmäßig bei Laboruntersuchungen mit untersucht wird. Sie wissen inzwischen, dass dieser kein Schilddrüsenhormon ist, aber eine indirekte Aussage über die Schilddrüsenfunktion zulässt. In vielen Fällen ist aber der TSH-Wert alleine nicht ausreichend. Es sollten zumindest noch die Schilddrüsenhormone fT_3 und fT_4 mitbestimmt werden.

Diese beiden Schilddrüsenhormone sind im Organismus unverzichtbar. Sie steuern sehr viele Prozesse im Körper. Ein bleibender Ausfall der Schilddrüse ohne Ersatz der Hormone ist mit dem Leben dauerhaft nicht vereinbar. Am besten lässt sich die Funktion der Schilddrüse mit einem Gaspedal vergleichen. Sie können noch so viel Benzin im Tank haben, wenn das Gaspedal nicht funktioniert, wird das Auto nicht fahren.

Ebenso wenig können die Energiekraftwerke unserer Zellen, die Mitochondrien, ohne den entscheidenden Impuls durch die Schilddrüse adäquat arbeiten. Mit anderen Worten: Die Energieproduktion erlahmt.

Die Schilddrüsenhormone beeinflussen folgende Funktionen im Organismus:

- Regulation der Körpertemperatur
- Energiestoffwechsel, Aktivierung der Mitochondrien
- Wachstum und geistige Entwicklung von Ungeborenen und Kindern
- Stoffwechsel von Eiweiß, Fetten und Kohlenhydraten
- Herz-Kreislauf-System
- Gehirnstoffwechsel
- Wechselwirkungen mit anderen Hormonen (zum Beispiel Geschlechtshormonen)

UNTERFUNKTION LÄHMT ALLE ZELLEN

Wenn die Schilddrüse nicht optimal läuft, tauchen in der Regel mit der Zeit eine Reihe von Symptomen auf. Bezogen auf unsere Metapher mit dem Auto könnte man auch von »Verschleißerscheinungen« sprechen. Wahrgenommen werden diese als »Befindlichkeitsstörungen« bis hin zu manifesten Krankheiten, wie

- Verstopfung
- häufiges Frieren, auch in warmer Umgebung
- eher niedrige Körpertemperatur
- Libidoverlust
- Puls (Herzfrequenz) unter 65 Schlägen pro Minute
- trockene Haut
- Antriebslosigkeit, Müdigkeit
- Gewichtszunahme/Unfähigkeit Gewicht zu verlieren
- Zunahme der Schilddrüsengröße (Kropfbildung)
- Zyklusstörungen
- niedriger Blutdruck
- Unfähigkeit zu schwitzen
- Depressionen
- Gelenk- und Muskelschmerzen
- Myxödem (Schwellung der Haut im Gesicht und an den Extremitäten)

BAU-, BETRIEBS- UND HILFSSTOFFE

Für die Produktion ihrer Hormone benötigt die Schilddrüse (wie man an der Strukturformel auf Seite 92 erkennen kann), in erste Linie die Baustoffe Jod und Tyrosin. Fehlt einer dieser beiden Baustoffe, kann die Synthese von Hormonen gestört sein. Zwangsläufig kann so über kurz oder lang eine Schilddrüsenunterfunktion entstehen. Jod muss über die tägliche Ernährung zugeführt werden. Daher sollte man auf eine ausreichende Zufuhr achten. Tyrosin hingegen kann vom Körper selbst aus Phenylalanin hergestellt werden. Diese Aminosäure wird auch über die Nahrung aufgenommen. Hohe Anteile an Tyrosin haben unter anderem Hülsen- und Fleischprodukte. Tyrosin wird nicht nur zur Herstellung von Schilddrüsenhormonen verwendet, sondern auch, um die Stresshormone des Nebennierenmarks, die sogenannten Katecholamine (Dopamin, Adrenalin, Noradralin), zu produzieren. Die Synthese des Hautfarbstoffs Melanin ist ebenfalls von Tyrosin abhängig.

Für eine Unterfunktionsbehandlung sollten zunächst Selen, Jod und Tyrosin untersucht werden und etwaige Defizite ausgeglichen werden. In der Regel bessern sich die Symptome bereits durch diese Maßnahmen sehr schnell und messbar.

Das Spurenelement Selen hat ebenfalls eine ganz entscheidende Funktion beim Jodstoffwechsel der Schilddrüse. Der Körper benötigt Selen in vielen verschiedenen Enzymen, wie auch in den Dejodinasen, die eine Aktivierung von T_4 in T_3 vornehmen. Ohne den Baustoff Selen kann die Produktion der Schilddrüsenhormone langfristig nicht aufrechterhalten werden.

Leider reicht es nicht, seine Konzentration nur auf einen Stoff zu lenken. Sie haben gelesen, dass eine Reihe von Bau- und Betriebsstoffen benötigt werden, damit die Schilddrüse ihrer Funktion als Hormonproduzentin entsprechend nachkommen kann. Jod ist allerdings der Dreh- und Angelpunkt, denn ohne Jod kann keine Schilddrüsenhormonproduktion stattfinden.

Sie wissen nun im Groben, wie die Schilddrüse funktioniert. Wir haben uns hier wirklich nur auf die wichtigsten Vorgänge beschränkt und verweisen für Detailangaben zum Schilddrüsenstoffwechsel auf die reichlich vorhandene Literatur für Laien und Experten.

Interessant zu wissen: Schilddrüsenhormone

Die Schilddrüsenhormone T3 und T4 sind überwiegend an Eiweiße gebunden im Blut vorhanden. Nur ein sehr geringer Teil ist ungebunden als sogenannte freie Hormone unterwegs. Die freien Hormone sind stoffwechselaktiver als die restlichen Hormone. Sie eignen sich daher gut zur Beurteilung der Schilddrüsenfunktion. Sie sehen, die Referenzbereiche sind relativ weit gefasst. So kann es sein, dass Sie vom Wert her noch im Normbereich sind, aber alle klinischen Symptome eine Unterfunktion aufweisen. Bei einer jodmangelbedingten Unterfunktion der Schilddrüse fallen häufig ein (grenzwertig) hoher TSH-Wert, ein grenzwertig niedriges bis erniedrigtes fT4 und oft auch ein normaler bis grenzwertig niedriger fT3-Wert auf.

DIE DIAGNOSTIK DER SCHILDDRÜSE

Bei einem Verdacht auf eine Störung der Schilddrüse sollten zunächst die entsprechenden Blutwerte geprüft werden. Eine Unterfunktion lässt sich in vielen Fällen anhand einer Blutuntersuchung feststellen. Jedes Labor hat dabei seine eigenen Referenzwerte. Die Angaben könnten aber ungefähr so lauten:

- T3: freie Hormone fT3: 2,0–4,4 pg/ml
- T4: freie Hormone fT4: 0,9–1,7 ng/dl
- TSH: 0,27–4,2 mU/ml

Ein neuer Referenzbereich, der aber noch nicht von jedem Labor verwendet wird, lautet: 0,4–2,5 mU/l.

Interessant zu wissen: Konversionsstörung der Schilddrüse

Bei Verdacht auf eine sogenannte Konversionsstörung, das heißt Umwandlungsstörung von T4 auf T3, ist es notwendig, auch den Marker »Reverse T3« zu bestimmen. Dies macht Sinn, wenn das aktive Schilddrüsenhormon T3 im Verhältnis zu T4 zu niedrig ist.

An dieser Stelle ist es wichtig, zu erwähnen, dass ein normaler TSH-Wert kein einhundertprozentiger Garant für Schilddrüsengesundheit ist. Dennoch ist dies oftmals der einzige Marker, der bei den meisten Patienten bestimmt wird. Da die Blutwerte in vielen Fällen nicht mit den Symptomen einer Schilddrüsenunterfunktion übereinstimmen, haben wir es uns in unseren Praxen zur Gewohnheit gemacht, die Patienten zusätzlich ihre Basaltemperatur messen zu lassen.

Diese Untersuchung kann gute Hinweise auf die Grundtemperatur des Körpers und somit auf die Schilddrüsenfunktion geben.

Die Basaltemperatur (Aufwachtemperatur) liegt normalerweise morgens – noch vor dem Aufstehen – im After oder im Mund gemessen zwischen 36,5 und 37,0 Grad. Bei Frauen kann diese rund um den Eisprung und während einer Schwangerschaft auch höher liegen. Die Basaltemperatur ist quasi die Grundeinstellung des Körpers und wird von der Schilddrüse reguliert. Wir haben häufig Patienten, die zwar unauffällige Schilddrüsenwerte haben, aber eine sehr niedrige Basaltemperatur. Dies kann schon ein Hinweis auf eine zu geringe Schilddrüsenleistung sein, die sich mit einem Jodausgleich oftmals regulieren lässt. Die Basaltemperatur stellt sozusagen die Betriebstemperatur dar, bei welcher die meisten Enzyme den Stoffwechsel optimal regulieren. Starke Hitze (zum Beispiel bei hohem Fieber) ist für ihre Funktion genauso schädlich wie eine permanente Untertemperatur. Diese ist typisch für viele Patienten mit einer Unterfunktion der Schilddrüse.

Wir lassen die Basaltemperatur von unseren Patienten eine Woche mit einem Thermometer messen (bei Frauen vor den Wechseljahren in der ersten Zyklushälfte) und können so einschätzen, ob die Schilddrüse die normale Temperatur überhaupt einstellen kann oder nicht.

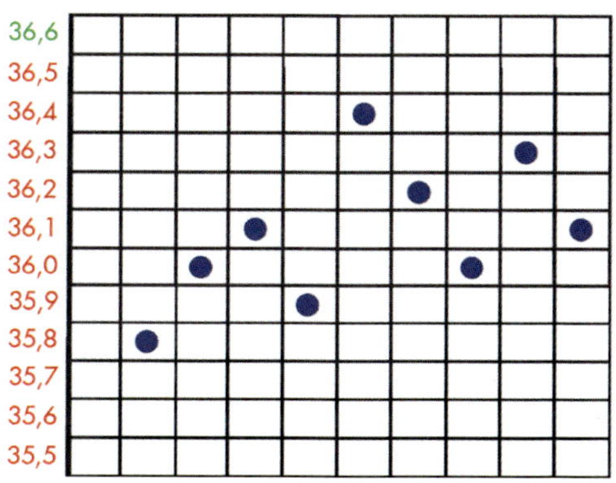

Beispiel für eine zu niedrige Basaltemperatur

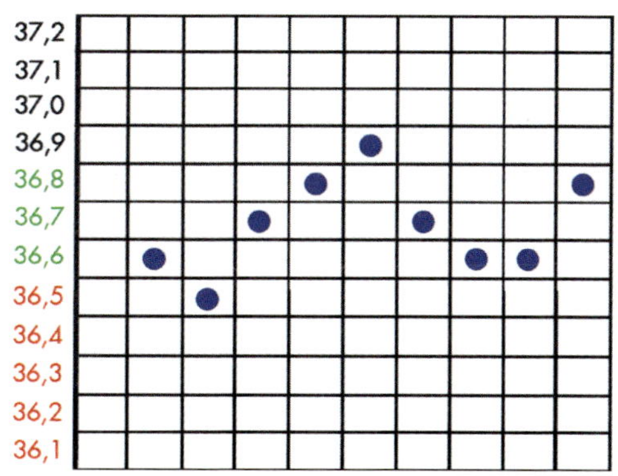

Beispiel für eine normale Basaltemperatur nach Ausgleich eines Jodmangels

Daneben finden weitere Untersuchungen der Schilddrüse über eine Tastuntersuchung und Ultraschallmessung statt.

Die berechtigte Frage ist also, warum bei einer Unterfunktion nicht gezielt auf Jod untersucht wird? Ein Jodsättigungstest würde schnell Klarheit bringen. Die Realität sieht meistens leider anders aus. Es wird fast nie ein Jodtest durchgeführt bzw. durch ein Gespräch mit dem Patienten erörtert, ob anhand seiner Ernährungsweise der Jodbedarf der Schilddrüse und des restlichen Körpers gedeckt wird.

Ein Jodmangel ist der häufigste Grund für eine Schilddrüsenunterfunktion, die ihren Ursprung nicht in einer chronischen Entzündung hat.

DIE THERAPIE DER SCHILDDRÜSENUNTERFUNKTION

Sollte es zum Einsatz von jodhaltigen Produkten kommen, dann werden allenfalls Kaliumjodid-Tabletten verordnet – mit einer pauschalen Dosierung von 150 Mikrogramm. Aufgrund unserer Erfahrungen und Messungen ist diese oftmals viel zu gering. In vielen Fällen wird ohne weitere Ursachenabklärung das Arzneimittel L-Thyroxin verabreicht. Dieses Medikament soll das Hormon T4 ersetzen. Aus unserer Sicht macht es dabei keinen Unterschied, ob das Präparat ein chemisches oder ein »natürliches« – zum Beispiel aus Schweineschilddrüsenhormonen – ist. Das eigentliche Problem des Jodmangels wird durch die Gabe der Hormone nicht gelöst.

Interessant zu wissen: Das Medikament L-Thyroxin

Edvard Calvin Kendall isolierte im Jahr 1919 als Erster das Hormon L-Thyroxin im Schilddrüsengewebe. Bereits kurze Zeit später – im Jahr 1926 – stellte Charles Harrington das erste synthetische Schilddrüsenhormon her. Im gleichen Jahr brachte Georg Friedrich Henning sein Medikament »Thyroxin Henning« auf den Markt. Seit dieser Zeit ist ein Rückgang der Anwendung von Jod zur Behandlung von Schilddrüsenleiden zu beobachten. Das bekannte Arzneimittel »L-Thyroxin« wird seit 1967 produziert. Wussten Sie, dass es einen Jodanteil von immerhin 66 Prozent hat?

Wir möchten an dieser Stelle darauf hinweisen, dass wir nicht generell gegen eine Hormontherapie mittels L-Thyroxin bei Schilddrüsenunterfunktion sind. Eine Hormongabe ist zum Beispiel nach Schilddrüsenoperationen, bei Schilddrüsenfehlbildungen oder nach Ausfall des Gewebes (bei langjährig bestehender Hashimoto-Thyreoiditis) unumgänglich. Eine Vielzahl der Patienten leidet jedoch an einer »einfachen« Schilddrüsenunterfunktion, deren zugrunde liegende Ursache fast immer ein Jodmangel ist. Wird statt Jod lediglich das Hormon L-Thyroxin verordnet, verbessert sich dadurch zwar die Versorgung mit dem Schilddrüsenhormon, allerdings bleibt der Jodmangel bestehen. Er kann sogar noch verstärkt werden, da der Stoffwechsel und damit der Jodverbrauch angeregt werden. Ein Jodmangel kann, wie wir gezeigt haben, gravierende Auswirkungen auf die Gesundheit des ganzen Körpers haben, oftmals sind die Brüste betroffen.

Eine Studie konnte interessanterweise zeigen, dass durch Einnahme von L-Thyroxin statistisch das Risiko für Brustkrebs steigt. Das bedeutet jetzt aber nicht, dass das Medikament als solches krank machend ist. Es geht vielmehr darum, dass die reine Hormonsubstitution nicht ausreichend ist und sich negativ auf die Jodversorgung der Brust auswirken kann. Der statistische Zusammenhang zwischen L-Thyroxin-Einnahme und Brustkrebs ist im Übrigen vielen Gynäkologen und Onkologen bekannt. Die wenigsten wissen allerdings, dass Jodmangel der gemeinsame Nenner für beide Erkrankungen ist.

In einem medizinischen Fachbuch aus dem Jahr 1939 fanden wir eine interessante Untersuchung. Laborratten wurden in vier Gruppen unterteilt: Einer Gruppe wurde sieben Tage lang Jod, einer anderen nur Thyroxin und der dritten Gruppe sowohl Jod als auch Thyroxin verabreicht. Die vierte Gruppe (Kontrollgruppe) erhielt keine Medikation. Nach sieben Tagen wurde der Jodgehalt im Organismus der Tiere getestet. Es stellte sich heraus, dass dieser in der Gruppe von Ratten, die nur Jod erhielten, am höchsten war (fast sechsmal so hoch wie in der Kontrollgruppe). Die Thyroxin-Ratten hatten einen Jodgehalt, der nur etwas über dem der unbehandelten Ratten lag. Ratten, die sowohl Jod als auch Thyroxin bekamen, hatten überraschenderweise einen Jodgehalt, der lediglich dem 2,5-fachen Wert der Kontrollgruppe entsprach. Die damaligen Forscher schlossen aus dem Experiment, dass Thyroxin den Jodumsatz beeinflusst – der Jodverbrauch daher ansteigt (Quelle: Max Saegesser: Schilddrüse, Jod und Kropf, Benno Schwabe und Co. Verlag, Basel 1939).

Eine alleinige Thyroxingabe scheint – bei bestehendem Jodmangel – daher eher ungünstig auf die Jodversorgung des Organismus zu wirken. Daher ist es notwendig, dass – wenn eine Schilddrüsenhormongabe zum Beispiel nach Operationen oder sonstigem Funktionsverlust der Schilddrüse unvermeidbar ist – eine entsprechende Jodversorgung im Rahmen der Therapie immer mit berücksichtigt wird.

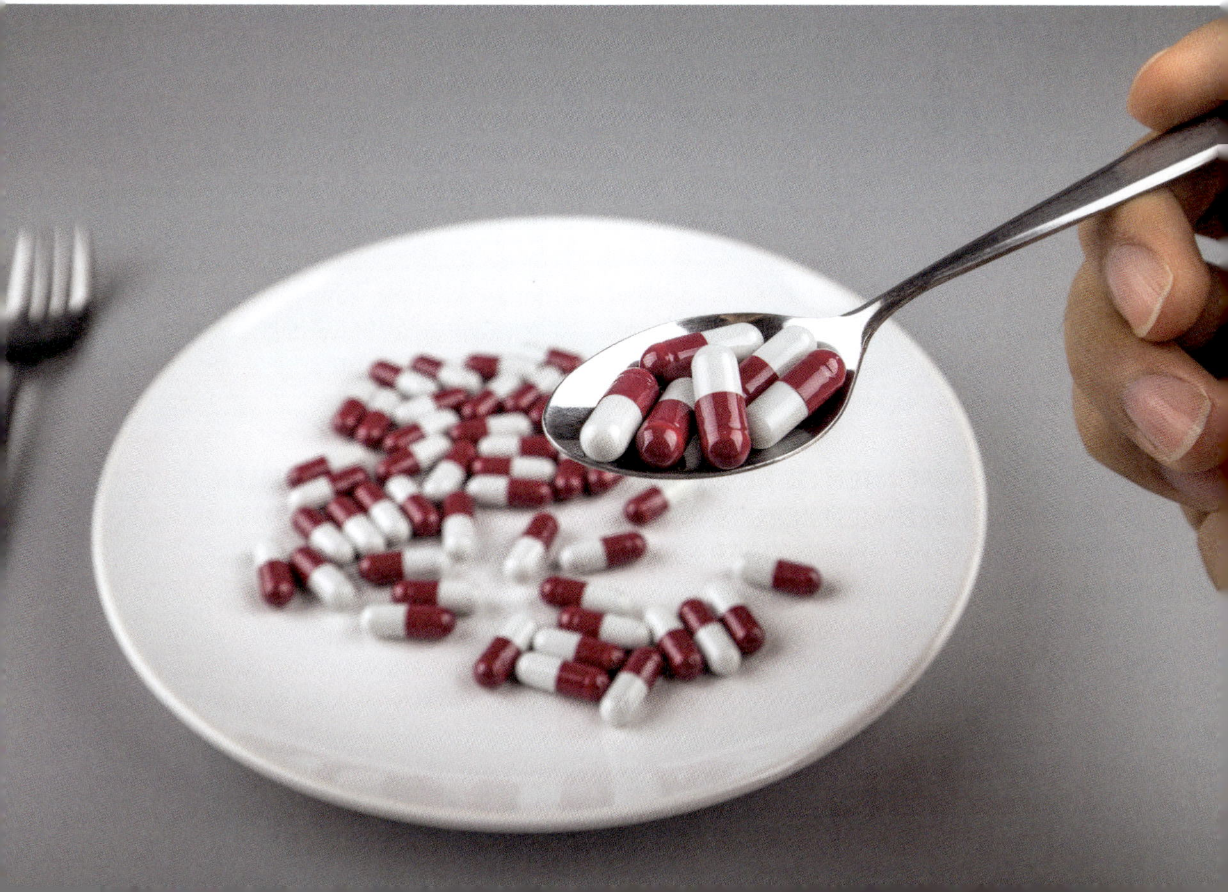

HÄUFIGE FRAGEN ZU JOD UND L-THYROXIN

ICH NEHME SCHON LÄNGER L-THYROXIN EIN. ZUSÄTZLICH NEHME ICH JETZT JOD. KANN ICH L-THYROXIN DANN NICHT REDUZIEREN ODER GANZ WEGLASSEN?

Es gibt verschiedene – auch gute – Gründe, warum L-Thyroxin verschrieben wird. Zum Beispiel nach einer Schilddrüsenoperation, wegen einer anlagebedingt zu kleinen Schilddrüse, wegen Knotenbildung, bei einer »normalen« Unterfunktion oder auch bei einer Unterfunktion, die durch die Autoimmunkrankheit Hashimoto-Thyreoiditis bedingt ist oder nach einer Radiojodtherapie bei Morbus Basedow. Jod kann L-Thyroxin bei einer Schilddrüsenunterfunktion nur dann ersetzen, wenn die Ursache des Hormonmangels ein reiner Jodmangel ist. Daher sollte die Jodtherapie immer in Absprache mit dem behandelnden Arzt erfolgen. Niemals im Alleingang. Informieren Sie Ihren Arzt, dass Sie Jod einnehmen, auch wenn Sie von nun an Jod gezielt in Ihren Speiseplan einbauen. Er wird möglicherweise Ihre Schilddrüsenwerte engmaschig kontrollieren, um zu sehen, ob Sie weniger Schilddrüsenhormone benötigen. Wenn Ihre Schilddrüse zu klein ist (zum Beispiel angeboren, nach einer Operation, bei fortgeschrittener Hashimoto-Thyreoiditis), werden Sie vermutlich für den Rest Ihres Lebens Schilddrüsenhormone einnehmen müssen. L-Thyroxin wird in diesen Fällen u. U. zu einem lebensnotwendigen Medikament. Ein Weglassen kann zu schweren Störungen bis hin zu lebensbedrohlichen Zuständen führen.

ERSETZT L-THYROXIN JOD, DA ES JA AUCH AUS JOD BESTEHT?

Nein. Zwar beträgt der Jodanteil im L-Thyroxin circa 66 Prozent, aber er ist in der Molekülstruktur gebunden. Wenn ein Jodmangel besteht, kann dieser nicht durch L-Thyroxin gedeckt werden.

KANN ICH OHNE WEITERES JOD ZUSÄTZLICH EINNEHMEN, WENN ICH BEREITS VOM ARZT VERORDNETES L-THYROXIN UND/ODER JODID-TABLETTEN EINNEHME?

Wir plädieren immer dafür, nach dem Prinzip »Erst die Diagnostik, dann die Therapie« vorzugehen. Wenn L-Thyroxin verordnet wird, dann fast immer, weil die Schilddrüse in irgendeiner Form erkrankt ist. Der Körper wird künstlich in einem hormonellen Gleichgewicht gehalten, damit die wichtigsten hormonabhängigen Prozesse der Schilddrüse weiterlaufen können. Fast immer liegt auch gleichzeitig ein Jodmangel vor. Dennoch sollte die Jodeinnahme mit einem entsprechend geschulten Therapeuten abgestimmt werden, da es sein kann, dass die Menge an L-Thyroxin nach einer gewissen Zeit geändert bzw. angepasst werden muss.

ICH NEHME L-THYROXIN ZUR UNTERSTÜTZUNG MEINER DIÄT EIN, QUASI ALS SCHLANKHEITSPILLE. KANN JOD AUCH MEINE DIÄT UNTERSTÜTZEN?

Zunächst: Es gibt keine Zulassung für L-Thyroxin aus diesem Grund. Jod kann den Stoffwechsel anregen und somit auch zu einem gesunden Gewicht beitragen. Da Jod auch eine stark entgiftende Wirkung hat, kann es bei einer starken Giftbelastung des Körpers und Überlastung der Ausscheidungsorgane zunächst dazu führen, dass Gifte im Bindegewebe zwischengelagert werden, was sich als Gewichtszunahme, zum Beispiel als vermehrtes Bauchfett, bemerkbar machen kann.

ICH NEHME WEGEN MEINER SCHILDDRÜSENERKRANKUNG SCHON LÄNGER JODID-TABLETTEN EIN. IST DAMIT EIN JODMANGEL AUSGESCHLOSSEN?

Jodid-Tabletten enthalten eine relativ geringe Menge an Kaliumjodid – meistens nur 100 oder 200 Mikrogramm. Ob dies für Sie persönlich ausreichend ist, hängt von vielen Faktoren ab, zum Beispiel vom Jodanteil Ihrer Ernährung und Ihrer Lebensweise (Sport, Rauchen, Schwitzen, östrogenhaltige Medikamente). Nur ein Jodsättigungstest kann den Jodsättigungsstatus Ihres Körpers wirklich wiedergeben.

MEIN ARZT SAGT, MEINE SCHILDDRÜSENWERTE SEIEN MIT JODID UND L-THYROXIN GUT EINGESTELLT. DANN BENÖTIGE ICH SICHER KEIN ZUSÄTZLICHES JOD MEHR, ODER?

Diese Aussage resultiert aus dem alten Wissen »Jod = Schilddrüsenhormone«, das heute immer noch an den Universitäten gelehrt wird. Kaum ein Arzt oder Heilpraktiker weiß um die anderen wichtigen Funktionen von Jod bzw. um den tatsächlichen Jodbedarf des Körpers. Wenn Sie mit Jodid-Tabletten und L-Thyroxin gute Schilddrüsenwerte haben, kann es dennoch sein, dass der restliche Körper im Jodmangel ist. Dies lässt sich jedoch relativ problemlos durch einen Jodsättigungstest klären.

ICH VERTRAGE L-THYROXIN NICHT GUT, GIBT ES – NEBEN JOD – NOCH ALTERNATIVEN?

Eine interessante Therapiemöglichkeit, gerade für Menschen, die dauerhaft auf Schilddrüsenhormone angewiesen sind, sind natürliche Hormonpräparate auf Basis von natürlichen Schilddrüsenextrakten vom Schwein oder vom Rind. Sie müssen ärztlich verordnet werden.

DIE SCHILDDRÜSENVERGRÖSSERUNG

Im Jahr 2014 wurde der Begriff »Schilddrüsenvergrößerung« fast 300 000-mal pro Monat bei Google eingegeben. Damit ist dieser Suchbegriff der häufigste Krankheitssuchbegriff in Deutschland, weit vor Brustkrebs, HIV, Depression, Demenz oder Heuschnupfen. Eine entsprechend hohe Zahl von Deutschen ist von diesem Leiden betroffen.

Eine Vergrößerung der Schilddrüse, unabhängig davon, ob sie mit einer Veränderung der Hormonsituation einhergeht oder nicht, wird als Kropf oder Struma bezeichnet. Auch wenn der französische Arzt Gaspard Chatin bereits im Jahr 1850 davon überzeugt war, dass Jodmangel Kröpfe verursacht, konnte erst im Jahr 1985 der genaue Pathomechanismus wissenschaftlich geklärt werden: Jodmangel führt zur Entstehung bestimmter Wachstumsfaktoren, die auf die Schilddrüsenzellen einwirken können. Im Ergebnis führt das zu einer Vermehrung von Zellen in der Schilddrüse. Die benachbarten Bindegewebszellen sind von der Vermehrung ebenfalls betroffen. Jodreiches Gewebe hat hingegen eher wachstumshemmende Faktoren, die von Jodlaktonen (Verbindungen aus Jod und Fettsäuren) abhängig sind.

Eine leichte Größenzunahme der Schilddrüse fällt allenfalls in einem Ultraschallbild oder durch gezieltes Abtasten auf. In der Regel macht diese Veränderung kaum Probleme. Je größer die Schilddrüse wird, umso wahrscheinlicher können Schluck- und Atembeschwerden auftreten.

Eine Struma wird je nach Größe und Begleitbefund (Störung der Schilddrüsenhormone) mit Jodid oder/und mit L-Thyroxin behandelt. Eine fortgeschrittene Struma lässt sich in der Regel nur operativ entfernen. In Deutschland erfolgen pro Jahr circa 90 000 Operationen dieser Art. Mit dem heutigen Wissen kann man davon ausgehen, dass viele Eingriffe unnötig sind, wenn die Menschen ausreichend mit Jod versorgt wären.

JODMANGEL VERURSACHT KNOTEN

Schilddrüsenknoten kommen in Deutschland recht häufig vor. Dabei können die Knoten mit oder ohne eine Schilddrüsenvergrößerung einhergehen. Ihr Aussehen kann sich in unterschiedlichen Formen darstellen, als

- gutartige Drüsenwucherung
- gutartige Zyste
- gutartige Vernarbung
- Schilddrüsenkrebs (nur ein Prozent aller Knoten)

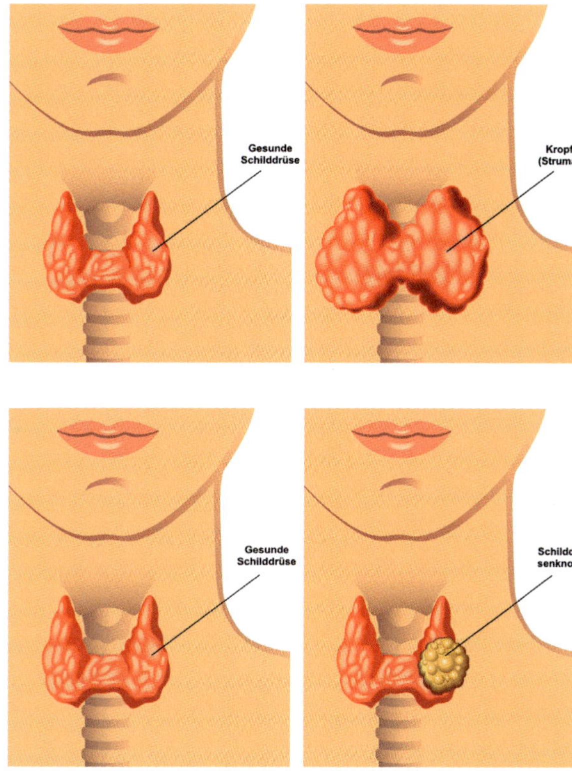

Oben: Kropf/Struma
Unten: Knoten in der Schilddrüse

Sehr selten können sogenannte »kalte« Knoten, also nicht stoffwechselaktive Knoten, in Schilddrüsenkrebs übergehen. Daher ist eine Kontrolle dieser Knoten in regelmäßigen Abständen notwendig. Knoten, die stoffwechselaktiv sind, produzieren (vermehrt) Schilddrüsenhormone. Diese Knoten werden auch als »warme« oder »heiße« Knoten bezeichnet. Wie aktiv ein Knoten ist, lässt sich gut durch die sogenannte Szintigraphie (eine nuklearmedizinische Untersuchung) feststellen.

Warme oder heiße Knoten sind in der Regel gutartig. Ab einer bestimmten Größe können sie aber zu einer Hyperthyreose (Überfunktion der Schilddrüse) führen. In der Regel machen Knoten wenig Probleme, es sei denn, sie wachsen oder sitzen an einer ungünstigen Stelle, zum Beispiel nahe an der Luftröhre. Sie entstehen – ähnlich wie bei einer Struma (Kropf) – durch das Fehlen von wachstumshemmenden Faktoren. Daher kann man sie als Marker bzw. Hinweis auf die Jodsituation im Körper bewerten. Gemäß der Papillon-Studie, die wir bereits erwähnt haben, weist fast jeder zweite Deutsche über 45 Jahre Schilddrüsenknoten auf.

INTERVIEW MIT DEM INTERNISTEN UND NUKLEARMEDIZINER DR. FIROZ SOJITRAWALLA

Zur Bedeutung von Jodmangel speziell für die Gesundheit der Schilddrüse haben wir uns mit dem Facharzt für Innere Medizin und Nuklearmedizin Dr. med. Firoz Sojitrawalla aus Mainz unterhalten.

Herr Dr. Sojitrawalla, welche Auswirkungen hat ein Jodmangel auf die Schilddrüse?

Jodmangel kann sowohl bei Männern als auch bei Frauen eine Kropfbildung, Schilddrüsenknoten sowie Fehlfunktionen der Schilddrüse, insbesondere eine Unterfunktion hervorrufen. Darüber hinaus werden auch Autoimmunstörungen der Schilddrüse (Morbus Basedow, Hashimoto-Thyreoiditis) und auch bösartige Geschwulste (Schilddrüsenkarzinome) mit Jodmangel in Verbindung gebracht. Mit dem neuen Jodsättigungstest nach Abraham und Brownstein lässt sich Jodmangel inzwischen besser als früher diagnostizieren.

In welcher Form verordnen Sie Jod bei Ihren Patienten mit Schilddrüsenstörungen?

Ich verwende in der Regel eine wässrige Lugolsche Lösung von einem Prozent. Diese lässt sich sehr gut individuell für die Patienten dosieren.

Was sind Ihre Erfahrungen mit Jodtherapie bei Schilddrüsenstörungen bzw. Knoten und Vergrößerungen?

Viele meiner Patienten mit Schilddrüsenstörungen können ihre L-Thyroxin-Dosis allmählich reduzieren oder absetzen. Sie fühlen sich insgesamt besser, viele Symptome, die trotz L-Thyroxin-Dosis noch vorhanden waren, verschwinden, zum Beispiel Erschöpfung, Depressionen, Konzentrationsstörungen. Ich habe auch beobachten können, dass sich bei vielen meiner Patientinnen Brustzysten durch Jodgaben zurückgebildet haben.

Wichtig im Rahmen der Jodtherapie ist, niemals die begleitende Gabe von Selen zu vergessen! Wäre der Jodhaushalt bei den Menschen ausgeglichen, hätten wir viel weniger Schilddrüsenkranke und dadurch viel weniger Schilddrüsenoperationen. Schilddrüsenerkrankungen sind eine Volkskrankheit in Deutschland. In Deutschland werden circa 90 000 Schilddrüsenoperationen pro Jahr durchgeführt, die allermeisten wegen Knoten und Vergrößerungen der Schilddrüse. In der Hälfte der Fälle wird die gesamte Schilddrüse entfernt, zum Beispiel bei vielen Knoten. Selbstverständlich muss bei einem Verdacht auf Schilddrüsenkrebs operiert werden, aber das sind nur circa 3500 Fälle im Jahr.

WIE GEHE ICH VOR BEI EINER (EINFACHEN) SCHILDDRÜSENUNTERFUNKTION?

Eine Schilddrüsenunterfunktion, sowohl mit als auch ohne Vergrößerung bzw. Knoten, ist in der Regel auf einen Jodmangel – manchmal zusätzlich auch auf einen Tyrosinmangel – zurückzuführen. Daher empfehlen wir auch genau dort anzusetzen. Es sollte dann zunächst geklärt werden, ob die Baustoffe Jod und Tyrosin ausreichend vorhanden sind. Daneben ist auch die Versorgung mit den Betriebsstoffen – den von uns schon beschriebenen Cofaktoren – wichtig, hier vor allem Selen, Eisen, Vitamin A und D.

Bei zusätzlicher Knotenbildung und einer Vergrößerung der Schilddrüse sollte sehr genau auf eine ausgewogene Ernährung mit vielen guten essenziellen Fettsäuren, vor allem Omega-3-Fettsäuren, geachtet werden. Die entscheidenden Wachstumsfaktoren, die von den Jodlaktonen beeinflusst werden, haben einen großen Einfluss auf das geregelte Wachstum der Schilddrüsen- und Bindegewebszellen.

Die Therapie einer einfachen Unterfunktion sollte mit jodbewusster Ernährung und gegebenenfalls mit einer Jodtherapie durch einen kompetenten Arzt oder Heilpraktiker erfolgen. Eine Hormongabe sollte nur das letzte Mittel der Wahl sein, wenn bereits alle anderen Möglichkeiten ausgeschöpft wurden.

Wichtig bei Vergrößerungen und Knoten ist die frühzeitige Diagnostik und Therapie. Bei bereits fortgeschrittener Erkrankung ist häufig nur eine operative Behandlung möglich.

FÜR SIE ZUSAMMENGEFASST

- Schilddrüsenstörungen – insbesondere die Schilddrüsenunterfunktion – sind ein Volksleiden in Deutschland. Ihre häufigste Ursache ist Jodmangel.
- Die Gabe von Schilddrüsenhormonen sollte nicht voreilig erfolgen. Zunächst sollte die Ursache der Schilddrüsenstörung abgeklärt und behandelt werden.
- Jod hat präventive und heilende Effekte bei Schilddrüsenunterfunktion, -knoten und -vergrößerungen.

HASHIMOTO-THYREOIDITIS: BITTE KEINE ANGST VOR JOD

»Jod? Um Himmels willen – das vertrage ich ja gar nicht. Ich bekomme schon von kleinsten Mengen Jodsalz ein Zittern am ganzen Körper und ein Brennen in der Schilddrüse. Ich nehme überhaupt kein Jod zu mir. Durch Jod fühle ich mich nur noch schlechter.« Oft hörten wir diese oder ähnliche Aussagen von Passanten bei unserer erwähnten Befragung auf der Straße.

Menschen, die an dieser häufigen Schilddrüsenerkrankung leiden, gehen oft mit einer ausgeprägten Angst vor Jod durchs Leben. Jodsalz, Fisch, Algen, Eier und Milchprodukte werden strikt gemieden, in dem Glauben, dass Jod die Erkrankung nur verschlimmern könnte oder gar der Auslöser sei. Was genau aber verbirgt sich hinter der Erkrankung mit dem exotischen Namen?

HASHIMOTO-THYREOIDITIS – EINE JAPANISCHE KRANKHEIT?

Hashimoto-Thyreoiditis (HT) – oder auch Autoimmunthyreoiditis – ist eine Sammelbezeichnung für verschiedene Formen einer chronischen Entzündung der Schilddrüse. Sie wurde im Jahre 1912 von dem japanischen Arzt Hakaru Hashimoto (1881–1934), der längere Zeit in Deutschland und England forschte, erstmals in einem deutschen medizinischen Journal beschrieben.

Bei dieser Erkrankung, die in ganz unterschiedlichen Verlaufsformen auftreten kann, zerstören Immunzellen (T-Lymphozyten) über eine längere Zeit das Schilddrüsengewebe. So kann sich nach Jahren der Erkrankung eine Schilddrüsenunterfunktion einstellen. Die Schilddrüse kann nicht mehr die erforderliche Menge an Schilddrüsenhormonen produzieren. Zu Beginn der Erkrankung kann es auch für eine kurze Zeit zu einer Schilddrüsenüberfunktion kommen.

Die Erkrankung tritt weltweit auf. In Deutschland geht man von circa zehn Prozent Betroffenen aus, wobei Frauen häufiger erkranken als Männer. Es scheint auch in einigen Familien eine Häufung von HT zu geben.

Auch wenn der Name es vermuten lassen könnte: Es handelt sich bei Hashimoto um keine Erkrankung, die in Japan besonders häufig auftritt und daher ihren Namen hat. In Japan, das quasi keinen Jodmangel kennt, ist das Vorkommen an Hashimoto nicht häufiger, in einigen Teilen des Landes sogar seltener als in anderen Ländern, wie etwa Deutschland oder den USA.

Oftmals wird die Diagnose »Hashimoto-Thyreoiditis« gar nicht gestellt, sondern lediglich eine Schilddrüsenunterfunktion. Nicht selten haben wir Patienten in unserer Praxis, die seit Jahren von ihrem Hausarzt mit Schilddrüsenhormonen behandelt wurden, aber niemals auf eine HT hin untersucht wurden.

Für eine sichere Diagnose der Hashimoto-Thyreoiditis ist eine genaue Untersuchung notwendig – am besten bei einem Facharzt für Schilddrüsenerkrankungen (Endokrinologen und/oder Nuklearmediziner):

- Schilddrüsenwerte: TSH, fT_3, fT_4
- Antikörper der Schilddrüse: TPO-AK (auch: Mikrosomale Antikörper »MAK«), TAK (Antikörper gegen Thyreoglobulin) und TRAK (TSH-Rezeptor-Antikörper)

sowie immer zusätzlich:

- ein Ultraschallbild der Schilddrüse

Das Ultraschallbild kann typische entzündungsbedingte Strukturveränderungen und auch Größenveränderungen (in der Regel eine Volumenabnahme, es kommt aber auch eine Volumenzunahme vor) zeigen, auch wenn die Antikörper der Schilddrüse negativ sind (seronegative Hashimoto-Thyreoiditis).

Umgekehrt weisen einige Menschen nur leichte Antikörpererhöhungen auf, ohne dass weitere Auffälligkeiten im Bereich der Schilddrüsenwerte oder im Ultraschallbild zu erkennen sind. Diese Menschen müssen nicht an Hashimoto-Thyreoiditis erkranken, sollten aber regelmäßig kontrolliert werden, da dem Krankheitsausbruch häufig einige Jahre einer Antikörpererhöhung vorausgehen kann.

Bei Menschen mit HT ist es häufig so, dass sie – anders als Patienten, die an der einfachen jodmangelbedingten Form der Schilddrüsenunterfunktion leiden – in die Praxis kommen und trotz Einnahme von L-Thyroxin oder ähnlichen Medikamenten und guter Schilddrüsenwerte über mannigfaltige Symptome klagen, etwa:

- starke chronische Erschöpfung
- Haarausfall
- Gewichtszunahme/-abnahme
- Unfruchtbarkeit
- Libidoverlust
- Konzentrationsstörungen
- Nebennierenschwäche
- Diffuses Denkvermögen, »Hirnnebel«
- Schlafstörungen
- Zyklusstörungen
- andere Autoimmunerkrankungen wie Gastritis vom Typ A, Vitiligo (Weißfleckenkrankheit), Lupus erythematodes

AUSLÖSER UNBEKANNT – KEINE URSACHENTHERAPIE

Wenn das Immunsystem körpereigene Zellen – statt körperfremden Zellen – angreift, dann wird dieser Prozess »autoimmun« genannt. Aber warum greift das Immunsystem ausgerechnet so ein lebenswichtiges Organ wie die Schilddrüse an?

Diese Frage ist bis heute nicht abschließend geklärt. Was genau Hashimoto auslöst, ist nach Aussagen der Fachärzte unbekannt. Da es angeblich keinen konkreten Auslöser gibt, wird auch nicht ursächlich behandelt. Menschen mit einer chronischen Entzündung der Schilddrüse bekommen daher nach der Diagnose oftmals lediglich drei Hinweise mit auf den Weg:

- Ihre Krankheit ist nicht heilbar.
- Wenn Ihre Schilddrüse so weit zerstört ist, dass sie keine ausreichenden Schilddrüsenhormone bilden kann, dann erhalten Sie das Medikament L-Thyroxin, das Sie für den Rest Ihres Lebens nehmen müssen.
- Meiden Sie Jod in jeglicher Form, wenn Sie den Verlauf Ihrer Erkrankung nicht beschleunigen möchten.

In einigen Fällen wird den Patienten noch Selen verschrieben, da Studien zeigen konnten, dass die Gabe von 200 bis 300 Mikrogramm Selen täglich die Autoimmunantikörper senken kann.

Eine konkrete, ursachenbezogene Therapie der Hashimoto-Thyreoiditis erfolgt in der Regel nicht

Natürlich hat eine Hashimoto-Thyreoiditis ihre ganz spezifischen Ursachen – wie jede andere Erkrankung auch. Für uns und auch andere Therapeuten, die seit Jahren erfolgreich Patienten mit dieser Erkrankung behandeln, sind daher die gängigen Aussagen, wie »unheilbar«, »Ursachen unbekannt«, nicht nachvollziehbar. Unsere Erfahrung hat gezeigt, dass eine Hashimoto-Thyreoiditis tatsächlich gut behandelbar und – sofern ihre Ursachen erkannt und konsequent beseitigt werden – auch heilbar ist, in dem Sinne, dass eine Zerstörung des Schilddrüsengewebes aufgehalten werden kann.

ÜBER DEN TELLERRAND HINAUS BLICKEN – URSACHENFORSCHUNG BEI HT

Bei der HT wird in erster Linie das Enzym Thyreoperoxidase (TPO) geschädigt. Das Immunsystem reagiert mit einer Antikörperbildung, da es die zerstörten Zellen eliminieren möchte. Solange aber die Ursache(n) für die TPO-Schädigung bestehen, bleibt auch die Immunreaktion aktiv. Eine chronische Entzündung mit nachfolgender Zerstörung des Schilddrüsengewebes ist die langfristige Folge. Auch wenn bislang keine isolierte Ursache für die Erkrankung benannt werden konnte, wissen wir aus der Erfahrung unserer eigenen Praxen und der von Kollegen, dass Menschen, die an Hashimoto-Thyreoiditis leiden, oftmals folgende Gemeinsamkeiten aufweisen:

- eine »genetische Disposition« im Sinne eines familiär gehäuften Auftretens
- einen Jodmangel in Kombination mit einem Selenmangel
- einen ausgeprägten Vitamin-D-Mangel

Darüber hinaus werden auch folgende Ursachen als (Mit-) Auslöser für die Hashimoto-Thyreoiditis diskutiert:

- persistierende Infektionen (zum Beispiel Epstein-Barr-Virus, Parvovirus B19)
- Halswirbelsäulen-Traumata
- *Leaky-Gut*-Syndrom (eine chronische Entzündung der Darmschleimhaut mit zunehmender Zerstörung der Zellstrukturen und damit erhöhter Durchlässigkeit auch für toxische Substanzen)

WAS HAT ES MIT DER GENETISCHEN DISPOSITION AUF SICH?

Von jeher wird beobachtet, dass HT familiär gehäuft auftritt. Ist die Erkrankung damit genetisch bedingt?

Seit vielen Jahren beobachten Therapeuten, dass die Stoffwechselstörungen KPU (Kryptopyrrolurie) und HPU (Hämopyrrolaktamurie) sehr häufig (80 Prozent) mit einer Hashimoto-Thyreoiditis korrelieren.

KPU und HPU werden in der regulären Medizin bislang leider noch nicht als eigenständige Erkrankungen anerkannt, obwohl sie seit vielen Jahren beschrieben und gut erforscht sind. Aus diesem Grunde kann es sein, dass Sie als HT-Betroffener vielleicht noch gar nichts hierüber gehört haben.

Es handelt sich hierbei um – erworbene und ererbte – Störungen der Mitochondrienfunktion. Die Mitochondrien haben neben der Hauptaufgabe, kontinuierlich Energie in Form von ATP bereitzustellen, auch noch weitere Nebenaufgaben. Eine

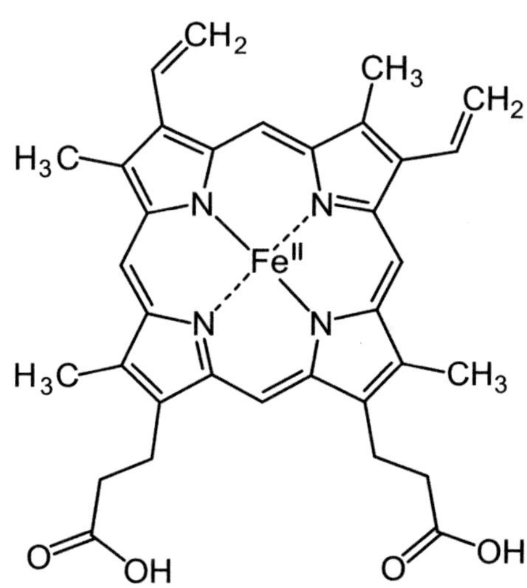

Das Häm-Molekül

wichtige Nebenaufgabe ist die Herstellung von Häm-Molekülen. Das sind Eiweißverbindungen, die der Körper an unterschiedlichen Stellen benötigt, zum Beispiel beim Aufbau der roten Blutkörperchen als Hämoglobin oder bei der Herstellung verschiedener Entgiftungsenzyme der Leber. Auch bei der Herstellung von Thyreoperoxidase (TPO) wird Häm benötigt.

WIE KOMMT ES ZU DIESER STÖRUNG DER MITOCHONDRIENFUNKTION?

Die Mitochondrien sind sehr empfindliche Zellorganellen. Verschiedene Faktoren können zu Funktionseinschränkungen und auch zu einer fehlerhaften Häm-Synthese führen, zum Beispiel:

- Umweltgifte wie Aluminium, Arsen und Quecksilber
- HWS-Traumata (Verletzungen der Halswirbelsäule)
- chemische Gifte
- Nährstoffmängel, vor allem an Coenzym Q_{10}, B_2, B_3, Mangan und Magnesium

Mitochondrienschädigungen können aber auch durch die Mutter an die Nachkommenschaft vererbt werden. Wird Häm aufgrund einer Mitochondrienfunktionsstörung nicht regulär gebaut, kann es unter Umständen zu folgenden Störungen kommen:

- Entgiftungsbeeinträchtigung der Leber
- hohe Belastung mit toxischen Metallen
- Blutarmut
- schnelle Ermüdbarkeit der Muskeln
- chronische Müdigkeit
- fehlerhafte TPO-Synthese, die dann zu einer Antikörperbildung der Immunzellen führt

Zumindest bei Patienten mit einer MAK-Erhöhung, die eine Antikörperbildung gegen das Enzym TPO anzeigt, finden wir fast immer auch eine KPU/HPU im Hintergrund. Für diese These gibt es noch keinen streng wissenschaftlichen Beleg. Sie beruht vor allem auf empirischen Daten. In unseren Praxen haben wir allerdings die Erfahrung gemacht, dass sich, wenn wir bei Patienten mit HT eine gleichzeitig vorhandene KPU/HPU behandeln, viele Symptome deutlich verbessern bzw. teilweise ganz verschwinden. Aus unserer Sicht ist eine unerkannte KPU oder HPU mitursächlich für die Hashimoto-Thyreoiditis. Daher sollte diese zumindest diagnostisch durch einen einfachen Urintest abgeklärt werden. Eine Behandlung der KPU oder HPU verbessert nach unserer Erfahrung fast immer auch die Symptomatik einer Hashimoto-Thyreoiditis.

Weitere Informationen zur Diagnostik und Therapie bei KPU/HPU finden Sie in unseren Fachbüchern:

- Kyra Kauffmann/Sascha Kauffmann: *Stoffwechselstörung KPU/HPU: Die 101 wichtigsten Fragen und Antworten*, Oberhachinger Verlagsgruppe, 2015
- Kyra Kauffmann, Sascha Kauffmann: *KPU – eine häufige, aber vergessene Stoffwechselstörung*, Oberhachinger Verlagsgruppe, 2. Auflage, 2015

KÖNNTE EINE KOMBINATION VON SELEN- UND JODMANGEL EIN (ZUSÄTZLICHER) AUSLÖSER FÜR DIE HASHIMOTO-THYREOIDITIS SEIN?

Für den Schritt der Bildung des Schilddrüsenhormons T4 aus Jodid und der Aminosäure L-Tyrosin werden Wasserstoffperoxid und das Enzym Thyreoperoxidase (TPO) benötigt. Der hier zugrunde liegende biochemische Prozess heißt »Oxidation« und fällt regelmäßig im Stoffwechsel an. Oxidative Prozesse sind einerseits sehr effizient, auf der anderen Seite kann es durch die beteiligten Sauerstoffradikale zur Schädigung von Zellen kommen. Damit dies nicht geschieht, hat der Körper durch körpereigene Schutzsysteme vorgesorgt. In der Schilddrüse sind dies die selenabhängige Glutathion-Peroxidase sowie Jod. Ein Mangel an Jod und/oder Selen kann daher durch erhöhten oxidativen Stress zur Schädigung von TPO und auch des umliegenden Gewebes führen. Infolgedessen bekämpft das Immunsystem das zerstörte Gewebe durch Antikörperbildung und Immunabwehr. Eine chronische Entzündung entsteht: die Hashimoto-Thyreoiditis.

ANTIKÖRPER GEGEN DEN NATRIUM-JODID-SYMPORTER

Forscher wissen schon seit Langem, dass einige Menschen mit Hashimoto-Thyreoiditis nicht nur Antikörper gegen das Enzym Thyreoperoxidase (TPO) und gegen Thyreoglobulin bilden (TAK), sondern auch gegen die Natrium-Jodid-Symporter. Leider ist dies (noch nicht) in der ambulanten Praxis messbar. In so einem Fall kann Jod nicht mehr in die Schilddrüsenzellen gelangen und eine Hormontherapie ist die einzige Option. Dennoch ist auch in solchen Fällen eine Jodzufuhr für die anderen Organsysteme des Körpers weiterhin notwendig.

WAS HAT VITAMIN-D-MANGEL MIT HASHIMOTO-THYREOIDITIS ZU TUN?

Vermutlich werden Sie nun zu Recht einwenden, dass Vitamin-D-Mangel sehr weitverbreitet ist und viele Menschen davon betroffen sind. Wir stimmen Ihnen zu. Bei HT sehen wir allerdings oftmals einen sehr ausgeprägten Mangel an Vitamin D.

Wie bereits zuvor kurz erwähnt, ist Vitamin D ein wichtiger Cofaktor, der das Bindungsvermögen des Gewebes für Jod erhöht. Ein Vitamin-D-Mangel kann daher einen Jodmangel verstärken – auch in der Schilddrüse. Daher empfehlen wir gerade bei HT auf einen hohen Vitamin-D-Spiegel zu achten. Unabhängig von den positiven Wirkungen auf den Jodspiegel hat dieses Vitaminhormon vielfältige Aufgaben, auch im Bereich der Immunmodulation und beim Schutz vor bestimmten Krebserkrankungen, sodass der Ausgleich eines Mangels aufgrund der aktuellen wissenschaftlichen Datenlage für jedermann empfohlen wird.

JODSENSIBILITÄT BEI HASHIMOTO-THYREOIDITIS

Es ist nicht wegzudiskutieren oder abzutun, dass Hashimoto-Patienten tatsächlich auf Jod empfindlicher reagieren als Menschen ohne Schilddrüsenentzündung.

Betroffene sagen oftmals, dass ihnen Jod nicht gut tut, dass Sie mit einem Druckgefühl im Bereich der Schilddrüse oder gar Herzrasen, Schwindel und Übelkeit auf die Einnahme zum Beispiel von Jodtabletten mitunter auch auf Jodsalz reagieren. Verständlich, dass diese Menschen von Jod Abstand nehmen.

Wie lassen sich diese körperlichen Reaktionen erklären?

Um die Reaktion auf Jod bei HT leichter zu verstehen, möchten wir einen Vergleich ziehen mit einer chronischen Entzündung der Magenschleimhaut (Gastritis). Diese geht mit verschiedenen Missempfindungen einher, wie Aufstoßen, Unwohlsein oder leichten Schmerzen in der Magengegend. Die Beschwerden werden häufig durch bestimmte Speisen verschlimmert. Sind dann die Speisen »Schuld« an den Symptomen? Wohl kaum! Der Magen, der die Aufgabe hat, die Speisen für den Verdauungstrakt vorzubereiten, kann aufgrund der Entzündung seine Aufgabe nicht mehr vollständig wahrnehmen und es kommt zu den typischen Beschwerden.

Ähnlich verhält es sich mit einer chronischen Entzündung der Schilddrüse und Jod. Durch die Entzündung und die Zerstörung von wichtigen Funktionseinheiten der Schilddrüse kann Jod nicht mehr adäquat als »Betriebsstoff« weiterverarbeitet werden.

Menschen mit Hashimoto-Thyreoiditis benötigen Jod genauso wie Gesunde, denn – wie Sie gelesen haben – benötigt der gesamte Organismus Jod. Eine Jodvermeidung führt unweigerlich in den Jodmangel mit allen seinen begleitenden Symptomen.

Wir raten unseren Patienten mit HT und bestehender Jodsensibilität daher zunächst zu einer ursachenbezogenen Therapie der Erkrankung und erst dann zum Ausgleich des – fast immer vorhandenen – Jodmangels.

BESONDERHEITEN IN DER JODDIAGNOSTIK BEI HASHIMOTO-THYREOIDITIS

Wir haben in unseren Praxen die Erfahrung gemacht, dass ein Ausgleich eines Vitamin-D-Mangels, Selenmangels und der Behandlung einer KPU/HPU in der Regel nicht nur den Entzündungsprozess in der Schilddrüse deutlich abmildert, sondern auch, dass Jod wieder vertragen wird.

Warten Sie also zunächst ab, bevor Sie einen Jodsättigungstest mit 50 Milligramm Jod durchführen oder Jod in größeren Mengen (über 500 Mikrogramm pro Tag) einnehmen. Überfordern Sie Ihre kranke Schilddrüse nicht! Mit einem chronisch entzündeten Knie machen Sie auch keine Bergtour.

Der Jodsättigungstest darf grundsätzlich auch nur bei Patienten außerhalb eines akuten Schubs und bei Ausschluss einer Überfunktion der Schilddrüse durchgeführt werden (siehe Kapitel »Diagnostik«, Seite 63).

Aus vielen Gesprächen mit unseren Patienten wissen wir, dass die meisten HT-Betroffenen allerdings Angst vor dem Jodsättigungstest haben, weil 50 Milligramm Jod auf einmal verabreicht werden.

Angst ist ein sehr ernst zu nehmender Gegner, der sich auch oft mit rationalen Argumenten nicht besiegen lässt. Patienten mit Bedenken vor einer Jodeinnahme empfehlen wir, sich zunächst langsam an das Element heranzutasten.

Eine einfache Methode ist der Hauttest, den wir im Kapitel »Diagnostik« beschrieben haben. Die Haut ist in der Lage, Jod aufzunehmen. Allerdings nimmt sie nur so viel auf, wie der Körper benötigt. Der nicht verwertete Rest bleibt vorübergehend als brauner Fleck auf der Haut zurück. Dieses Verfahren ist sehr schonend für den Organismus und kann ohne Bedenken angewendet werden. Die Erfahrung hat gezeigt, dass viele Patienten, die den Test ausprobieren, ihre Unsicherheiten gegenüber Jod schnell ablegen. Fairerweise muss man jedoch erwähnen, dass dieser Test nicht sehr genau ist, aber immerhin einen Hinweis auf einen möglichen Bedarf liefern kann.

DAS RE-JODIERUNGSPROTOKOLL

Da Menschen mit Hashimoto-Thyreoiditis oft lange Zeit Jod vermieden haben, haben die Schilddrüsenzellen verlernt, aus Jod und der Aminosäure Tyrosin das Schilddrüsenhormon T4 zu bauen. Dies vor allem dann, wenn bereits Schilddrüsenhormone eingenommen werden. Die trägen Schilddrüsenzellen, die ohnehin durch den Autoimmunprozess in ihrer Funktion beeinträchtigt sind, dürfen nach längerer Jod-Abstinenz nicht mit Jod und damit mit Arbeit »überschüttet« werden. Das führt oft zu mehr oder minder starken Unverträglichkeitsreaktionen. Ein erkranktes, in den »Ruhestand« geschicktes Organ kann nicht plötzlich so agieren, als wenn es gesund wäre. Daher empfehlen wir, die Schilddrüse und auch die restlichen jodabhängigen Organe vorsichtig wieder mit Jod in Kontakt zu bringen. Wir nennen diesen Prozess »Re-Jodierung«. Während des gesamten Re-Jodierungsprozesses bleiben wir unter einem Milligramm Jod pro Tag. Das heißt, das Jodprotokoll findet hier keine Anwendung.

In unseren Praxen haben sich folgende Einnahmevorgaben bewährt (gilt für Erwachsene bzw. Jugendliche ab 60 Kilogramm, nicht für Schwangere oder Stillende):

- Selen 200 mcg//Tag (zum Beispiel Cefasel 200, Fa. Cefak)
- 5000 I.E. Vitamin A und Vitamin D3 (Laborkontrolle!)
- 100 mg Glycin zur Verbesserung der Funktion der Thyreoperoxidase (TPO) – wichtig vor allem, wenn gleichzeitig KPU oder HPU vorliegt
- 1. Woche: 1 Tropfen Lugolsche Lösung 2 % (1 mg molekulares Jod und 1,5 mg Kaliumjodid = 2,5 mg Jod-Jodid) in die Ellenbeuge verreiben lassen = 250 mcg pro Tag
- Ab Woche 2: Kombinationspräparat Jod und Astaxanthin (zum Beispiel Pro Iodine, Fa. Tisso) 2 Kapseln pro Tag
- Ab Woche 4: 4 Kapseln pro Tag
- Ab Woche 6: 6 Kapseln pro Tag

In aller Regel wird Jod in dieser Form gut vertragen und die Schilddrüse hat ausreichend Zeit, sich an ihre alte Aufgabe wieder heranzutasten, ohne überfordert zu werden.

Interessant zu wissen: Morbus Basedow

Eine weitaus seltenere Autoimmunerkrankung der Schilddrüse ist der Morbus Basedow. Die Erkrankung wurde im Jahre 1840 das erste Mal von Dr. Carl von Basedow beschrieben, der ihr auch den Namen gab. Bei Morbus Basedow – auch Immunhyperthyreose genannt – kommt es zu der typischen Ausprägung der sogenannten Merseburgischen Trias:

- *schneller Puls (Tachykardie)*
- *hervortretende Augen (Exophtalmus)*
- *vergrößerte Schilddrüse mit Überfunktion (Hyperthyreose)*

Genauso wie bei der Hashimoto-Thyreoiditis sind Frauen häufiger betroffen als Männer. Der Morbus Basedow tritt häufig in Phasen hormoneller Veränderungen auf, etwa während der Schwangerschaft, der Pubertät oder den Wechseljahren. Es kommt zu einer Einwanderung von Entzündungszellen und einer Antikörperbildung (TRAK) auf den Schilddrüsenzellen, die die Schilddrüse zu einer Überfunktion anregen. Aber auch die Augen können von der Antikörperbildung betroffen sein und sich vergrößern bzw. hervortreten. Die Ursachen für Morbus Basedow sind nicht geklärt. Es werden eine genetische Disposition sowie chronische Infektionen diskutiert. Jod ist kein Auslöser dieser Erkrankung. Auch wenn es vereinzelte vielversprechende Behandlungserfolge mit Jod gibt, ist unserer Meinung nach die Datenlage noch zu gering, als dass wir hier allgemein die Hochdosis-Jodtherapie empfehlen könnten.

INTERVIEW MIT DEM ENDOKRINOLOGEN PROFESSOR DR. ROLAND GÄRTNER

Auch wenn Ihnen Ihr Therapeut (vielleicht aus Unwissenheit) bei Hashimoto-Thyreoiditis und Morbus Basedow zur Jodabstinenz geraten hat, sind nicht alle Ärzte dieser Auffassung. Wir haben uns mit Herrn Professor Roland Gärtner, Endokrinologe an der Universität München, unterhalten.

Herr Professor Gärtner, Sie behandeln seit Jahrzehnten Menschen mit Hashimoto-Thyreoiditis und Morbus Basedow. Immer wieder wird die Gabe von Jod in Form von Jodsalz oder in Form von Tabletten oder aber auch Jod in jodhaltiger Ernährung mit der Entstehung und/oder dem Verlauf von Hashimoto-Thyreoiditis und auch mit Morbus Basedow in Verbindung gebracht. Dies führt zum Teil zu einer regelrechten Jodphobie unter diesen Patienten. Was können Sie uns dazu sagen?

Zum einen ist diese ausgeprägte Jodphobie in erster Linie ein deutsches Phänomen. Eine solche Hysterie gibt es in anderen Ländern bei Patienten mit Hashimoto-Thyreoiditis und Morbus Basedow nicht. Dies nur vorab.

Ich gehe etwas ausführlicher auf die Hashimoto-Thyreoiditis ein, da sie häufiger auftritt. Die Hashimoto-Thyreoiditis ist eine organspezifische Autoimmunerkrankung, die nur Menschen betrifft, bei denen das eigene Immunsystem unter bestimmten Voraussetzungen eine eigene Organstruktur als »fremd« und nicht »eigen« erkennt. Diese Erkrankung ist weltweit verbreitet und hat primär genetische Ursachen. Auslöser sind vielfältig, wie zum Beispiel auch ein milder Selenmangel. Für Deutschland gibt es keine genauen Daten zur Erkrankungshäufigkeit. Studien lassen den Schluss zu, dass vermutlich 11 bis 13 Prozent der Bevölkerung Schilddrüsenantikörper aufweisen, was aber nicht bedeutet, dass bereits eine Erkrankung vorliegt. Frauen sind häufiger betroffen als Männer. Dies deckt sich auch in etwa mit den Zahlen anderer europäischer Länder und einiger US-Staaten.

Die Jodversorgung ist bei Männern und Frauen in etwa gleich niedrig, die Erkrankungshäufigkeit ist aber für Frauen circa achtmal höher. Dies spricht an sich schon gegen Jod als ursächlichen Faktor bei dieser Erkrankung.

Studien zeigen, dass die Jodversorgung sich zwischen 1996 und 2007, gemessen an der Jodausscheidung, nicht wesentlich geändert hat, etwa 50 Prozent der Bevölkerung haben nach den von der WHO empfohlenen Werten in Deutschland keine ausreichende Jodversorgung. Es liegen verschiedene nationale und auch internationale Studien vor, die zwar einen Hinweis auf einen Anstieg der Prävalenz von SD-Antikörpern in den letzten Jahren zeigen, was aber ganz wesentlich die verbesserte Diagnostik erklärt.

In diesem Zusammenhang möchte ich darauf hinweisen, dass auch die andere bekannte Autoimmunerkrankung der Schilddrüse, der Morbus Basedow, seltener vorkommt in Gebieten mit exzessiver Jodzufuhr als in Jodmangelgebieten. Bei einer manifesten Autoimmunthyreoiditis (Hashimoto-Thyreoiditis) nimmt die Schilddrüse wenig bis kein Jod mehr auf. Dies kann man anhand von Szintigrammaufnahmen gut sehen. Das Gewebe wird durch das eigene Immunsystem langsam zerstört. Eine Gabe von Schilddrüsenhormonen wird dann notwendig.

Das strikte Meiden von Jod (zum Beispiel in Nahrungsmitteln) ist aber nicht sinnvoll, da auch die anderen Organe dringend auf eine ausreichende Jodzufuhr angewiesen sind. Nach der aktuellen Studienlage ist Jod in der normalen Ernährung kein Risikofaktor für die Entstehung oder für den Verlauf einer Hashimoto-Thyreoiditis, auch nicht für den Morbus Basedow.

FÜR SIE ZUSAMMENGEFASST

- Hashimoto-Thyreoiditis (HT) ist die häufigste Autoimmunerkrankung, die mit vielen verschiedenen Symptomen einhergehen kann.
- Menschen mit HT reagieren zunächst häufig sensibel auf Jod, da die Schilddrüse mit Jod nicht mehr richtig umgehen kann.
- Die Ursachen für HT sind vielfältig und sollten in einer ganzheitlichen Therapie Berücksichtigung finden, bevor Jod verabreicht wird.
- Eine individuell angepasste Jodgabe kann den Heilungsprozess bei Hashimoto-Thyreoiditis häufig positiv beeinflussen.

PISA-VERSAGER ODER SUPERHIRN?

»Jodmangel ist heutzutage der wichtigste Faktor für vermeidbare Hirnschädigung und geistige Retardierung im Kindesalter.«

Professor Dr. Sebastiano Venturi

WAS SCHWANGERE UND STILLENDE WISSEN MÜSSEN

Schwanger oder nicht? Ein Urintest aus der Apotheke gibt uns heutzutage schnell Gewissheit. Wie war das vor 100 Jahren? Frauen mussten sich alleine auf die körperlichen Anzeichen einer Schwangerschaft verlassen. Neben dem Ausbleiben der Menstruation zeigte auch das sogenannte »Kropfband« häufig an, dass Nachwuchs unterwegs war. Nicht nur der Bauchumfang, sondern auch das Schilddrüsenvolumen und damit der Halsumfang nahmen zu – vor allem in jodarmen Gegenden.

Dieses Wachstum war nicht immer direkt sichtbar, aber durch das sogenannte Kropfband messbar. Wenn dieses Band nicht mehr passte, war häufig eine Schwangerschaft die Ursache.

Kropfbänder als Schwangerschaftstest: Was sich vielleicht wie eine Anekdote aus der »guten alten Zeit« liest, war bei näherer Betrachtung eine Tragödie, da eine Jodunterversorgung in der Schwangerschaft für die Neugeborenen oftmals mit gravierenden Folgen verbunden war. Die ausgeprägteste Form eines angeborenen Jodmangels mit einer dadurch bedingten Unterfunktion der Schilddrüse ist der bereits erwähnte Kretinismus, der gerade in den alpinen Regionen Europas bis ins frühe 20. Jahrhundert weit verbreitet war.

Kropfbänder waren Bestandteil der landestypischen Trachten in vielen Gegenden Bayerns, Österreichs und der Schweiz. Sie hatten in erster Linie die Funktion, einen Kropf oder auch die Narben einer Kropfoperation zu verdecken. Darüber hinaus dienten sie als »indirekter Schwangerschaftstest«.

Kröpfe waren, wie bereits erwähnt, in den vergangenen Jahrhunderten in den alpinen Regionen Europas sehr weitverbreitet. Sie waren das sichtbare Zeichen eines chronischen, ausgeprägten Jodmangels. Während der Schwangerschaft steigt der Bedarf an Jod zusätzlich an. Ist die Schilddrüse chronisch mit Jod unterversorgt, kommt es aufgrund von Wachstumsfaktoren zu einer Größenzunahme der Schilddrüse.

Sie sind schwanger oder planen, es vielleicht zu werden? Dann sollten Sie unbedingt weiterlesen. Denn das Thema Jod ist für Sie nun doppelt wichtig – für Ihre eigene Gesundheit und die Ihres Kindes. Sicherlich bereiten Sie sich als Schwangere oder auch als zukünftige Schwangere gut vor. Unzählige Bücher und Zeitschriften zum Thema Schwangerschaft und Stillzeit bieten allerlei Tipps und Informationen, um gut durch diese besondere Zeit zu kommen. Wir haben uns die gängigen Ratgeber angesehen. In fast allen wird auf eine »ausgewogene« Ernährung hingewiesen und auch, wie man diese durch Gabe gezielter Nahrungsergänzungsmittel noch zusätzlich unterstützen kann.

Zu Recht, denn Schwangerschaft und Stillzeit stellen besonders hohe Ansprüche an den Körper der Mutter, sodass eine optimale Versorgung ihrer Zellen oberste Priorität hat. Das Thema Jodversorgung wird jedoch in der Regel – wenn überhaupt – nur am Rande erwähnt.

Nehmen Sie zurzeit vielleicht selbst ein Präparat mit Vitalstoffen ein, welches Ihnen Ihr Arzt, Ihr Heilpraktiker oder Ihre Hebamme für die Schwangerschaft empfohlen hat?

Wenn ja, schauen Sie mal auf die Zusammensetzung – ist darin Jod enthalten? Wurden Sie von Ihrem Arzt oder Ihrer Hebamme über die Bedeutung von Jod während der Schwangerschaft und Stillzeit aufgeklärt? Das würde uns freuen, denn gemäß unseren Recherchen und Umfragen unter unseren Patientinnen ist nur jede zehnte schwangere Frau über die Notwendigkeit der Versorgung mit Jod in der Schwangerschaft und Stillzeit informiert worden. Mit anderen Worten 90 Prozent der Frauen waren nicht über die Bedeutung von Jod und den Vorteilen einer durchgängigen Einnahme in der Schwangerschaft aufgeklärt und nahmen daher auch kein oder nicht durchgehend ein Jodpräparat ein.

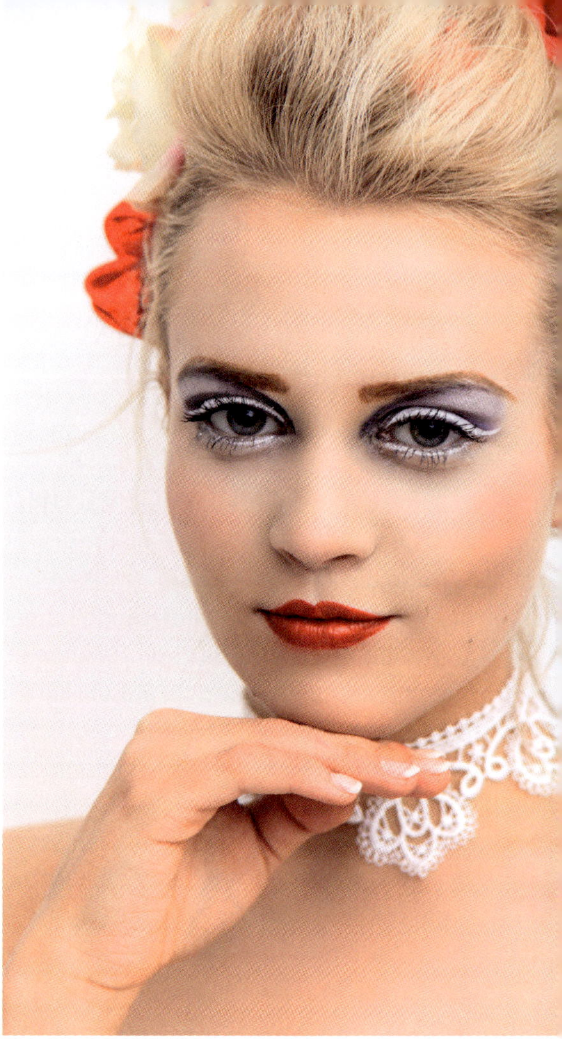

Modernes Kropfband

Von der Folsäure wissen wir, dass ein Mangel gravierende gesundheitliche Auswirkungen auf das ungeborene Leben haben kann. Schwere Entwicklungsstörungen, wie ein Neuralrohrdefekt (Spina bifida), können die Folgen einer Folsäureunterversorgung sein. Glücklicherweise ist die Folsäureprophylaxe in der Schwangerschaft mittlerweile gut etabliert. Wir wünschen uns dies auch für die Jodprophylaxe.

Bei einer Frau verändert sich während der Schwangerschaft der Stoffwechsel. Die Schilddrüse arbeitet nun »für zwei«, das heißt die Hormonproduktion erhöht sich und somit auch der Jodverbrauch. Die Nieren werden stärker durchblutet, sodass eine Vielzahl von Stoffen, zu denen auch Jod gehört, vermehrt über den Urin ausgeschieden werden. Auch die Brustdrüsen wachsen und bereiten sich auf das Stillen vor. Dafür wird ebenfalls Jod gebraucht.

Während der Schwangerschaft versorgt die Plazenta das ungeborene Leben mit Jod, indem es das Jod aus dem mütterlichen Blut herausfiltert. Der Jodspiegel der Plazenta ist so bis zu fünffach höher als der des mütterlichen Blutes.

Jod ist notwendig für die normale körperliche Entwicklung des Heranwachsenden. So bildet der Fötus ab der 13. Schwangerschaftswoche bereits eigene Schilddrüsenhormone.

Interessant zu wissen: embryonale Entwicklung

Jod reichert sich im Embryo zunächst in den Entwicklungsanlagen des Magen-Darm-Traktes an, später im Gehirn und erst danach in der Schilddrüse!

Die Auswirkungen auch eines nur latenten Jodmangels bzw. jodmangelbedingten Schilddrüsenhormonmangels auf den kleinen wachsenden Organismus während einer Schwangerschaft sind durch medizinische Studien belegt:

- geringere Körpergröße
- Schilddrüsenunterfunktion
- Unterentwicklung der Schilddrüse
- Trinkschwäche
- Hördefekte
- Störung der psychomotorischen Entwicklung
- Störung der Hirnreifung
- geringerer IQ (um bis zu 15 Punkte!)
- Fehlgeburten
- Frühgeburten
- plötzlicher Kindestod (SIDS)
- Autismus
- ADHS

Wir sind der Auffassung, dass dies mehr als ausreichende Gründe sind, um auf eine optimale Jodversorgung für sich und das Kind zu achten.

Interessant zu wissen: Beispiel Japan

In Japan, wo Frauen auch in der Schwangerschaft zwischen 1 bis 13 Milligramm Jod pro Tag zu sich nehmen, kommen schwangerschaftsbedingte Komplikationen und der plötzliche Kindstod deutlich seltener vor als bei uns.

Lange wurde geglaubt, dass die Jodversorgung des Fötus vor allem für die optimale Entwicklung der kindlichen Schilddrüse entscheidend sei. Jod spielt aber auch eine ganz entscheidende Rolle bei der Hirnentwicklung des Heranwachsenden. Dies konnte uns der Evolutionsforscher Prof. Dr. Sebastiano Venturi erläutern:

PROF. DR. VENTURI ZUR ROLLE VON JOD FÜR DIE GEHIRNFUNKTION

Prof. Dr. Sebastiano Venturi, welche Rolle spielt Jod für die Gehirnfunktion (auch für die des heranwachsenden Kindes)?

Jodmangel und dadurch ein Mangel an Antioxidantien schädigt den sich entwickelnden Embryo in seinen Gehirnzellen und kann zu einem Verlust von bis zu 15 IQ-Punkten führen.

Jodmangel ist heutzutage der wichtigste Faktor für vermeidbare Hirnschädigung und geistige Retardierung im Kindesalter. Bereits ein milder Jodmangel hat schwächende Effekte auf das zentrale Nervensystem und die Gehirnzellen. Unabhängig von seiner Bedeutung für die Schilddrüsenhormone ist Jod essenziell für das Gehirn. Ich sage Ihnen auch warum: Jod schützt die fragilen und leicht oxidierbaren Doppelbindungen der mehrfach ungesättigten Fettsäuren vor freien Sauerstoffradikalen (die zum Beispiel ganz natürlich im Rahmen der mitochondrialen Energieproduktion entstehen), in dem es spezielle Jodlipide bildet. Jodid alleine hat darüber hinaus die Fähigkeit, die Apoptose einzuleiten und einem ungehinderten Zellwachstum entgegenzuwirken. Jod schützt die Integrität der Nervenzellen und verhindert Schädigungen durch Sauerstoffradikale. Wir Forscher glauben, dass es weitere Aufgaben von Jod im Bereich des zentralen Nervensystems gibt, aber dazu laufen derzeit noch viele Forschungsprojekte.

Wichtig: Jod muss immer in Zusammenhang mit den mehrfach ungesättigten Fettsäuren gegeben werden. Daher ist es absolut notwendig, dass gerade die Nahrung für den Fötus und den Neugeborenen ausreichend mehrfach ungesättigte Fettsäuren und Jod enthält.

Die Weltgesundheitsorganisation (WHO) und die Deutsche Gesellschaft für Ernährung (DGE) haben die Zufuhrempfehlung für Jod in der Schwangerschaft von 200 auf 230 Mikrogramm pro Tag erhöht. Für Deutschland gibt es zudem eine Empfehlung für Schwangere und Stillende, täglich 200 Milligramm der Omega-3-Fettsäure DHA zu sich zu nehmen, um die Gehirnentwicklung des Kindes zu unterstützen.

Der Bedarf an Jod während der Schwangerschaft steigt mindestens um etwa 50 Prozent an. Wie wir gesehen haben, ist es für die meisten Menschen mit durchschnittlicher Ernährungsweise schon schwierig, den täglichen Jodbedarf (allein für die Schilddrüse) zu decken. So starten viele oftmals schon mit einem Jodmangel unterschiedlichen Ausmaßes in die Schwangerschaft.

Ausgeprägte Kröpfe, die von einem Kropfband verdeckt werden müssen, sehen wir inzwischen nur noch selten. Auch wenn Kropfbänder heutzutage nur noch modische Accessoires sind, deren ursprüngliche

Bedeutung ihre Trägerinnen kaum mehr kennen, Kröpfe und Jodmangel bei Schwangeren gibt es nach wie vor. 30 Prozent gehen heutzutage mit einer jodmangelbedingten Schilddrüsenvergrößerung in die Schwangerschaft. Jede fünfte Schwangere hat eine gestörte Schilddrüsenfunktion mit einer latenten oder manifesten Unterfunktion.

Dies bleibt nicht ohne Folgen für die Neugeborenen: Untersuchungen im Nabelschnurblut konnten zeigen, dass circa zehn Prozent der untersuchten Neugeborenen aufgrund eines Jodmangels ebenfalls eine latente Schilddrüsenunterfunktion hatten.

Wenn Sie schwanger sind oder planen, es zu werden, machen Sie doch einmal unseren Ernährungscheck in diesem Buch. Mit ihm können Sie schnell überprüfen, ob Sie mit Ihrer Ernährungsweise auf die notwendige Mindestmenge von 230 Mikrogramm pro Tag kommen.

Wir können es nicht oft genug wiederholen: Schwangere benötigen unbedingt eine Mindestmenge für die Schilddrüsenfunktion von 230 Mikrogramm Jod pro Tag. Über die Ernährung werden im Optimalfall lediglich circa 120 Mikrogramm erreicht. So bleibt häufig eine Versorgungslücke von mindestens 110 Mikrogramm, die es zu schließen gilt.

Daher ist eine allgemeine Jodprophylaxe in der Schwangerschaft dringend notwendig. Die Kostenübernahme der Krankenkassen wurde allerdings im Jahr 2004 abgeschafft. Seitdem bleibt es Schwangeren selbst überlassen, ob und wie sie sich mit Jod versorgen.

Interessant zu wissen: Jodprophylaxe in der Schwangerschaft und Stillzeit

Die Jodprophylaxe hat mittlerweile einen festen Platz im Mutterpass. Eine Beratung der Schwangeren zur Jodzufuhr in der Schwangerschaft und in der Stillzeit sollte dort vom Arzt oder von der Hebamme vermerkt werden. Leider wird dieser Punkt häufig nicht so ernst genommen wie andere Punkte der Schwangerenvorsorge.

Wenn man sich vor Augen führt, welche Weichen gerade zu Beginn einer Schwangerschaft für die weitere Entwicklung des Kindes allein durch eine optimale Jodversorgung gestellt werden, kann man sich schon wundern, dass weder die Aufklärung noch die Sicherstellung einer optimalen Jodversorgung von Schwangeren derzeit so wenig Unterstützung findet.

INTERVIEW MIT FRAU PROFESSOR DR. BARBARA DEMENEIX

Frau Professor Dr. Barbara Demeneix ist eine international bekannte Expertin für Endokrinologie und Gehirnentwicklung. Ihr spezielles Forschungsgebiet sind die endokrinen Disruptoren, chemische Substanzen unserer Umwelt, die unser Hormonsystem, auch das der Schilddrüse, stören. Frau Professor Dr. Demeneix hat zu diesem Thema viele Bücher und Fachartikel veröffentlicht (u. a. *»Toxic Cocktail – How Chemical Pollution is Poisoning our Brains«*). Sie erforscht in Paris die Auswirkungen chemischer Umwelttoxine auf die Schilddrüse und den Hirnstoffwechsel und wie eine ausreichende Jodversorgung einen Schutz vor diesen schädlichen Stoffen bieten könnte. Wir haben einen Bericht auf ARTE (*»Umwelthormone – verlieren wir den Verstand?«*) über ihre Arbeit gesehen und sie daraufhin um ein Interview gebeten.

Schilddrüsenerkankungen, inbesondere Schilddrüsenunterfunktionen, sind in Europa weit verbreitet. Mehr als eine von acht Frauen nimmt dauerhaft Schilddrüsenhormone ein. Wie kann es sein, dass unsere Schilddrüsen ihre Arbeit nicht mehr alleine schaffen und sie oft über Jahrzehnte von Medikamenten abhängig sind?

Es gibt zunehmend Hinweise darauf, dass hier eine Vielzahl von Faktoren eine Rolle spielen, aber dass die zunehmende Belastung der Schilddrüse mit chemischen Substanzen aus unserer Umwelt ein äußerst wichtiger Aspekt ist. Wir alle sind täglich einer Vielzahl an chemischen Substanzen ausgesetzt (ich nenne dies den »Cocktail Effekt«), die sich auf die Schilddrüsenfunktion auswirken. Wir haben noch keine ausreichenden Daten zur Zunahme von Hashimoto-Thyreoiditis und chemischen Umweltbelastungen oder auch der Zunahme von Schilddrüsenkrebs. Die Statistiken zeigen aber, dass Schilddrüsenkrebs europaweit zunimmt und in Frankreich auch bereits vor Tschernobyl (1986). Natürlich haben sich die Diagnosemöglichkeiten für Schilddrüsenkrebs in den letzten Jahrzehnten verbessert, aber das ist sicherlich nur ein Teilaspekt.

In unserer Praxis führen wir regelmäßig Jodtests durch, vor allem bei Frauen mit Kinderwunsch. In 70 Prozent der von uns getesteten Personen mit dem standardisierten Jodurintest sehen wir einen moderaten bis schweren Jodmangel. Mit dem Jodsättigungstest liegen die Zahlen sogar bei ca. 90 Prozent. Ärzte in Deutschland empfehlen Frauen mit Kinderwunsch generell die Einnahme von Folsäure, aber nur selten wird auf die Bedeutung einer adäquaten Jodzufuhr hingewiesen. Was sind die Konsequenzen von Jodmangel in der Schwangerschaft?

Viele Forscher konnten darlegen, dass bereits milder Jodmangel während der Schwangerschaft, insbesondere in der ersten Schwangerschaftshälfte, das Risiko für einen geringeren Intelligenzquotienten sowie für ADHS und Autismus erhöhen kann. Das Risiko steigt mit zunehmenden Jodmangel an.

Jod ist notwendig, um Schilddrüsenhormone zu synthetisieren. In den letzten 20 Jahren haben viele Forscher zeigen können, dass der mütterliche Schilddrüsenhormonspiegel in der ersten Schwangerschaftshälfte eng mit dem späteren kindlichen Intelligenzquotienten und frühkindlichen Entwicklungsstörungen korreliert bzw. negativ korreliert.

Wie wichtig ist die Jodversorgung während der ersten Lebensjahre? Wir empfehlen stillenden Müttern im Zweifel, ihre Muttermilch auf den Jodgehalt hin untersuchen zu lassen, um sicherzustellen, dass ihre Säuglinge ausreichend mit Jod versorgt sind.

Ja, ich stimme Ihnen zu, dass Muttermilch eine sehr wichtige Jodquelle ist. Die WHO empfiehlt schwangeren und stillenden Frauen eine tägliche Jodzufuhr von 250 Mikrogramm pro Tag. Daher empfiehlt sie, neben einer ausgewogenen Ernährung eine Jodergänzung von 150 Mikrogramm pro Tag einzunehmen. Dies kann dennoch – je nach Ernährungsstil (zum Beispiel Veganismus) zu wenig Jod sein. Darüber hinaus wissen viele auch nicht, das Sojaprodukte Inhaltstoffe beinhalten (u.a. Genistein), die die Jodaufnahme der Mutter beeinträchtigen können.

Erkrankungen wie Autismus und ADHS (Aufmerksamkeitsdefizit- und Hyperaktivitätssyndrom) nehmen stark zu, und die Medizin hat keine wirklichen Lösungsansätze. Könnte die toxische Umweltbelastung in Kombination mit Jodmangel an diesen Krankheiten ursächlich beteiligt sein?

Diese Thesen habe ich in meinen Büchern *Losing our Minds* und *Toxic Cocktail* dargelegt. Mir macht vor allem die chemische Belastung der Säuglinge in der Schwangerschaft große Sorgen, in einer Zeit, in der sich das Gehirn rasant entwickelt. Wir wissen, dass viele endokrine Disruptoren im Fruchtwasser vorhanden sind und somit der Fötus damit ständig in Berührung kommt. Anhand von Tiermodellen und auch epidemiologischen bislang noch nicht veröffentlichten Daten konnten wir zeigen, dass bestimmte chemische Substanzen im Fruchtwasser für eine verzögerte Sprachentwicklung im Kleinkindalter verantwortlich sind. Andere Wissenschaftler konnten nachweisen, dass chemische Substanzen im Fruchtwasser, die speziell die Schilddrüse stören, Autismus und ADHS verursachen können. Zur Zeit erforschen wir gemeinsam mit Ärzten und Chemikern, ob Jodmangel den störenden Effekt bestimmter chemischer Substanzen auf die Schilddrüsenfunktion verschärft. Ich denke, ich kann bei der Jodkonferenz im März 2019 erste Zahlen dazu vorlegen.

Wenn Jod eine solch wichtige Rolle für die kindliche Gesundheit spielt. Könnte es sein, dass die WHO-Ernährungsempfehlungen mit 150 Mikrogramm pro Tag zu niedrig sind und neu bewertet werden sollten? Wir sehen einen effektiven Einfluss auf die Höhe der Schilddrüsenhormone oftmals erst bei 500 Mikrogramm pro Tag.

Nun, dies wird kontinuierlich diskutiert. Meine Kollegen in der Praxis verhalten sich hier aber eher zurückhaltend. Sie alle sind sich aber einig, dass der Jodspiegel und die Schilddrüsenfunktion einer Frau bereits vor einer Schwangerschaft optimiert werden sollte, da eine Regulation während der Schwangerschaft schwieriger ist.

Unser Lesetipp: Demeneix, Barbara: Toxic Cocktail – How Chemical Pollution is Poisoning our Brains, *Oxford University Press, Januar 2017*

JOD IN DER STILLZEIT

Nicht nur während der Schwangerschaft, auch im Säuglingsalter ist die Jodversorgung für die Gesundheit des Kindes entscheidend. Bei Jodmangel kann es zu Hirnreifungsstörungen mit Lern- und Konzentrationsschwierigkeiten (ADHS/ADS), Schilddrüsen- oder Wachstumsstörungen kommen. Über 90 Prozent der Mütter stillen zumindest für einige Wochen ihren Nachwuchs. So erlebt das Stillen seit einigen Jahren wieder eine Renaissance. Man kann fast schon sagen, dass Stillen »en vogue« ist. Dies ist erfreulich, denn Stillen ist trotz berechtigter Kritik an möglichen chemischen Belastungen in der Muttermilch immer noch die beste und natürlichste Ernährung für einen Säugling.

Die Natur hat es so eingerichtet, dass die Muttermilch in ihrer Zusammensetzung für den Bedarf eines Säuglings optimal ist. So ist in den ersten Lebensmonaten in der Regel keine zusätzliche Nahrung oder Wasser für das Neugeborene notwendig. Auch Jod wird dem Säugling über die Muttermilch zugeführt, denn die Brustdrüsenzellen sind in der Lage, Jod aus dem mütterlichen Blut herauszufiltern. Der Jodgehalt der Muttermilch ist etwa 25-fach höher als im Blut. Damit die Muttermilch eine ausreichende Menge an Jod enthält, ist eine entsprechende Jodaufnahme der Mutter über die Nahrung Voraussetzung. Daher wurde für Stillende der Bedarf an Jod auf 260 Mikrogramm pro Tag (DGE) festgelegt. Mit einer durchschnittlichen westlichen Kost ist dies allerdings kaum zu schaffen. Auch nicht, wenn man sich gezielt mit jodiertem Speisesalz versorgt.

Studien haben gezeigt, dass in Deutschland der Jodgehalt der Muttermilch häufig nicht ausreichend ist. Bei Urinmessungen gestillter Säuglinge konnte beobachtet werden, dass kaum mehr als 50 Prozent des angestrebten Ausscheidungslevels an Jod im Urin erreicht wird.

Alle Neugeborenen werden in den ersten Tagen nach der Geburt mittels TSH-Wert-Bestimmung auf eine mögliche Schilddrüsenunterfunktion hin untersucht, aber dennoch kann sich bei einer entsprechend schlechten Jodversorgung der Mutter ein Jodmangel bei Neugeborenen nach nur wenigen Wochen einstellen.

Was wir beim Thema »Stillen« allerdings vermissen, ist, dass kaum darauf hingewiesen wird, dass die Qualität dieser ersten

Nahrung in großem Umfang auch von der Ernährungsweise der Mutter abhängig ist. Achtet die werdende Mutter während der Schwangerschaft und Stillzeit nicht auf eine entsprechend optimale Ernährung, kann dies zulasten der Milchqualität gehen.

Die optimale Ernährung der Mutter während der Stillzeit kann daher nicht oft genug thematisiert werden. Eine Ernährungsberatung ganz gezielt im Hinblick auf eine jodbewusste Ernährung in der Stillzeit ist ein wichtiges Thema, die von Gynäkologen, Hebammen und Stillberaterinnen unbedingt wahrgenommen werden sollte. Umfragen bei unseren Patientinnen zeigten jedoch, dass nur eine sehr geringe Anzahl stillender Mütter über die Bedeutung einer jodreichen Ernährung durch ihre Hebammen und Stillberaterinnen aufgeklärt wird.

Doch nicht nur das Kind ist von einem möglichen Mangel betroffen. Auch Mütter leiden nach der Geburt oftmals unter typischen Jodmangelsymptomen, die als solche häufig nicht erkannt werden. Sie haben während der Schwangerschaft oftmals schon ihre Speicher zunehmend entleert und in der Stillzeit werden diese dann vollends aufgebraucht. Jodmangel kann bei Müttern zu den bereits erwähnten Auswirkungen, wie Hypothyreose oder einer Struma, führen. Andere Befindlichkeitsstörungen, wie Konzentrationsstörungen oder starke Müdigkeit, werden häufig in die psychische Ecke abgeschoben, auch wenn sie viele stillende Frauen sehr belasten.

So berichtete uns eine Patientin, die mit 41 Jahren entbunden hatte, wie sie ihre Stillzeit empfand. Ihr Sohn wurde sieben Monate voll und danach noch bis zum zweiten Geburtstag teilgestillt. Die Frau erzählte uns, dass sich bei ihr in dieser Zeit eine Art von »Hirnumnachtung« entwickelte. Ungefähr ein halbes Jahr nach der Entbindung, als der Schlafmangel etwas nachließ, beobachtete sie an sich – wie sie selbst sagte – »seltsame Symptome«. So vergaß sie ihr seit Jahren bekannte Telefonnummern, EC-Karten-PINs mehrfach und vermisste ihre guten Fähigkeiten beim Schachspielen. Damals schob sie diese Ausfallerscheinungen auf die Erschöpfung nach der Schwangerschaft und der Geburt sowie auf den chronischen Schlafmangel. Sie erwartete nach einem verlängerten Urlaub eine Besserung. Doch es wurde nicht besser, sondern eher schlimmer. Sie vergaß, Geldscheine aus dem Geldautomaten mitzunehmen und wollte bereits bezahlte Einkäufe an der Kasse im Supermarkt nochmal bezahlen. Langsam wurde ihr dieser Zustand unheimlich und sie bekam Angst. Sie hatte im Scherz von ihrer »Stilldemenz« gesprochen. Doch sie empfand ihre Lage als sehr belastend. Alltag, Beruf und Kleinkind wollten jeden Tag aufs Neue gemeistert werden. Sie hatte damals das Gefühl, dass ihre Unsicherheit durch die kleinen Ausfälle zunahm. So führte ihr Weg in unsere Praxis und wir machten bei ihr einen Mikronährstoffstatus sowie einen Jodsättigungstest. Dieser zeigte einen starken Jodmangel.

Die Frau berichtete uns, dass sie sehr überrascht über dieses Ergebnis sei. Schließlich hätte sie doch in der Schwangerschaft und Stillzeit besonders oft Fisch- und Meeresfrüchte gegessen. Zusätzlich hatte sie ihren Körper mit einem Nahrungsergänzungsmittel versorgt, welches pro Tagesdosis 150 Mikrogramm Jodid enthält. Wir kamen zu dem Ergebnis, dass sie bedingt durch das Stillen in einem Jodmangel war. Das lange Stillen ihres Kindes hatte ihre Reserven mit der Zeit verbraucht.

Die Patientin gab weiterhin an, dass sie während ihrer Schwangerschaft und auch danach regelmäßig ihre Schilddrüsenwerte habe prüfen lassen. Diese wären alle immer im Normbereich gewesen. Es war richtig, die Schilddrüsenwerte in regelmäßigen Abständen untersuchen zu lassen. Der Fall zeigt jedoch, dass die Schilddrüsenparameter nicht immer der beste Indikator für die Jodversorgung des Körpers sind. Wir verordneten der Patientin bestimmte Nahrungsergänzungsmittel und eine Ernährungsumstellung. Bereits nach drei Wochen nahm sie eine deutliche Besserung ihres Befindens wahr. Der Jodspiegel wurde durch die Therapie auf ein normales Niveau angehoben. Es dauerte allerdings circa fünf Monate, bis der Jodsättigungstest einen normalen Wert anzeigte. Die Stilldemenz war »geheilt«, und das Gehirn der Patientin funktionierte wieder ganz normal. Sie hatte sogar das Gefühl, dass es um einiges besser als vor der Schwangerschaft arbeitete.

Interessant zu wissen: Jodmangel verursacht Milchmangel

In der landwirtschaftlichen Milchproduktion ist eine Jodgabe über das Tierfutter gang und gäbe, damit Milchkühe mehr und bessere Milch produzieren können. Jodmangel bei Kühen, das wissen die Landwirte aus Erfahrung, verursacht Milchmangel, und das ist auf Dauer schlecht für das Geschäft. Beim Menschen ist es nicht viel anders. Wenn es mit dem Stillen nicht so recht klappen will, wird leider selten nach einem Jodmangel geschaut. Man vertröstet die Frauen stattdessen mit Stilltees und rät zu Geduld. Bei Milchmangel bitte nicht sofort frustriert aufgeben. Häufig hilft eine jodreiche Kost schon, die Milchbildung in wenigen Tagen in Gang zu bringen.

DIE SCHILDDRÜSE SCHLÄGT ALARM: DIE POST-PARTUM-THYREOIDITIS

Etwa 6 bis 24 Wochen nach der Entbindung entwickeln einige Frauen eine chronische Entzündung der Schilddrüse. Sie ist eine Sonderform der Hashimoto-Thyreoiditis, auf die wir bereits eingegangen sind. *»Post partum«* bedeutet übersetzt »nach der Geburt«. Frauen können zunächst an belastenden Überfunktions-, später auch an Unterfunktionssymptomen leiden. Diese Form der Schilddrüsenentzündung hat im Allgemeinen eine gute Prognose für eine vollständige Genesung. Es kann allerdings bis zu einem Jahr vergehen, bis sie ausheilt. Bei circa zehn Prozent der Betroffenen bleibt eine chronische Entzündung allerdings bestehen. Die genauen Ursachen dafür sind noch nicht geklärt. Einige Experten sind der Auffassung, dass Jodmangel eine wichtige Mitursache sein könnte.

INTERVIEW MIT DER HEBAMME MAREN FISCHER

Zum Thema Jod in Schwangerschaft und Stillzeit haben wir uns mit der Hebamme Maren Fischer unterhalten. Sie ist eine der wenigen Hebammen, die ihren Patientinnen schon lange zu einer jodreichen Kost und zur zusätzlichen Einnahme von Jod in der Schwangerschaft und Stillzeit rät.

Frau Fischer, was raten Sie ›Ihren‹ Schwangeren hinsichtlich der Jodversorgung?

Bei Jod handelt es sich um ein lebensnotwendiges Spurenelement. Ist in der Schwangerschaft im Körper der Mutter zu wenig davon vorhanden, können beim Kind schwere Schädigungen auftreten. Darunter leiden vor allem die Hirnentwicklung und das Wachstum. Außerdem kann es vermehrt zu Fehl- oder Frühgeburten kommen (oder aber eine Frau wird gar nicht erst schwanger). Durch Jodmangel können auch schon kleine Kinder oder Babys Probleme mit einer Schilddrüsenunterfunktion bekommen. Auch für die Mutter selbst kann eine Unterversorgung mit Jod drastische Folgen haben. Viele Frauen entwickeln zum Beispiel während oder nach einer Schwangerschaft eine Schilddrüsenunterfunktion bzw. Hashimoto-Thyreoiditis.

Während der Schwangerschaft ist es also sehr wichtig, für eine ausreichende Jodzufuhr zu sorgen. Die Verwendung von jodiertem Kochsalz hilft hier nicht, einen Mangel zu verhindern, geschweige denn, einen vorhandenen Mangel zu beheben. Für eine ausreichende Versorgung mit Jod sollten gerade in der Schwangerschaft reichlich fetter Fisch und Algen auf dem Speiseplan stehen – und außerdem zusätzlich Jod substituiert werden. Im Idealfall überprüft eine Frau, die eine Schwangerschaft plant, mithilfe eines Jodsättigungstests ihre Jodversorgung. Dann kann sie vor der Schwangerschaft ihre Jodspeicher füllen.

Was ist in der Stillzeit zu beachten?

Auch in der Stillzeit ist der Jodbedarf stark erhöht, da die Frau ja zusätzlich noch den Säugling mitversorgt.

Was raten Sie vegan oder vegetarisch lebenden (werdenden) Müttern?

Ich persönlich halte weder vegetarische noch vegane Ernährung in der Schwangerschaft oder Stillzeit als geeignet, um die Frau und das Kind mit allen notwendigen Nährstoffen zu versorgen. Gerade eine Zufuhr von tierischen Omega-3-Fettsäuren (DHA, EPA) halte ich für die Gehirnentwicklung des Kindes für essenziell.

Ist das wichtige Thema Jod im Rahmen der Schwangeren und Stillendenbetreuung aus Ihrer Sicht genug betont? Unsere Recherchen haben ergeben, dass sich die wenigsten Schwangeren und fast keine Stillenden der Bedeutung des Themas bewusst sind und eine Jodgabe überhaupt nur bei maximal 25 Prozent der Schwangeren und bei Stillenden vorgenommen wird.

Ein klares Nein. Auch mir war lange die Wichtigkeit einer ausreichenden Jodversorgung in Schwangerschaft und Stillzeit und auch generell nicht bewusst. Erst eigene Recherche auf dem Gebiet belehrte mich eines Besseren. Weder in meiner Ausbildung noch in meinen eigenen drei Schwangerschaften wurde es von meiner Hebamme oder meinem Arzt thematisiert.

Selbst wenn eine Frau die typischen Schwangerschafts-/Stillzeit-Multivitaminpräparate nimmt, wird sie mit den darin enthaltenen 150 Mikrogramm Jodid weder den eigenen noch den Bedarf des Kindes decken können. Diese gängige Empfehlung ist vielleicht als Kropfprophylaxe ausreichend, deckt aber nicht im Ansatz den Bedarf des restlichen Organismus.

Die heutige Ernährungsweise inklusive der Verwendung von Jodsalz reicht in der Regel nicht aus, um den Jodbedarf in der Schwangerschaft und Stillzeit zu decken. Eine Ergänzung mit Kaliumjodid-Tabletten als Arzneimittel oder als Nahrungsergänzungsmittel ist aus unserer Sicht in der Schwangerschaft und Stillzeit ein Muss. In einigen Fällen reicht aber auch die darin enthaltene Menge nicht aus, um den Bedarf optimal zu decken.

Da die Schilddrüse Jod in Form von Jodid, die Brustdrüse allerdings zusätzlich elementares Jod benötigt, wäre eine Nahrungsergänzung in der Schwangerschaft sinnvoll, die beide Formen von Jod enthält, um dem Bedarf der Schilddrüse an Jodid und auch dem Bedarf an elementarem Jod der Brust gerecht zu werden.

Im Hinblick auf die neuen Erkenntnisse zu Jod und den bislang nicht beachteten gesteigerten Jodbedarf des Körpers (Brust, Eierstöcke) empfehlen wir dringend, die DGE-Richtlinien zur Jodversorgung auf den Bedarf und den gesteigerten Gesamtkörperbedarf in Schwangerschaft und Stillzeit kritisch zu überprüfen und entsprechend anzupassen.

WIE SCHWANGERE UND STILLENDE SICH UND IHREN NACHWUCHS OPTIMAL MIT JOD VERSORGEN

Falls Sie derzeit schwanger sind oder Ihr Baby stillen und Sie bislang nicht von Ihrer Hebamme oder Ihrem Gynäkologen über Ihren erhöhten Bedarf an Jod beraten worden sind, nehmen Sie am besten das Thema selbst in die Hand. Schauen Sie in Ihren Mutterpass. Dort ist die Jodberatung in der Schwangerschaft und auch in der Stillzeit zweimal explizit vermerkt. Sprechen Sie Ihren Gynäkologen oder Ihre Hebamme darauf an! Fordern Sie eine Beratung ein, sie steht Ihnen zu. Lassen Sie sich bitte nicht abfertigen mit pauschalen Aussagen wie zum Beispiel, Sie wären gut mit Jod versorgt, es gäbe keinen Jodmangel etc.

Darüber hinaus können Sie anhand unseres Ernährungschecks schon einmal Ihre tägliche Aufnahme an Jod überprüfen. Kommen Sie auf die geforderten Mengen von

230 Mikrogramm für Schwangere bzw. 260 Mikrogramm für Stillende? Würde eine Ernährungsumstellung für die notwendigen Mengen ausreichen?

Wenn nicht, sollten Sie in Absprache mit Ihrem Arzt oder der Hebamme ein Präparat für Schwangere und Stillende einnehmen. Bestehen Sie auf die regelmäßige Überprüfung Ihrer Schilddrüsenwerte TSH, fT_3 und fT_4. Zwar ermöglicht dies keine Aussage über den Jodstatus Ihres gesamten Körpers, aber zumindest wird somit sichergestellt, dass Sie nicht in eine jodmangelbedingte Schilddrüsenunterfunktion geraten.

In der Stillzeit hingegen ist die Schilddrüse nicht mehr der hauptsächliche Verbraucher von Jod, sondern die Brüste. In dieser Zeit ist der Jodbedarf der höchste im Leben einer Frau. Zumal nach einer Schwangerschaft oftmals die noch vorhandenen Jodspeicher entleert sind. Für die Stillzeit sollte eine besonders intensive Aufklärung zur optimalen Jodversorgung erfolgen, was aber in der Realität fast nie stattfindet.

Als stillende Mutter stellen Sie sich sicher nun die Frage, ob Ihr Baby ausreichend Jod über Ihre Muttermilch erhält. Um Gewissheit zu haben, können Sie Ihre Milch (einige Milliliter) auf ihren Jodgehalt hin untersuchen lassen. Dieser Test kann Unsicherheiten beseitigen und für Klarheit sorgen.

Wichtig: *In der Schwangerschaft und Stillzeit sollte Jod auch bei (vermutetem) Jodmangel nur gemäß der Ernährungsempfehlungen der DGE eingenommen werden. Eine Hochdosistherapie und auch der Jodsättigungstest sollten nicht durchgeführt werden. Obwohl es Berichte von Frauen gibt, die während der Schwangerschaft und Stillzeit hohe Dosen an Jod zu sich nahmen, wissen wir zu wenig, wie sich hohe Dosen an Jod auf die Entwicklung des Embryos und des Säuglings auswirken. Zudem wirkt Jod in hohen Dosen stark entgiftend, was ebenfalls gegen die Anwendung in der Schwangerschaft und Stillzeit spricht.*

Interessant zu wissen: Koreanische Algensuppe für Wöchnerinnen

In Korea ist es Tradition, dass Frauen nach der Geburt täglich über mehrere Wochen die Algensuppe Miyeok guk *zu sich nehmen. Sie hat einen sehr hohen Jodgehalt und soll Frauen helfen, sich von den Strapazen der Geburt schneller zu erholen und die Milchbildung anzuregen. Diese Suppe wird zudem jedes Jahr dem Geburtstagskind zum Geburtstag serviert. Verschiedene Rezepte finden Sie im Internet.*

FÜR SIE ZUSAMMENGEFASST

- Der Jodbedarf einer Frau ist in der Schwangerschaft und Stillzeit deutlich erhöht.
- Jodmangel, auch latenter Jodmangel, kann gravierende gesundheitliche Folgen, vor allem für das ungeborene Kind bzw. den Säugling haben.
- Japaner haben den höchsten Jodverzehr während der Schwangerschaft und die geringste Rate an Frühgeburten und Fällen von plötzlichen Kindstod (SID).
- Ein Jodmangel sollte schon vor einer Schwangerschaft behoben werden.

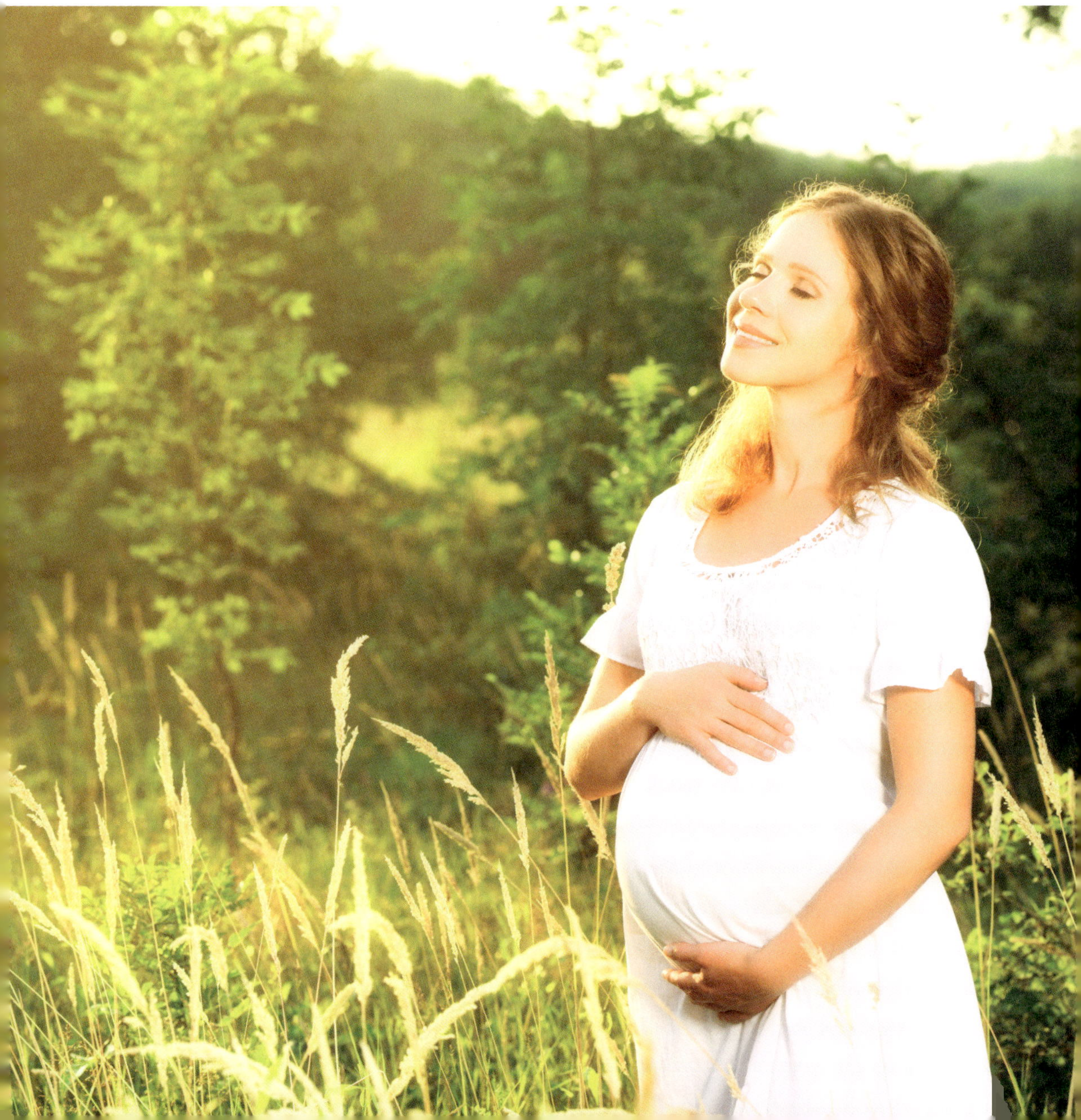

JODMANGEL UND BRUSTKREBS – LEBENSWICHTIGE FAKTEN

50 JAHRE FORSCHUNG

Brustkrebs ist in Deutschland und auch weltweit die häufigste Krebserkrankung bei Frauen. Jedes Jahr erkranken in Deutschland rund 60 000 Frauen an Brustkrebs, circa 17 000 sterben an der Erkrankung. Demzufolge erkrankt jede elfte Frau in Deutschland im Laufe ihres Lebens an Brustkrebs. Männer sind auch betroffen, allerdings sehr viel seltener (circa 400 Fälle in Deutschland pro Jahr).

Viele Frauen leben ständig mit der Angst vor Brustkrebs. Das regelmäßige Abtasten der Brüste und Vorsorgeuntersuchungen beim Frauenarzt sind Maßnahmen, die Frauen empfohlen werden, um mögliche Brustveränderungen rechtzeitig zu erkennen. Diese Maßnahmen dienen der Früherkennung. Was ist aber mit Prävention? Sich alleine auf eine Früherkennung verlassen zu müssen, ist für viele Frauen heutzutage nicht ausreichend. Sie möchten wissen, wie sie ihr Risiko für diese lebensbedrohliche Erkrankung möglichst minimieren können. Welche Risikofaktoren bzw. Verursacher für Brustkrebs sind mittlerweile wissenschaftlich belegt?

Wie auch bei vielen anderen chronischen Erkrankungen sind die Ursachen für Brustkrebs auch bis heute noch nicht im Detail geklärt. Jeder Mensch ist individuell und bringt auch unterschiedliche Anlagen mit sich. So ist die Entstehung und vor allem die Ausbreitung von Krebszellen ein komplizierter Prozess, der von vielen Faktoren abhängt bzw. beeinflussbar ist. Als Risikofaktoren (speziell für Brustkrebs) gelten unter anderem Rauchen, Übergewicht, frühes Einsetzen der Menstruation, Hormonersatztherapien sowie eine späte Menopause und – allerdings nur für vergleichbar wenige Fälle – auch eine genetische Veranlagung. Neue wissenschaftliche Arbeiten konnten zudem einen Vitamin-D-Mangel als einen unabhängigen Risikofaktor benennen.

Zumindest auf einen Teil der Faktoren, wie Übergewicht, die Inanspruchnahme von Hormonersatztherapie und Rauchen, können Frauen Einfluss nehmen. Wir empfehlen zudem grundsätzlich jeder Frau, sich um einen optimalen Vitamin-D-Spiegel (zwischen 40 und 70 Nanogramm pro Milliliter Blut) zu kümmern, um ihr Brustkrebsrisiko zu senken.

Ein weiterer wissenschaftlich klar belegter Risikofaktor für Brustkrebs ist Jodmangel. Seien Sie nicht überrascht, wenn Sie das in diesem Buch zum ersten Mal lesen. Die meisten Gynäkologen sind in diesem Punkt genauso schlau wie Sie.

In den Jahren unserer Praxistätigkeit ist uns immer wieder aufgefallen, dass Patientinnen mit Brustkrebs fast immer auch eine Schilddrüsenerkrankung hatten. War das ein Zufall? Was verbindet Schilddrüsen- und Brusterkrankungen?

Es ist – Sie werden es schon geahnt haben – tatsächlich das Jod. Sowohl die Schilddrüsenzellen als auch die Brustdrüsenzellen haben die Fähigkeit, dieses Spurenelement zu speichern. Beide Zelltypen verfügen über den gleichen Transportmechanismus – den Natrium-Jodid-Symporter –, um Jod aus dem Blut herauszufiltern.

Das, was die beiden unterscheidet, ist die Form des Jods, welches sie speichern bzw. bevorzugen. Die Schilddrüse benötigt Jod in Form von Jodid, während die Brustdrüsenzellen zusätzlich auf elementares Jod angewiesen sind.

In der amerikanischen Gesundheitsliteratur fanden wir die ersten Hinweise auf mögliche Zusammenhänge zwischen Jodmangel und Brustkrebs. In verschiedenen Büchern wurde immer wieder auf den Einsatz von Jod bzw. Algenpräparaten bei Brustkrebs hingewiesen.

Wir stellten überrascht fest, dass es bereits in den 1960er-Jahren erste Hinweise gab, dass Jodmangel eine Rolle bei Brustkrebs spielt.

Wir haben eine Reihe von wissenschaftlichen Studien gefunden, die diesen Zusammenhang untermauerten, hier eine Auswahl:

- 1967: Jodmangel führt bei Ratten zu verändertem Brustzellengewebe (Dysplasie), es gibt einen statistischen Zusammenhang zwischen Schilddrüsenunterfunktion und Brusterkrankungen.
- 1976: Jodmangel erhöht das Risiko für Brust-, Eierstock- und Gebärmutterkrebs.
- 1977: Jod spielt eine große Rolle bei der Gesunderhaltung der Brust.
- 1979: Jodmangel bei mit Östrogenen behandelten Ratten führt zu Zellveränderungen der Brust.
- 1983: Jod ist ein wichtiger Faktor bei der Gesunderhaltung der Brust.
- 1997: Der Zusammenhang zwischen Brustkrebs und Schilddrüsenerkrankungen wird statistisch erneut bestätigt.
- 2001: Die Rolle der Jodlipide bei der Erhaltung der Brustgesundheit wird beschrieben.
- 2005 : Molekulares Jod sollte in die Brustkrebstherapie mit eingebunden werden.
- 2008: Jod ändert die Genstruktur in Brustkrebszelllinien und hat einen Effekt auf östrogenabhängige Tumorzellen.

Die *ÄrzteZeitung* veröffentlichte am 24.03.2012 den Artikel »Jod gegen Brustkrebs«. In ihm wurde von den Behandlungserfolgen von Frauen mit Brustkrebs durch die Therapie mit Jod in Höhe von vier Milligramm pro Tag (das entspricht der 20-fachen Dosis der empfohlenen täglichen Aufnahmemenge gemäß der Empfehlung der DGE) berichtet.

Ist Jodmangel für die Brustkrebsepidemie hierzulande (mit)verantwortlich? Wie sieht die Häufigkeit von Brustkrebserkrankungen in Ländern aus, in denen kein Jodmangel herrscht bzw. wo die traditionelle Ernährung besonders reich an Jod ist, wie etwa in vielen Teilen Asiens?

Laut Angaben der WHO erkranken Japanerinnen und Koreanerinnen äußerst selten an Brustkrebs ebenso wie an vielen weiteren Krebsarten. Zudem haben sie auch noch die höchste Lebenserwartung weltweit. Was machen diese Frauen anders als Europäerinnen?

Werfen wir einmal einen Blick auf die typische japanische Kost. Sie zeichnet sich vor allem durch folgende Besonderheiten aus:

- hoher Anteil von Algen
- hoher Anteil an Meeresfrüchten
- sehr hoher Anteil an Seefisch
- hoher Anteil an fermentiertem Soja (zum Beispiel Natto)
- kaum Brot und Getreideprodukte

Die alleinige Jodzufuhr über die Nahrung liegt in Japan deutlich höher als in Deutschland. Der durchschnittliche Verzehr bei japanischen Frauen liegt – wie bereits erwähnt – zwischen 1 bis 13 Milligramm pro Tag. Im Vergleich dazu sind es in Deutschland 70 bis 100 Mikrogramm Jod pro Tag. Man kann es auch anders wiedergeben: Japanerinnen nehmen zwischen 10 und 130-mal mehr Jod zu sich als deutsche Frauen.

Kann diese für uns fremde Ernährungsweise der Asiaten bei einer Brustkrebserkrankung helfen oder gar präventiv wirken?

Diese Frage hatte sich auch Jane Plant gestellt. Die bekannte englische Geologin war selbst an Brustkrebs erkrankt und galt nach mehreren Rezidiven und Metastasen schulmedizinisch als austherapiert. Sie wollte das nicht einfach so hinnehmen und fing an, sich eigenständig zu informieren. Bei ihren Recherchen stieß sie auf epidemiologische Daten von Brustkrebserkrankungen in Asien. Daraus schlussfolgerte sie, dass die Ernährungsweise eine ganz entscheidende Rolle bei dieser Erkrankung spielen musste. Sie stellte ihren Speiseplan radikal um und integrierte von da an auch jodhaltige Algen in ihre Ernährung. Ihre Lebens- und Heilungsgeschichte hat sie in dem Buch *Dein Leben in deiner Hand* eindrucksvoll geschildert. Wir haben ihr vor Kurzem zum 70. Geburtstag gratulieren dürfen und sie bestätigte uns, dass Jod in Form von Algen (die sie während ihrer Krankheit regelmäßig zu sich nahm) eine wichtige Rolle bei ihrer Heilung gespielt habe.

Könnten bei Japanerinnen aber auch genetische Faktoren eine Rolle spielen? Gewiss ist die Genetik ein wichtiger Faktor bei der Entstehung vieler Erkrankungen, allerdings konnte dies für Brustkrebs bei Japanerinnen nicht belegt werden. Verschiedene Migrationsstudien konnten zeigen, dass in die USA ausgewanderte Japanerinnen bereits in der zweiten Generation das gleich hohe Brustkrebsrisiko hatten wie die dort ansässigen Amerikanerinnen. Der Grund dafür ist, dass Japanerinnen sich weitestgehend an die amerikanischen Ernährungsweisen anpasst hatten.

Angesichts der Vielzahl dieser Erkenntnisse, Patientenfälle und diversen Anwendungsbeobachtungen fragen wir uns, warum dieses Wissen nicht weiter verbreitet ist? Warum hat die Gabe von Jod keinen festen Platz in der gängigen Therapie und Prophylaxe von Brustkrebs? Gibt es überhaupt Ärzte in diesem Land, die das vorhandene Wissen in ihren Praxen anwenden?

Wir begaben uns auf die Suche nach diesen Ärzten und wurden fündig. Zuerst befragten wir Herrn Prof. Dr. med. Roland Gärtner von der Ludwig-Maximilians-Universität München. Danach folgen fünf weitere Gespräche mit Experten.

INTERVIEW MIT DEM ENDOKRINOLOGEN PROFESSOR DR. ROLAND GÄRTNER

Herr Professor Gärtner, Sie beschäftigen sich intensiv mit den heilenden Wirkungen von Jod und setzen jodhaltige Algen gezielt bei der Therapie von Brustkrebs ein. Wieso ist Ihrer Meinung nach Jod ein wichtiger Aspekt in der Prävention und Therapie von Brustkrebs?

Jod und seine Stoffwechselprodukte (zum Beispiel molekulares Jod) spielen in der Brustdrüse offenbar eine ebenso entscheidende Rolle in der Wachstumsregulation und der Entstehung von Tumorzellen wie in der Schilddrüse. Frauen mit ausreichend hoher Jodversorgung (Japan, Korea) haben fünfmal weniger Brustkrebs. Jodmangel bei Ratten erzeugt nicht nur Kröpfe, sondern auch krankhafte Veränderungen in der Brustdrüse. In Tierversuchen konnte gezeigt werden, dass Jod bzw. Seetang in der Nahrung die Entstehung von chemisch erzeugtem Brustkrebs deutlich verzögert. Bei Ratten konnte die Häufigkeit von im Labor chemisch erzeugtem Brustkrebs um 70 Prozent reduziert werden. Dies ist ein wichtiger Präventionsaspekt. Durch Experimente mit menschlichen Brustkrebszellen konnte ebenfalls nachgewiesen werden, dass Jod das Wachstum dieser Zellen reduziert.

Aber auch bei bereits bestehenden Tumoren wurden diese unter der Therapie einer hohen Jodzufuhr kleiner, und zwar ohne die Schilddrüsenfunktion zu beeinträchtigen. Wichtig ist, dass für die Prävention und Therapie von Brustkrebs nur das molekulare Jod bzw. Algenjod eine schützende bzw. therapeutische Wirkung besitzt, nicht aber das Jodid, das für die Produktion der Schilddrüsenhormone benötigt wird.

Wir wissen, dass Jod etwas ganz Entscheidendes an der erkrankten Zelle erreicht: Die Auslösung des natürlichen Zelltodes, die sogenannte Apoptose. Forscher glauben, dass dafür eine Verbindung zwischen Jod und bestimmten Fettsäuren, sogenannte

Jodlaktone, auch Jodlipide genannt, verantwortlich sind.

Die begleitende Jodtherapie ist ein wichtiger Bestandteil einer Brustkrebsbehandlung. Es wäre wünschenswert, wenn mehr Gynäkologen und Onkologen dies berücksichtigen würden.

INTERVIEW MIT DEM GYNÄKOLOGEN DR. MED. POMPILIO TORREMANTE

Ein weiterer Arzt, der sich seit vielen Jahren mit dem Thema Jod und Brustgesundheit intensiv beschäftigt, ist der Gynäkologe Dr. med. Pompilio Torremante. Wir haben uns auch mit ihm ausführlich unterhalten.

Seit wann beschäftigen Sie sich mit Jod und wie kam es dazu?

Während meiner beruflichen Tätigkeit im Krankenhaus war ich täglich mit Brustkrebs konfrontiert. Ich habe mir schon als junger Assistenzarzt die Frage nach den Ursachen für diese Erkrankung und deren Häufigkeit gestellt. Ich habe damals viel Literatur gelesen und bin so auf epidemiologische Studien gestoßen, die zeigten, dass die Japanerinnen deutlich seltener an Brustkrebs erkrankten. Ich stieß dann bald auf die umfangreichen Forschungsarbeiten von Dr. Bernard Eskin, der schon in den 1960er Jahren durch viele Studien unter anderem auch im Tierversuch nachweisen konnte, dass Jodmangel sowohl ein Risikofaktor für die fibrozystische Mastopathie, eine weit verbreitete gutartige Brusterkrankung bei Frauen, als auch für Brustkrebs ist. Hier schloss sich für mich dann auch der Kreis zu den Japanerinnen: Japanerinnen haben den höchsten pro-Kopf-Jodverzehr in der Welt. Sie nehmen durchschnittlich mehrere Milligramm Jod pro Tag, vor allem durch Algen, Fisch und Meeresfrüchte, zu sich. Das Thema Jod lässt mich seit dieser Erkenntnis – vor circa 18 Jahren – nicht mehr los.

Sie forschen seit vielen Jahren gemeinsam mit Professor Rösner zu Jod und Krebs. Was lässt sich in Bezug auf Tumorzellen und Krebs – insbesondere bei Brustkrebs – aufgrund Ihrer Arbeit sagen?

Einem glücklichen Zufall verdanke ich, dass ich den Biologen Herrn Professor Dr. Harald Rösner von der Universität Hohenheim/Stuttgart auf einer Bildungsreise kennenlernen durfte. Er hat jahrzehntelang das Verhalten von Tumorzellen erforscht und neue antitumorale Substanzen getestet. Natürlich erzählte ich ihm von meinem Wissen über Jod und den Arbeiten von Dr. Eskin speziell zu Brustkrebs. Er war bereit, mit mir gemeinsam Forschungen an verschiedenen Brustkrebszelllinien und später auch noch an anderen Tumorarten, zum Beispiel Bauchspeicheldrüsenkrebs und Lungenkrebszellen, vorzunehmen. Wir haben einige Jodlösungen mit molekularem Jod auf ihre antitumorale Eigenschaften ausprobiert. Darunter waren Lugolsche Lösung, Povidone-Jod und Mischungen, die aus Jodid und molekularem Jod bestanden. Es zeigte sich, dass Brustkrebszellen auf die Gabe von reinem Jodid nicht reagierten, wohl aber auf die Gabe von molekularem Jod. Interessanterweise war eine Kombination aus Jodid und molekularem Jod am stärksten wirksam. Im Studienversuch starben die Tumorzellen ab. Die gesunden Zellen nahmen indes keinen Schaden. Von den anderen Krebszelllinien reagierten insbesondere Bauchspeicheldrüsenkrebszellen, einer der bösartigsten Tumore, sehr empfindlich auf molekulares Jod.

Welche Rolle spielen die Mitochondrien beim Jod-Stoffwechsel?

Natürlich hat uns interessiert, welcher Mechanismus die Tumorzellen zum Absterben bringt. Durch eine spezielle Mitochondrienfärbung konnten wir nachweisen, dass Jod bei Tumorzellen den Mitochondrienstoffwechsel dermaßen beeinträchtigt, dass die Zellen hierdurch ihr programmiertes Selbstmordprogramm (Apoptose) auslösen. Dieser Mechanismus ist gut erforscht. Zusätzlich scheint molekulares Jod durch die Bildung von Jodlaktonen antitumoral wirksam zu sein. Hier muss dringend noch mehr Forschungsarbeit geleistet werden.

Wie stellen Sie sich die Jodtherapie bei Tumorerkrankungen in der Zukunft vor?

Für die Zukunft wünsche ich mir zum einen, dass die Jodtherapie weiter intensiv wissenschaftlich erforscht wird. Zum anderen würde ich mich sehr freuen, wenn meine Kollegen sich mit dem Thema Jod in der Prävention und der Behandlung von Brustkrebs, aber auch von anderen Tumorerkrankungen beschäftigen würden. Dies wäre ein Segen für viele Patienten. Ich könnte mir auch vorstellen, dass man in Zukunft wieder auf die intravenöse Verabreichung in Form einer Dauerinfusion jodhaltiger Medikamente zurückgreift, um gerade bei fortgeschrittenen Tumorerkrankungen bessere Erfolge zu erzielen. Molekulares Jod wurde bis weit in die 1950er Jahre intravenös verabreicht. Wir können somit auf genügend klinische Erfahrungen zurückgreifen.

INTERVIEW MIT DEM ZELLBIOLOGEN PROFESSOR DR. HARALD RÖSNER

Professor Dr. Harald Rösner ist Zellbiologe und forscht schon seit vielen Jahren zu Jod und Krebs an der Universität Hohenheim, gemeinsam mit Dr. Pompilio Torremante. Wir haben uns auch mit ihm über seine Arbeit unterhalten.

Herr Professor Rösner, Sie forschen schon viele Jahre zu Jod und Krebserkrankungen. Welche Ergebnisse konnten Sie zu Brustkrebs und Jod feststellen. Was genau macht Jod mit gesunden Brustzellen bzw. mit Brustkrebszellen?

Molekulares Jod bewirkt in Zellkulturen von Brustkrebszellen eine starke Verminderung des Wachstums während es auf gesunde Brustepithelzellen keinen signifikanten Einfluss hat. Wir wissen heute, dass molekulares Jod verschiedene Reaktionen in Brustkrebszellen auslöst. Unter anderem kommt es zu einer Freisetzung des zellulären Thiols (Initialzündung) sowie zu einer Depolarisation und damit zu einer erhöhten Durchlässigkeit der Mitochondrienmembran für verschiedene Faktoren, was schließlich zur Auslösung der Apoptose führt.

Wie unterscheiden sich die Ergebnisse von der Art der Jodverbindung?

Für unsere Experimente haben wir Kaliumjodid, elementares (molekulares) Jod, Jodlaktone (eine Verbindung aus Jod und Fettsäuren), Lugolsche Lösung sowie Povidone-Jod (Betaisodona®) verwendet.

Die Jod-Präparate wurden dann direkt, in einigen Fällen nach Lösung in Blutplasma, auf die Zellkulturen gegeben und das Zellwachstum über mehrere Tage verfolgt.

Wir konnten feststellen, dass Jodlaktone und Povidonejod die Vermehrung von Brustkrebszellen am effektivsten hemmen (60 bis 90 Prozent), gefolgt von molekularem Jod und Lugolscher Lösung. Kaliumjodid war ineffektiv, verstärkte aber die Wirkung von molekularem Jod.

Spielt die Jodmenge – also Mikro- oder Milligramm-Gabe – eine Rolle bei der Wirkung auf Tumorzellen?

Ja, auf jeden Fall. Damit Jod eine wachstumshemmende Wirkung auf Krebszellen erzielen konnte, war in unseren Experimenten eine Mindestkonzentration von 10 Mikromol in der Zellkultur notwendig.

Um eine solche Konzentration im menschlichen Blut (fünf bis sieben Liter) zu erreichen, wäre eine systemische Aufnahme von 15 Milligramm molekularem Jod notwendig. (Anmerkung der Autoren: Der Normwert für die Jod-Blut-Untersuchung beträgt 0,31 bis 0,61 mmol pro Liter Blut).

Neben Brustkrebszelllinien haben Sie auch Experimente mit anderen Krebszellen durchgeführt. Welche Ergebnisse konnten Sie hierbei verzeichnen?

Wir haben die Jodtests u. a. auch mit Darmkrebs-, Lungenkrebs- und Bauchspeicheldrüsenkrebszellen sowie Neuroblastom Gliom-, und Melanomzellen durchgeführt und konnten auch hier eine mehr oder weniger starke Hemmung der Zellvermehrung (abhängig von der Zelllinie) feststellen.

Ist Jod Ihrer Meinung nach ein wirksames Anti-Krebs-Mittel, zumindest für die von Ihnen erforschten Zelllinien, das auch in der Medizin Anwendung finden sollte?

Nach meiner Meinung ja. Tierexperimentelle Studien und intensive Forschung an menschlichen Brustkrebszellen hat dies immer wieder bestätigt. Natürlich sind auch noch viele Fragen zu klären, um für die verschiedenen Tumore das geeignete Jodpräparat, die richtige Dosierung und die effektivste Applikation (systemisch oder lokal) zu ermitteln.

Interessant zu wissen: Ihre Körbchengröße bestimmt auch den Jodbedarf Ihrer Brust!

Die Brust ist ein Jodspeicherorgan, da liegt es nahe, dass große Brüste einen höheren Jodbedarf haben als kleinere Brüste. Ab der Pubertät, wenn das Wachstum der Brüste einsetzt, steigt daher der Jodbedarf bei Mädchen stärker an als bei Jungen. In der Schwangerschaft und Stillzeit, in der die Brüste stark wachsen, ist der Jodbedarf durch die Zunahme des Brustumfangs ebenfalls erhöht.

INTERVIEW MIT DER GYNÄKOLOGIN DR. SIMONE KOCH

Auch die Berliner Gynäkologin Dr. Simone Koch setzt in ihrer Praxis auf Jod als Mittel zur Prävention und Behandlung von Brustkrebs. Wir haben uns mit ihr unterhalten.

Frau Dr. Koch, Sie sind niedergelassene Ärztin für Gynäkologie und Ernährungstherapie und beschäftigen sich intensiv mit dem Thema Jod. Jod wird kaum mit der Brustdrüse in Verbindung gebracht. Doch ist die Brust das Organ, das neben der Schilddrüse den höchsten Jodbedarf hat. Welche besondere Rolle spielt Jod speziell für die Brustzellen?

Während des Medizinstudiums lernt man, dass es eigentlich nur ein Organ im menschlichen Körper gibt, das Jod benötigt, nämlich die Schilddrüse. Da ein Studium, das einen dazu zwingt, in sehr kurzer Zeit riesige Mengen von Wissen aufzunehmen, nicht unbedingt dazu geeignet ist, sich die Zeit zu nehmen, Dinge zu hinterfragen, war das lange Zeit auch meine Meinung. Erst auf Anregung einiger Patienten habe ich angefangen, mich genauer mit dem Thema Jod auseinanderzusetzen.

Dabei wurde mir schnell klar, dass jede Zelle unseres Körpers Jod benötigt, das dies aber in besonderem Maße für die Brust, aber auch für die Ovarien gilt. Immerhin befinden sich 60 bis 80 Prozent des körpereigenen Jods nicht in der Schilddrüse. Über viele der Funktionen, die es im menschlichen Körper einnimmt, wissen wir noch relativ wenig. Neueste Studien konnten den sogenannten Natrium-Jodid-Symporter nicht nur in erhöhtem Maße in der Schilddrüse, sondern auch in starker Ausprägung in der Brust und in den Ovarien nachweisen und gaben somit einen deutlichen Hinweis darauf, dass Jod vor allem für diese Gewebe von erheblicher Wichtigkeit ist. Ein übermäßiges Vorhandensein dieses Transporters, das möglicherweise auf eine Anpassungsreaktion des Körpers und damit auf einen Mangel hinweist, wurde mit einer schlechteren Prognose für Brust- und Eierstockkrebs in Zusammenhang gebracht. Während Schwangerschaft und Stillzeit fängt die Brustdrüse höchst effizient das im Körper befindliche Jod und ist dabei sogar effektiver als die Schilddrüse, das heißt die Brustdrüse wird bei der Aufnahme von Jod gegenüber der Schilddrüse bevorzugt.

Möglicherweise hat dieser Mechanismus einen nicht ganz unerheblichen Anteil daran, dass es bei Frauen in der Frühschwangerschaft häufig zu einem TSH-Anstieg um circa 30 Prozent und einem Abfall der freien Schilddrüsenhormone kommt. Mein erster Chef supplementierte jede Schwangere und jede Stillende mit Jod, übrigens unabhängig von Schilddrüsenerkrankungen. Da wir uns direkt an der Küste befanden, wurde dieses Vorgehen von den Kollegen oft belächelt und kritisiert. Retrospektiv war hier noch das Wissen der alten Geburtshelfer am Werk, die sich schon immer der Wichtigkeit von Jod im reproduktivem Prozess des Menschen bewusst waren, auch wenn die pharmazeutisch verfügbaren Supplemente den Bedürfnissen der Brust leider nicht genügen können, da hier nur eine schlecht verwertbare Form von Jod zur Verfügung gestellt wird.

Diese vermehrte Aufnahme von Jod in die Brustdrüse ist wahrscheinlich nötig, um das zu diesem Zeitpunkt in großer Menge neu produzierte Brustdrüsengewebe fehlerfrei herzustellen, denn nur ein geringer Anteil des aufgenommenen Jods wird später über die Milch wieder abgegeben.

Zahlreiche Tierstudien, aber auch klinische Studien am Menschen konnten eindeutig die Bedeutung von Jod bei der Verhinderung der Ausbildung von fehlerhaften Brustzellen zeigen. Der genaue Mechanismus ist noch unklar. Bekannt ist aber, dass sogenannte Jodlaktone, bestimmte Jod-Fett-Verbindungen, die Gesundheit der Brustzellen überwachen und bei Abweichungen in der Entwicklung den natürlichen Zelltod einleiten.

Sehen Sie in der Jodtherapie auch einen neuen, möglichen Ansatz zur Behandlung von Brustkrebs?

Das häufige Zusammentreffen von Schilddrüsenerkrankungen und Brustkrebs legte schon länger den Verdacht nahe, dass den Erkrankungen eine ähnliche pathophysiologische Ursache zugrunde liegt. In der Folgezeit ließen sich für beide Erkrankungen signifikant häufiger Störungen des Jodstoffwechsels nachweisen.

Es konnte durch Gabe von molekularem Jod die Proliferationsrate (Vermehrungsrate) von Brustkrebszellen vermindert und die Apoptoserate (die Rate fehlerhafter Zellselbstzerstörungen) verbessert werden. Beides weist darauf hin, dass ein Mangel an Jod wahrscheinlich einen hohen Anteil an der Veränderung von Brustdrüsengewebe hat, vor allem wenn dieser Mangel auf genetisch ungünstige Varianten des Natrium-Jod-Symporters trifft. In Tierversuchen konnte die Auswirkung eines Jodmangels für das Brustdrüsengewebe eindrucksvoll gezeigt werden. Ein Jodmangel führt zu Dysplasien (Veränderungen der Zellen in eine bösartige Richtung), Atypien (Veränderungen der Zellen) und Hyperplasien (vermehrte Produktion von Gewebe).

Die Gabe von Jod scheint auch direkt Veränderungen in der Ablesung von DNA-Varianten zu bewirken und verhindert, dass ungünstige Varianten abgelesen werden. Unter Berücksichtigung der Kontraindikationen, wie zum Beispiel einer autonomen Hyperthyreose, scheint es mir daher nur logisch, dass eine Unterstützung des Heilungsprozesses und eine Verhinderung der Neubildung von Krebszellen bei adjuvanten Brustkrebspatientinnen durch eine Gabe von Jod unterstützt werden sollte.

Darüber hinaus kann die Gabe von Jod möglicherweise helfen, ein unter einer Chemotherapie sehr häufig auftretendes *»Eu-Thyroid-Sick-Syndrome«* (niedriges aktives Schilddrüsenhormon T_3) abzumildern und damit die für die Patientinnen als größte Einschränkung der Lebensqualität empfundene Fatigue – eine sehr starke chronische Erschöpfung – zu verbessern.

Jod spielt eine wichtige Rolle in der Prävention und Therapie von Brusterkrankungen. Eindeutige Forschungsergebnisse existieren seit fast 50 Jahren. Das theoretische Wissen ist also längst vorhanden, es muss nur verbreitet und umgesetzt werden! Es ist an der Zeit, dass es aus den Elfenbeintürmen der Wissenschaftler zu den Menschen gelangt. Ähnlich wie einst bei Vitamin D hat sich in den USA eine Bewegung gebildet, die sich für die Verbreitung des Wissens um Jod einsetzt. Eine Frau, die maßgeblich an dieser »Jodbewegung« beteiligt ist, ist Lynne Farrow. Die amerikanische Professorin erkrankte selbst an Brustkrebs. Nach ihrer Diagnose wurde sie auf die Wirkungen von Jod aufmerksam und beschäftigt sich seitdem intensiv mit diesem Thema. Je mehr Informationen und wissenschaftliche Literatur sie durchstöberte, umso überzeugter wurde sie vom Zusammenhang zwischen Jodmangel und Brustkrebs.

Heute ist Lynne Farrow die Vorreiterin der amerikanischen »Jodbewegung«, die sich durch Vorträge, Veröffentlichungen und in sozialen Netzwerken für die Weiterverbreitung des Wissens um Jod und Brustgesundheit einsetzt. Ihr Bestseller *Die Jodkrise* erschien vor Kurzem auch auf Deutsch. Wir haben uns mit Frau Professor Farrow unterhalten.

Interessant zu wissen: Jodlipide/Jodlaktone in der Brustdrüse

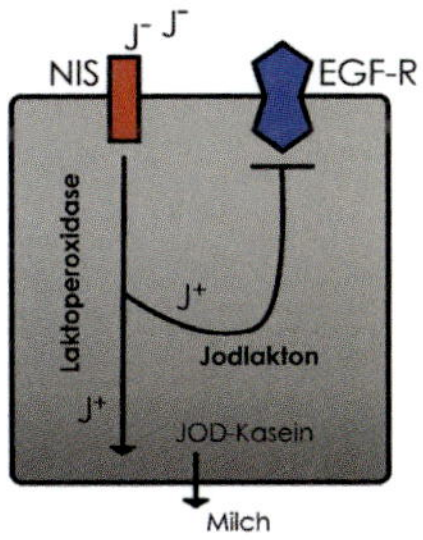

Das molekulare Jod (I2) geht mit ungesättigten Fettsäuren eine bestimmte chemische Verbindung ein, es entstehen die sogenannten Jodlaktone, die dafür sorgen, dass erkrankte Zellen sich nicht mehr teilen können, sondern den natürlichen Zelltod einleiten. Man kann Jodlaktone als Wächter über die Brustgesundheit verstehen.

Schon lange ist bekannt, dass Stillen einen gewissen Schutz vor Brustkrebs bietet. Unter anderem wird deswegen auch Frauen empfohlen, mindestens sechs Monate lang zu stillen. Bislang konnte kein wirklicher Erklärungsansatz gefunden werden, warum Stillen einen präventiven Effekt hat. Wenn man aber die Jodlaktone berücksichtigt, die gerade in der Stillzeit durch den Jodeinschuss in die Milchdrüsen verstärkt gebildet werden, scheint dies ein möglicher Erklärungsansatz zu sein.

INTERVIEW MIT DER JODFORSCHERIN PROF. DR. LYNNE FARROW

Frau Professor Farrow, wie kamen Sie dazu, sich mit dem Thema Jod und Brustkrebs zu beschäftigen?

Sie kennen sicherlich die Art von Filmen, in denen der Protagonist sein Leben voller Unzufriedenheit und Enttäuschungen vor sich hin lebt. Dann eines Tages trifft er einen Menschen, der sein Leben komplett verändern wird. Ihm ist zu dem Zeitpunkt nicht bewusst, dass er sich am Wendepunkt seines Lebens befindet. Entweder nimmt er die Chance jetzt wahr oder nie. So ähnlich kam ich zu Jod.

Der 22.05.2005 war der Tag, an dem ich Frau Dr. Sherri Tenpenny auf einer Universitätsveranstaltung in Florida begegnet bin. Sie sprach über Brusterkrankungen und Jodmangel und meine Reaktion war: Jod? Brusterkrankung? Zwischen ihnen kann kein Zusammenhang bestehen!

Nun, jetzt war ich schon einmal auf der Veranstaltung und jetzt hörte ich notgedrungen auch weiter zu. Aber lassen Sie mich etwas weiter ausholen: Kurz vor dieser Veranstaltung wurde bei mir Brustkrebs diagnostiziert und ich war frustriert, was die Behandlungsoptionen – Chemotherapie und Bestrahlung – anbelangte. Ich habe meine Onkologin nach Nachweisen für die Effektivität der jeweiligen Therapie befragt, und ich bekam lediglich zur Antwort, dass diese Vorgehensweise bei Brustkrebs der übliche Standard sei. Ich ließ nicht locker und fragte weiter: ›Wie wurde diese Therapie denn zur Standardtherapie?‹ – ›Weil sie in die Leitlinien für die Brustkrebstherapien aufgenommen wurde.‹ – ›Und wer hat die

Leitlinien definiert?‹, fragte ich weiter. ›Das Komitee, das die Wirknachweise für eine Therapie auswertet.‹

Ich bat um die Studien und die Leitlinien, aber man sagte mir, dass ich diese ohnehin nicht verstehen würde. ›Wie kommen Sie darauf? Ich befasse mich schon von Berufs wegen mit Forschung.‹ – ›Ich selber verstehe sie ja noch nicht einmal und ich bin immerhin Onkologin. Aber mein Oberarzt versteht sie und er hat mir versichert, dass sie plausibel sind‹, lautete die Antwort. Mir fehlten an diesem grauen Tag in der New Yorker Praxis die Worte.

Wenn meine Onkologin nicht die aktuellen Wirknachweise für meine Therapie kannte, warum sollte ich sie dann für kompetent halten? Nur weil sie in einem großen New Yorker Krankenhaus arbeitete? Ohne Frage – die Onkologin war freundlich und mir zugewandt, aber das war hier nicht der Punkt. Ich machte die Erfahrung, dass ich komplett auf mich allein gestellt war – eine Erfahrung, die man als Krebskranke eigentlich nicht machen möchte. Ich verließ das Krankenhaus und lief durch den Central Park zu meiner Wohnung. Als ich zu Hause ankam, war mir klar: Ich musste selbst jede Studie lesen, die ich finden konnte. Es ging um mein Leben. Das ›Stille-Post-Prinzip‹ der Onkologen reichte mir nicht aus. Ich begann zu lesen. Was ich allerdings in den Studien las, waren schlechte Nachrichten. Für meine spezielle Brustkrebsart gab es kaum einen Überlebensvorteil durch Chemotherapie und überhaupt keinen durch Bestrahlung. Null. Sie können dies selbst nachlesen. Bestrahlung wird durchgeführt, um ein Lokalrezidiv an der Brust zu verhindern, sie verhindert aber nicht die letztendlich tödliche Metastasierung von Brustkrebs. Das hatte man mir nicht gesagt. Mit anderen Worten die konventionelle Brustkrebstherapie hatte mir kaum Vorteile zu bieten. Ich musste woanders suchen.

Glücklicherweise fand ich im Internet Gruppen von gleichgesinnten Krebspatienten. Später gründete ich eine gemeinnützige Brustkrebsorganisation und veröffentlichte vielfältige Informationen zum Thema. Ich ging zu zahlreichen medizinischen Konferenzen, da ich mir mehr Wissen aneignen wollte. Es war mir gleichgültig, dass ich oft die einzige Person ohne medizinischen Hintergrund war.

Zurück zur Konferenz in Florida im Jahr 2005: Frau Dr. Tenpenny sprach mich ganz unverhofft an, da sie auf meinem Namensschild den Namen meiner Organisation *»Breast Cancer Choises«* las und mich fragte: ›Haben Sie schon einmal vom Zusammenhang zwischen Jod und Brustkrebs gehört?‹ Ich verneinte. Dr. Tenpenny erzählte mir einige Fallbeispiele aus ihrer Praxis. Sie klangen in meinen Ohren bizarr – zu einfach gestrickt. Dennoch dachte ich, wenn Jod nur in einigen Fällen von Brustkrebs hilfreich wäre, wäre dies mehr als das, was die gesamte Krebsmedizin den Betroffenen derzeit anbot. Ehrlich gesagt habe ich mich nur deshalb weiter mit dem Thema Jod beschäftigt, weil die renommierte Frau Dr. Tenpenny mich darauf aufmerksam gemacht hatte. An diesem Punkt begannen meine eigenen Forschungen. Zunächst las ich die Sekundärliteratur und vor allem alles zu Jod und Brustkrebs. Ich las weiter und weiter und erfuhr, dass Jod als Therapeutikum bereits jahrhundertelang eingesetzt wurde.

Anfangs dachte ich, ich bräuchte nur ein paar Wochen, um alles über Jod in Erfahrung zu bringen. Daraus wurden dann schnell ein paar Monate und letztendlich wurde es quasi eine Detektivarbeit, die mich einige Jahre in Anspruch nahm.

Zu welchen Ergebnissen sind Sie durch Ihre Nachforschungen gekommen?

Während meiner Recherchen bin ich auf Material gestoßen, das belegte, dass einige Brustkrebsarten sich aufgrund von Jodmangel entwickeln. Aber die wissenschaftlichen Forschungen gehen noch viel weiter. Mittlerweile sind die Auswirkungen von Jod auf die Brustgesundheit bekannt. Dieser wissenschaftliche Durchbruch ist allerdings seit Jahren bekannt und wird jetzt erst neu entdeckt.

Nachdem ich die Forschungsarbeiten der letzten 50 Jahre zu Jod ausgewertet und mich mit Jodforschern auf der ganzen Welt ausgetauscht habe, kann ich sagen, dass ein gestörter Jodstoffwechsel – sei es durch mangelnde Jodaufnahme aus der Nahrung oder durch Umweltbelastungen, wie andere Halogene – im Rahmen der Prävention und Therapie von Erkrankungen nicht außer Acht gelassen werden darf.

Lassen Sie mich die wichtigsten wissenschaftlichen Fakten zu Jod kurz benennen:

- Der Jodverbrauch in der Bevölkerung hat in den USA seit den 1970er-Jahren abgenommen, Brustkrebs hat zugenommen.

- Im amerikanischen ›Kropfgürtel‹ (Anmerkung der Autoren: Die US-Bundesstaaten um die großen Seen) ist der Boden sehr jodarm, die Brustkrebsrate höher als in anderen Bundesstaaten.

- In Japan ist die Brustkrebshäufigkeit aufgrund der Ernährungsweise deutlich geringer als in Europa oder in den USA. (Japanerinnen nehmen circa 25-mal mehr Jod pro Tag zu sich als Amerikanerinnen.)

- Die Brombelastung durch Nahrungsmittel oder auch Medikamente hat seit den 1970er-Jahren zugenommen. (Anmerkung der Autoren: Bromide (Kaliumbromat) sind in Europa in Nahrungsmitteln seit einigen Jahren verboten.)

- Fluoridiertes Trinkwasser kann den Jodstoffwechsel blockieren. (Anmerkung der Autoren: In Deutschland wird Trinkwasser nicht fluoridiert.)

- Wenn man Ratten im Tierversuch Jod entzieht, so entwickeln diese mit zunehmendem Alter eine fibrozystische Mastopathie.

- Jodzufuhr verbessert eine fibrozystische Mastopathie.

- Jod desensibilisiert die Östrogenrezeptoren der Brust.

- Jod kann den natürlichen Zelltod einleiten.
- Jodreiche Meeresalgen zeigten bei Ratten und im Laborversuch mit menschlichen Brustkrebszelllinien Antitumoreffekte.
- Die Meeresalge Mekabu hatte im Laborversuch einen stärkeren apoptoischen Effekt als das Chemotherapeutikum Fluorouracil. (Anmerkung der Autoren: Fluorouracil wird zur Bekämpfung von Brust- und Darmkrebs eingesetzt.)
- Ratten, denen man DMBA (Anmerkung der Autoren: DMBA ist eine stark krebserregend wirkende Substanz) fütterte, um Brusttumoren zu erzeugen, erhielten zusätzlich Jod. In der Folge stoppte das Tumorwachstum. Gab man den Ratten zusätzlich Medroxyprogesteron, hatte man eine noch höhere Ansprechrate. Man geht davon aus, dass Progesteron die Jodaufnahme verbessert. Dr. David Brownstein fasst es so zusammen: ›Sie können bei Ratten keinen Brustkrebs erzeugen, wenn sie jodgesättigt sind.‹
- In kleinen Anwendungsstudien mit Patienten konnte mittels des Jodsättigungtests gezeigt werden, dass Brustkrebspatientinnen weniger Jod ausschieden als gesunde Patienten, was einen Hinweis auf einen Jodmangel gibt.

Sollte jede Frau ihren Jodstatus kennen?

Ja, absolut, da es sein kann, dass Frauen ihre Symptome gar nicht mit Jodmangel in Verbindung bringen bzw. Jodmangel gar nicht als solchen wahrnehmen. Erst wenn sie ihn behandeln, merken sie den Unterschied. Sogar junge Mädchen vor der Pubertät sollten über einen optimalen Jodstatus verfügen, damit sich ihre Brüste und Eierstöcke gesund entwickeln können.

Wenn Jodmangel festgestellt wird, ist dann eine Jodtablette ausreichend?

Es könnte ausreichend sein, allerdings empfehlen die meisten jodkompetenten Therapeuten ebenso auch den Ausgleich bzw. die Einnahme der Cofaktoren, damit Jod besser aufgenommen und verstoffwechselt werden kann. Zudem haben die Cofaktoren den Sinn, mögliche Entgiftungssymptome zu vermeiden bzw. zu reduzieren.

Lassen Sie mich zum Schluss bitte noch etwas Persönliches anmerken: Es ist aus meiner Sicht sehr wichtig, sich proaktiv um seinen Jodstatus zu kümmern, denn es ist so sehr viel leichter, gegen Zysten und Krebsvorstufen vorzugehen als gegen eine bereits ausgebrochene Krebserkrankung. Vergessen wir bitte nicht, dass schon in der Antike jodreiche Meeresalgen für die Behandlung von Brusterkrankung genutzt wurden. Heutzutage sind viele Meeresalgen leider mit Giften belastet und eignen sich daher nicht mehr als Therapeutikum. Von daher müssen wir froh sein, dass wir heutzutage Lugolsche Lösung haben bzw. Tabletten, die auf dieser basieren. Die Jodbewegung (Anmerkung der Autoren: in den USA in den 1990er-Jahren gegründete Bewegung von Ärzten und Patienten) hätte nicht zu einem besseren Zeitpunkt ins Leben gerufen werden können, da sich Brustkrebserkrankungen in den letzten 40 Jahren so dramatisch erhöht haben. Ich sehe meine Lebensaufgabe darin, so vielen Menschen wie möglich die Gefahr eines Jodmangels näherzubringen. Darüber hinaus möchte ich auch viele Menschen an dem Wissen teilhaben lassen, wie Jod – neben den Brüsten – auch dem restlichen Körper helfen kann. So erhalten wir viele Berichte von Menschen aus der ganzen Welt über Erfahrungen mit Jod, zum Beispiel wie eine Psoriasis plötzlich ausheilte oder Konzentrationsstörungen verschwunden sind. Ich bin dem Thema Jod zu Beginn sehr skeptisch gegenübergetreten. Jod hat sich jedoch als entscheidender Wendepunkt in meinem Leben herausgestellt – und nicht nur in meinem Leben, sondern im Leben von 10 000 Menschen. Und Jod könnte einen Wendepunkt im Leben von Millionen von Menschen darstellen. Denn laut WHO leiden so viele an Jodmangel. Jod ist so ein günstiges, harmloses Mittel, das so bemerkenswerte gesundheitliche Wirkungen hat, das kann nicht länger ignoriert werden. Wer heilt, hat Recht. Wir können nicht mehr länger warten – gerade angesichts der Erkrankungszahlen an Brustkrebs – wir müssen die Nachricht verbreiten: ›Dieses einfache Spurenelement könnte Ihr Leben ändern oder sogar retten – können Sie es riskieren, Jod nicht auszuprobieren?‹

MASTOPATHIE – KNOTIGE BRÜSTE SIND KEIN SCHICKSAL

Die Bedeutung von Jod für die Erhaltung der Brustgesundheit muss nach allem, was wir heute wissen, neu bewertet werden. Seine schützende und heilende Wirkung wird bislang noch nicht anerkannt, geschweige denn geschätzt.

Die meisten Brusterkrankungen sind zum Glück nicht bösartig. Die häufigste gutartige Brusterkrankung ist die sogenannte fibrozystische Mastopathie, die mit Knoten-, Zysten- und Narbenbildung im Brustgewebe einhergeht. Begleitet wird diese meistens von Schmerzen und Spannungsgefühlen in der Brust. Vor allem Frauen zwischen 35 bis 50 Jahren sind betroffen. Die Knotenbildung schürt häufig Krebsangst und Patientinnen gehen aus diesem Grunde häufiger zur Mammographie oder zum Brustultraschall. Viele Kontrollen mit Ultraschall, gegebenenfalls auch mit Biopsie (Gewebeproben) sollen einen möglichen Brustkrebs frühzeitig erkennen. Dabei bringt erst eine Mastopathie vom Grad III ein leicht erhöhtes Brustkrebsrisiko mit sich.

Bislang gibt es für betroffene Frauen keinen regulären Behandlungsansatz bei fibrozystischer Mastopathie – es werden lediglich regelmäßige Kontrollen des Brustgewebes per Ultraschall empfohlen. Bereits im Jahr 1967 eine Studie veröffentlicht wurde, die belegen konnte, dass Ratten, die eine jodfreie Ernährung erhielten, eine fibrozystische Mastopathie entwickelten, dann sollte ein Umdenken stattfinden.

Frauen, die lange gestillt haben, merken danach häufig, dass die Brust viel weicher geworden ist als vor der Schwangerschaft. Ein Grund dafür könnte sein, dass der hohe Joddurchfluss während des Stillens mastopathische Veränderungen und Zystenbildung beseitigt hat. Jodmangel hingegen scheint genau entgegengesetzt zu wirken. Es kann einen Umbauprozess des Brustgewebes mit Knoten und Zysten provozieren. Gleicht man diesen Mangel aus, sind die Veränderungen häufig auch wieder rückgängig zu machen.

So auch bei einer 38-jährigen Patientin: »Ich hatte schon immer eine sehr knotige Brust, die mir besonders vor meiner Periode starke Schmerzen bereitet hat. Manchmal konnte ich noch nicht mal einen BH anziehen oder auf dem Bauch liegen. Mehrmals wurden bei mir schon Zysten punktiert und meine Gynäkologin riet mir zu regelmäßigen Ultraschalluntersuchungen, da eine Selbstuntersuchung aufgrund der Beschaffenheit meiner Brust zu unsicher sei. Vor einem Jahr habe ich von Lugolscher Lösung erfahren. Vor der Therapie habe ich zunächst bei meinem Arzt einen Jodtest gemacht. Er zeigte einen deutlichen Jodmangel an. Mithilfe einer Ernährungsumstellung und durch Einnahme von Lugolscher Lösung sowie lokaler Applikation auf die Brust verschwanden meine Beschwerden innerhalb von sechs Monaten komplett. Das Brustgewebe ist nun weich und ich habe auch kurz vor der Periode keine Schmerzen mehr. Der Jodtest nach sechs Monaten zeigte einen ausgeglichenen Jodspiegel.«

Anhand der Aussagen vieler Patientinnen konnte festgestellt werden, dass die orale und lokale Behandlung mit Jod über einen Zeitraum von sechs Monaten bei fast allen Frauen eine deutliche Verbesserung des Beschwerdebildes bewirkt.

Dr. Simone Koch setzt in ihrer gynäkologischen Praxis bereits auf Jod zur Therapie von fibrozystischer Mastopathie. Sie berichtet uns:

»Für diese Erkrankung können wir sonst kaum Behandlungen anbieten. Das lokale Auftragen von Progesteron wird meist halbherzig empfohlen, ohne die Pathophysiologie dahinter und die Notwendigkeit einer dauerhaften Anwendung zu erklären. Jedoch erst in der Kombination mit Jod konnten mit Progesteroncreme großartige Erfolge erzielt werden, die zum Teil einige Jahrzehnte währende Leidensgeschichten beendeten.

Gutartige fibrozystische Erkrankungen der Brust werden meist als harmlos abgetan, nicht zuletzt auch, um die Patienten nicht dadurch zu beunruhigen, dass man keine Behandlung anzubieten hat. Tatsächlich sind fibrozystische Veränderungen der Brust jedoch mit einem signifikant erhöhten Risiko für Krebserkrankungen der Brust verbunden. Neben der Versorgung des Brustdrüsengewebes selbst und der dadurch entstehenden Regulierung des Brustdrüsengewebes und der verminderten Empfindlichkeit gegenüber Östrogendominanzen, scheint Jod ebenfalls eine modulierende Wirkung auf den Hormonstoffwechsel zu haben und führt zu einer ursächlichen Verbesserung von Östrogendominanzen. Diese werden als mitursächlich für fibrozystische Veränderungen der Brust angenommen.

In der Behandlung meiner Patienten hat sich ein Auftragen von einprozentigem Progesterongel (dieses ist als fertiges Produkt verfügbar und kann kassenärztlich verordnet werden) auf die Brustdrüse für 14 Tage nach dem Eisprung bewährt, ebenso wie ein tägliches Auftragen von ein bis vier Tropfen Lugolscher Lösung, verrührt als Mischung aus Kokosöl und Sheabutter. Das Auftragen in der Suspension mit dem Öl führt zu einer geringeren Anfärbung der Haut, verbessert die Resorption, erleichtert das großflächige Auftragen und beugt ›Jodverbrennungen‹ vor. Die Verwendung von Kokosöl und Sheabutter hat den Vorteil, dass es sich um eine cremeartige Konsistenz handelt. Da diese Behandlung durchaus zu erheblichen Verfärbungen an Textilien führen kann, sollte die Patientin hierüber aufgeklärt und der Kauf eines Satzes ›Jodhemdchen‹ angeraten werden. Bei guter Einhaltung der Therapie kommt es meist über einen Zeitraum von sechs Monaten zu einer erheblichen Verbesserung der Beschwerden und zum Teil zu einem nahezu vollständigen Verschwinden von Zysten und Verhärtungen.«

Die Heilwirkungen von Jod bei fibrozystischer Mastopathie konnte auch in einer wissenschaftlichen Studie gezeigt werden: Für diese wurden 111 Frauen mit zyklusabhängigen Brustschmerzen sechs Monate lang mit Jod in verschiedener Dosierung behandelt (1,5 Milligramm, 3 Milligramm und 6 Milligramm Jod in Form von elementarem Jod pro Tag). Die Hälfte der Frauen erlebte bei 3 bis 6 Milligramm Jod pro Tag nach drei Monaten Therapie einen deutlichen Rückgang ihrer Beschwerden. Keine deutliche Besserung erfuhren die Frauen, die nur 1,5 Milligramm Jod pro Tag erhielten.

INTERVIEW MIT DER ÄRZTIN DR. DOERTHE NICOLAS

Auch die Ärztin Dr. med. Doerthe Nicolas setzt Jod in ihrer Praxis häufig ein. Im Gespräch mit ihr berichtete sie uns über ihre Erfahrungen.

Frau Dr. Nicolas, welche Erfahrungen haben Sie mit Jod als Heilmittel generell gemacht?

Ich habe bisher sehr gute Erfahrungen mit Jod gemacht. Ich setze es begleitend bei hormonabhängigen Tumorerkrankungen ein sowie bei Schilddrüsendysfunktionen, die häufig vorkommen. Wobei den meisten Patienten, die zu mir kommen, allerdings gesagt wurde, dass im Routinelabor ›alles in Ordnung‹ sei. Auch im Bereich der Kinderwunschbehandlungen und bei bioidentischen Hormontherapien in den Wechseljahren empfiehlt sich nach Ausschluss von Kontraindikationen ein Jodscreening mit anschließender Therapie. Ein weiteres Einsatzgebiet scheint die erschöpfte Nebenniere zu sein.

Setzen Sie Jod auch bei der Behandlung der fibrozystischen Mastopathie ein?

Ja, unbedingt. Nach eigenen positiven Erfahrungen möchte ich dies den Patientinnen gerne weitergeben. Als junge Frau hatte ich unter Pilleneinnahme und nach drei Geburten immer wieder mit Mastopathien und Fibroadenomen zu tun. Die äußerliche Behandlung mit Lugolscher Lösung haben meine Symptome stark gebessert. Ich habe sie unter anderem mit der innerlichen Jodeinnahme in Form von Tabletten kombiniert.

Wie genau läuft die Behandlung ab?

Der Therapie mit Jod geht eine gründliche Anamnese voraus, also die Erfragung der gesamten Krankengeschichte, eine körperliche Untersuchung und Laborteste.

Wenn Schilddrüsenerkrankungen mit Überfunktion oder autonomen Adenomen (heiße Knoten) bestehen, darf zunächst keine Jodgabe und auch kein Jodsättigungstest erfolgen.

Der Jodsättigungstest wird nach Gabe von 50 Milligramm Iodoral aus dem 24-Stunden-Sammelurin bestimmt. Bei einer guten Gesamtjodversorgung sollten circa 45 Milligramm wieder ausgeschieden werden. Meist liegen die Werte weit darunter. Bei meinen Patienten lag die Spanne zwischen 6 und bis 34 Milligramm.

Anschließend wird die Aufdosierung geplant. Je höher der Mangel, desto länger braucht es. Wichtige Cofaktoren müssen individuell bestimmt und substituiert werden.

Sehr wichtig ist Selen. Der Spiegel sollte weit im oberen Normbereich liegen. Vorher beginne ich keine Jodtherapie. Auch der Eisenhaushalt muss stimmen. Als Marker gilt hier der Ferritinwert (Speichereisen). Ein guter Ausgangswert liegt bei 90 Nanogramm pro Milliliter Ferritin.

Da Jod unter Aufwendung von Energie in die Zellen eingeschleust werden muss, ist eine gute Mitochondrienfunktion wichtig. Hier kommt insbesondere dem Mineral Magnesium, den B-Vitaminen sowie Vitaminen D und C eine wichtige Rolle zu.

Um im Drüsengewebe die schützenden Jodlaktone zu bilden, brauchen wir unbedingt eine gute Fettsäurebilanz. Die meisten Patienten benötigen daher auch Omega-3-Fettsäuren tierischer Herkunft.

Nach circa sechs Monaten (ggf. auch früher) wird kontrolliert, wie sich der Jodstatus geändert hat. In diesem Zeitraum sind oft positive Effekte spürbar. Da auch Bromide, Fluoride und Chloride entgiftet werden, kann es zu entsprechenden Entgiftungssymptomen kommen. Die Symptome werden vorher besprochen und auch, was zu tun ist, um die Ausscheidung der Substanzen zu unterstützen.

Lokal kann Jod in Form der Lugolschen Lösung auf die Haut aufgetragen werden. Das geht mit einem flachen Kosmetikpinsel sehr gut. Je nachdem, welches Areal behandelt wird, ist ein Wäscheschutz anzuraten. Die bräunliche Farbe ist meist nach ein paar Stunden verschwunden. Man kann die Lösung auch mit Kokosöl vermischen und wie eine Salbe auftragen.

Innerlich kann Jod in therapeutischen Dosen am besten in Tablettenform angewendet werden. Diese Präparate werden ärztlich verordnet.

JOD IN DER PRÄVENTION UND THERAPIE VON BRUSTERKRANKUNGEN

Um die Brust gesund zu halten oder eine Wiedererkrankung zu verhindern, ist es zunächst wichtig, den Brustzellen alle notwendigen Mikronährstoffe zur Verfügung zu stellen. Hierbei spielt Jod eine ganz entscheidende Rolle. Jod reguliert gemeinsam mit Fettsäuren das Wachstum der Brustzellen und kann in Form der Jodlaktone auch den natürlichen Zelltod von entarteten Zellen einleiten.

Nur die Aufnahme von Jod in Form von Nahrung, Nahrungsergänzungs- oder Arzneimitteln reicht allerdings nicht aus. Jod muss auch in die Zelle gelangen und dort richtig verstoffwechselt werden. Hierfür sind die Cofaktoren und ausreichend Zellenergie (ATP) notwendig, wie wir bereits geschrieben haben.

Bei jeder Brusterkrankung empfehlen wir, einen Therapeuten aufzusuchen, der folgende Untersuchungen für Sie veranlasst:

- Jodsättigungstest inkl. Bromidtest
- Analyse der Cofaktoren, vor allem von Vitamin D und den essenziellen Fettsäuren
- Funktion der Mitochondrien (LDH-Isoenzyme, ATP-Messung)

Der Jodsättigungstest nach Brownstein und Abraham zeigt Ihnen auf, inwieweit Ihr gesamter Körper mit Jod versorgt ist. Lassen Sie am besten dieselbe Urinprobe auf Ihre Ausscheidung von Bromid überprüfen. Eine hohe Bromidbelastung blockiert den Jodstoffwechsel und sollte daher therapeutisch angegangen werden.

Ein ausreichend hoher Vitamin-D3-Spiegel hat viele gesundheitsfördernde Wirkungen für die Brust. Im Zusammenhang mit Jod wirkt er synergistisch, denn Vitamin D sorgt dafür, dass Jod im Gewebe besser gespeichert wird. Um einen guten Vitamin-D3-Status zu erhalten, ist es notwendig, dass Sie im Sommer ausreichend Sonnenlicht (UVB-Licht) tanken und zumindest in den lichtarmen Wintermonaten auch Vitamin D3 in adäquater Menge substituieren. Ihr Vitamin-D-Spiegel sollte im Bereich von 50 bis 80 Nanogramm pro Milliliter liegen.

Ohne eine ausreichende Funktion der Zellkraftwerke (Mitochondrien), die die kontinuierliche Bereitstellung von Zellenergie ATP sichern, werden Sie von Jod wenig profitieren, da den Pumpwerken in den Zellen die Kraft fehlt, Jod aus dem Blut in das Zellinnere zu transportieren. Daher ist die Untersuchung der Mitochondrienfunktion wichtig. Heutzutage gibt es vielfältige Möglichkeiten der Diagnostik der Funktion unserer Zellkraftwerke und auch der effektiven Therapie.

Ergänzend empfehlen wir zudem eine Hormonanalyse. Die Hormonanalyse dient der Klärung einer etwaigen Östrogendominanz. Sorgen Sie dafür, dass Sie einen ausgeglichenen Östrogenspiegel haben. Ein zu hoher Östrogenspiegel (»Östrogendominanz«), vor allem im Verhältnis zum Progesteron, ist ein Risikofaktor nicht nur für Brustkrebs, sondern auch für Eierstockkrebs. Zu viel Östrogen behindert den Jodstoffwechsel und erhöht zudem auch den Bedarf an Jod.

Nach Erhalt des Ergebnisses Ihres Jodtests werden Sie wissen, wo Sie stehen und in welchem Umfang Ihnen Jod fehlt. Vielleicht reicht für Sie schon eine kleine Ernährungsumstellung aus. Vielleicht benötigen Sie – vorübergehend – erst einmal Nahrungsergänzungsmittel oder Arzneimittel. Welchen Weg Sie auch gehen, Sie werden merklich von Jod profitieren. Sollten Sie bereits an Brustkrebs erkrankt sein, so empfehlen wir Ihnen die Hochdosisjodtherapie. Die wichtigsten Informationen finden Sie in diesem Buch.

FÜR SIE ZUSAMMENGEFASST

- Jod ist essenziell für alle Körperzellen – auch für die Brustdrüsenzellen.
- Die Brustdrüse ist ein Jodspeicherorgan.
- Jodmangel wird sowohl mit gutartigen Brusterkrankungen als auch mit Brustkrebs in Verbindung gebracht.
- Brustkrebs ist – wie jede Krebserkrankung – eine multifaktorielle Erkrankung. Eine ausreichende Jodversorgung kann nach heutigem Kenntnisstand einen wichtigen Beitrag zur Gesundheit der Brust leisten.
- Die Hochdosistherapie scheint ein wichtiger Ansatz der adjuvanten Krebstherapie zu sein.

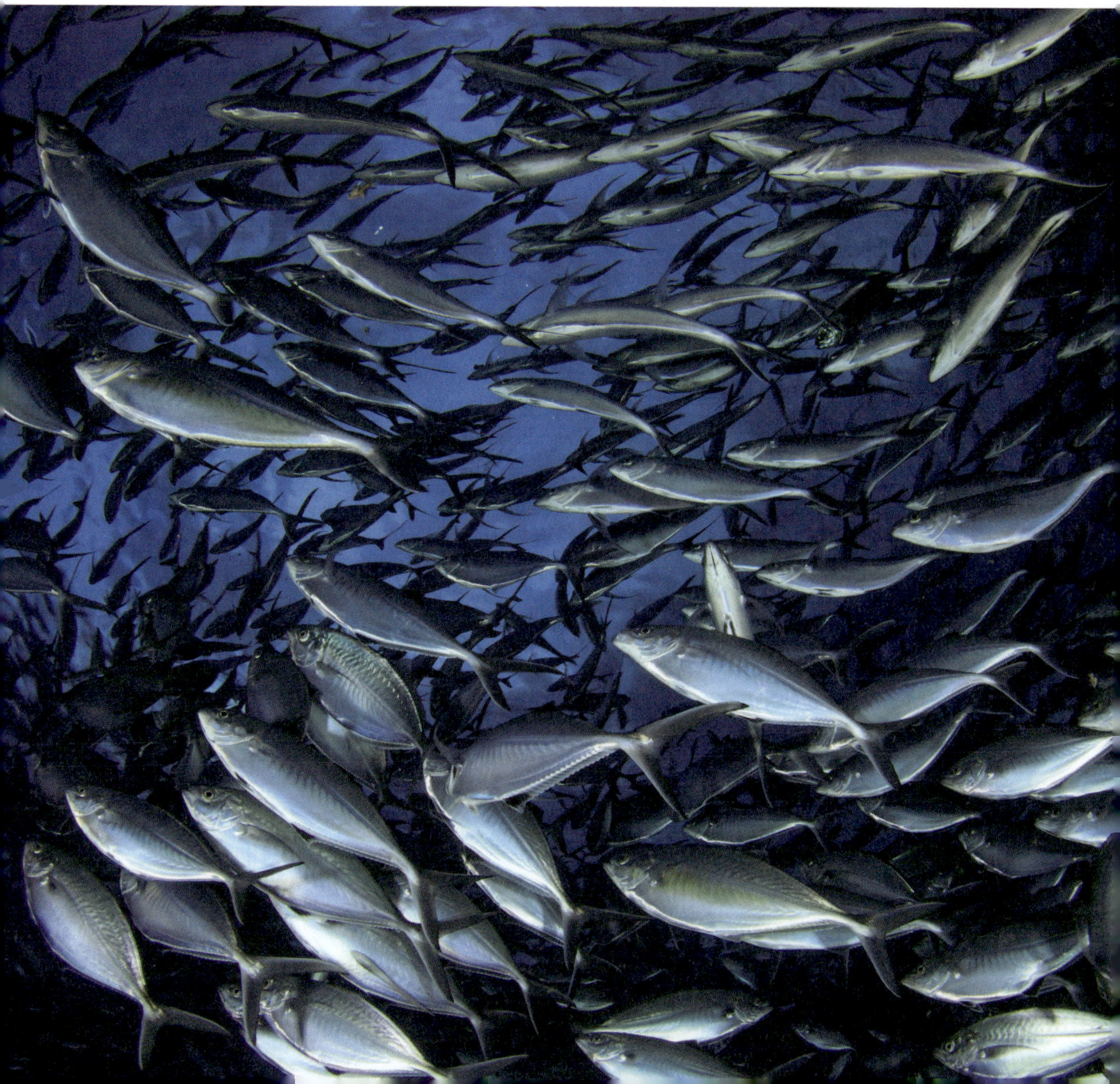

WAS JOD SONST NOCH ALLES KANN

Da Jod von so vielen verschiedenen Körperzellen gebraucht wird, ist es nicht verwunderlich, dass es auch zur Prävention und Therapie vieler Erkrankungen unterstützend eingesetzt werden kann.

Im Folgenden berichten wir über weitere interessante Einsatzmöglichkeiten von Jod als Heilmittel.

INFERTILITÄT (UNFRUCHTBARKEIT DER FRAU)

Jod spielt eine wichtige Rolle bei der optimalen Funktion von Schilddrüse und Eierstöcken. Die Eierstöcke sind das Organ, das – neben der Schilddrüse – den höchsten Jodverbrauch im Körper aufweist. Beide Organe sind funktionell miteinander verbunden. Die Eierstöcke sind die Hauptproduktionsstätten der Geschlechtshormone der Frau. Wussten Sie aber, dass sie auch kleine Mengen des Schilddrüsenhormons T2 produzieren?

Die Gesundheit von Schilddrüse und Eierstöcke sind eine wichtige Voraussetzung für die Fruchtbarkeit einer Frau. Hormonstörungen, wie Östrogenmangel, ein Ungleichgewicht der Östrogenuntergruppen oder auch Gelbkörperhormonmangel, sind häufige Gründe, warum es mit dem Schwangerwerden nicht klappt.

In Folge von Hormonstörungen kann es zu unregelmäßigen Zyklen, fehlenden Eisprüngen und auch zu einer frühzeitigen Menopause (Zeitpunkt der letzten spontanen Monatsblutung) kommen. Hier kann Jod unterstützend hilfreich sein. Eine Reihe von Studien konnte den fertilitiätssteigernden Effekt von Jod bei Kühen und Schafen nachweisen. Die amerikanischen Jodärzte berichten schon seit Jahren über den positiven Effekt von Jod auf die Fruchtbarkeit ihrer Patienten. Auch wir haben in unseren Praxen mehrfach erleben dürfen, dass Frauen nach Ausgleich eines Jodmangels wieder regelmäßige Eisprünge hatten und auch schwanger wurden.

Frauen mit Hashimoto-Thyreoiditis haben häufiger Probleme, schwanger zu werden. Ein wesentlicher Grund dafür ist ein nicht behandelter Jodmangel. Auch Frauen mit Hashimoto-Thyreoiditis, die vorher »optimal« mit L-Thyroxin eingestellt waren, also keine Schilddrüsenunterfunktion hatten, berichten, dass ihr Zyklus unter einer Jodeinnahme wieder regelmäßiger wurde.

Aus unserer Erfahrung heraus empfehlen wir bei unerfülltem Kinderwunsch in jedem Fall – neben Folsäure – auch auf einen optimalen Spiegel von Jod und seiner Cofaktoren zu achten.

OVARIALZYSTEN (PCOS)

Das polyzystische Ovarialsyndrom (PCOS) ist ein sehr häufiges Phänomen vornehmlich bei jüngeren Frauen. Betroffene leiden unter Zyklusstörungen mit fehlendem Zyklus oder unregelmäßigen Zyklen. Die Folge davon können seltenere Eisprünge und ein erhöhter Testosteronspiegel sein. Die typischen Symptome sind Hirsutismus (männlicher Behaarungstyp), Akne und Haarausfall. Bei den meisten Frauen können im Ultraschall die für diese Erkrankung typischen, vielen Eierstockzysten nachgewiesen werden. Aufgrund der Hormonstörung ist die Fruchtbarkeit stark herabgesetzt.

Interessanterweise ist PCOS häufiger bei Frauen mit Hashimoto-Thyreoiditis und Schilddrüsenvergrößerung (Struma diffusa) vorzufinden. Jodmangel gilt als der gemeinsame Nenner und damit als Mitverursacher dieser Störungen.

Die amerikanischen Jodärzte waren die ersten, die über Heilerfolge von PCOS durch Jod berichteten. Auch wenn dieser Ansatz noch nicht durch Studien belegt ist, sollte ein möglicher Jodmangel bei PCOS in jedem Fall mituntersucht und behandelt werden.

WECHSELJAHRESBESCHWERDEN

In den Wechseljahren (Prä-Menopause und Menopause) leiden viele Frauen unter Beschwerden wie Hitzewallungen, Erschöpfung, Gewichtszunahme, trockenen Schleimhäuten und Schlaflosigkeit. Untersuchungen haben gezeigt, dass es sich bei diesen Symptomen häufig auch um Beschwerden eines Jodmangels handelt. Hier lohnt sich wieder ein Vergleich mit den Japanerinnen, die von Wechseljahresbeschwerden – laut Umfragen – weniger betroffen sind.

Die typischen Symptome können ab Ende des dritten Lebensjahrzehnts einsetzen, wenn die Östrogenproduktion in den Eierstöcken nachlässt. Diese haben einen sehr hohen Jodbedarf. Bei Jodmangel kommt es häufig zu einem vorzeitigen Beginn der Wechseljahre (Prä-Menopause) und einem starken Abfall des Östrogens.

Interessanterweise leiden Frauen mit Schilddrüsenbeschwerden, vor allem mit Hashimoto-Thyreoiditis, häufiger und früher unter der Menopause. Wenn Frauen ihren Jodspiegel ausgleichen, führt dies oft zu einer physiologischen, altersentsprechenden Östrogenproduktion. Die Wechseljahresbeschwerden werden so meist reduziert, eine Hormonersatztherapie ist in vielen Fällen nicht mehr notwendig.

PROSTATAERKRANKUNGEN

Interessanterweise erkranken die japanischen Frauen nicht nur deutlich seltener an Brustkrebs, sondern die japanischen Männer auch viel seltener an Prostataerkrankungen.

Mit zunehmendem Alter leiden viele Männer vermehrt unter Prostataproblemen. Am häufigsten tritt die benigne Prostatahyperplasie (BPH) in Erscheinung, eine Vergrößerung der Prostata. Durch die Zunahme des Gewebes kommt es zu vermehrtem Harndrang und Problemen beim Wasserlassen, etwa einem abgeschwächten Harnstrahl.

Auch die Prostata benötigt Jod. Durch Ausgleich von Jodmangel kommt es häufig zu einem Rückgang der Vergrößerung und einem Absinken des PSA-Wertes. Dies konnte schon mehrfach bei Patienten beobachtet werden. Dennoch sind die Zahlen für validierte Aussagen zu gering und es muss in diesem Bereich mehr geforscht werden.

Die Ärztin Dr. Doerthe Nicolas berichtete uns von einem interessanten Therapieansatz: »Bei Männern mit Prostataproblemen kann die Lugolsche Lösung vermischt mit Kokosöl im täglichen Wechsel auf den inneren Oberschenkelbereich und über den Leisten aufgetragen werden.«

Ist Jod auch ein mögliches weiteres Therapeutikum bei Prostatakrebs? Studien beschreiben zumindest Schilddrüsenerkrankungen als eigenen Risikofaktor für Prostatakrebs. Die Zusammenhänge sind noch nicht so gut erforscht wie bei Brustkrebs, dennoch sollte bei jeder Tumorerkrankung auch der Jodstatus überprüft und wenn nötig (mit)behandelt werden.

Eine Studie aus dem Jahr 2013 konnte zeigen, dass die Verbindungen aus Fettsäuren und Jod (Jodlipide/Jodlaktone) den natürlichen Zelltod einleiten und das Tumorwachstum begrenzen können. Aufgrund dieser und anderer Studien gibt es Forderungen aus der Wissenschaft, bei Prostataerkrankungen molekulares Jod im Bereich von mindestens drei Gramm pro Tag – bei ärztlicher Überwachung – therapeutisch einzusetzen.

CHRONISCHE ERSCHÖPFUNG/NEBENNIERENSCHWÄCHE (ADRENAL FATIGUE)

Schon 1928 konnten Forscher Jod in den Nebennieren nachweisen. Die Nebennieren sind zwei kleine Organe oberhalb der Nieren, die mit der Nierenfunktion nicht in Zusammenhang stehen. Die Nebennieren haben die Aufgabe, in ihrer Rinde die Hormone Cortisol, DHEA und Aldosteron zu produzieren und im Nebennierenmark die sogenannten Katecholamine Adrenalin, Noradrenalin und Dopamin.

Die Nebennieren haben eine enge Verbindung zur Schilddrüse. Sie teilen sich nicht nur das Tyrosin, das von ihnen für die Bildung der Katecholamine im Nebennierenmark benötigt wird, sondern sie haben – wie die Schilddrüse auch – einen großen Bedarf an Jod.

Durch chronischen, lang anhaltenden Stress kann es zu einer Erschöpfung der Nebennieren kommen und die Spiegel der Katecholamine und/oder von Cortisol sowie DHEA fallen ab.

Eine Nebennierenschwäche ist weitverbreitet, auch wenn die Schulmedizin dies bislang nicht als Krankheit anerkannt hat.

Patienten mit Nebennierenschwäche klagen häufig über folgende Symptome:

- chronische Erschöpfung
- Antriebslosigkeit (besonders morgens)
- niedrigen Blutdruck
- Unterzuckerung (Hypoglykämie)
- Durchschlafstörungen mit nächtlichem Herzrasen
- morgendliche Übelkeit
- Salzhunger

Eine Nebennierenmarksunterfunktion wird in der Regel durch die Gabe von Phenylalanin und/oder Tyrosin behandelt. Besteht gleichzeitig eine Schwäche der Nebennierenrinde wird zusätzlich noch Hydrokortison eingesetzt.

Aufgrund unserer Erfahrung mit Patienten mit Nebennierenschwäche wissen wir, dass die Therapie einer erschöpften Nebenniere sich langwierig gestalten kann. Durch eine Ergänzung von Jod bzw. den Ausgleich des Jodmangels sehen wir häufig eine deutlich verkürzte Therapiedauer.

KOGNITIONSSTÖRUNGEN

Wenn Menschen beginnen, ihren Jodhaushalt zu normalisieren, berichten sie häufig davon, klarer zu denken, Zusammenhänge besser zu begreifen und sich besser konzentrieren zu können. Jod wirkt sich positiv auf das Gehirn und damit auch auf die geistigen Fähigkeiten, die Kognition, aus.

Studien konnten zeigen, dass ein Jodmangel bei Kindern einen deutlich verminderten Intelligenzquotienten zur Folge haben kann. Erfreulicherweise kann dieses Defizit (teilweise) durch Jodgaben ausgeglichen werden. Der Effekt von Jod auf die kognitiven Fähigkeiten wurde schon mehrfach untersucht, vor allem bei Schülern. Eine Optimierung des Jodhaushalts kann den IQ möglicherweise verbessern, gerade bei Kindern mit Jodmangel. Studien für Erwachsene fehlen bislang. Dennoch lassen die Berichte derer, die Jod nach langen Jahren des Mangels zuführen, hoffen, dass die Hirnleistung durch eine optimale Jodversorgung auch im Erwachsenenalter gesteigert werden kann.

Die positive Wirkung von Jod auf die Gehirnleistung wird zum einen durch eine verbesserte Schilddrüsenleistung erreicht. Zum anderen scheint aber auch die verbesserte Bildung von Neurotransmittern, vor allem von Dopamin, eine entscheidende Rolle zu spielen.

Der Dopaminstoffwechsel spielt beim Krankheitsbild ADHS/ADS (Aufmerksamkeits- und Hyperaktivitäts-Defizit-Syndrom) ebenfalls eine große Rolle. Daher überrascht es nicht, dass Jodmangel auch mit dieser Erkrankung in Verbindung gebracht wird.

Die Forschungen zu Jod und seinen Heilwirkungen dauern an, nicht nur in den Laboren der Universitäten, sondern auch bei vielen Menschen im täglichen Einsatz gegen chronische Erkrankungen. Wir dürfen also gespannt sein, was die Jodforschung in der Zukunft für uns bereithält.

FÜR SIE ZUSAMMENGEFASST

- Jod bietet vielfältige Einsatzmöglichkeiten gerade im Bereich chronischer Erkrankungen.
- Alle hormonbildenden Drüsen sind auf einen ausgeglichenen Jodspiegel angewiesen.
- Der Gehirnstoffwechsel benötigt Jod zur Regulation der Neurotransmitter.
- Eine ausreichende Jodversorgung ist ein wichtiger, ergänzender Ansatz bei Nebennierenschwäche.

VON DEN JAPANERN LERNEN – JODBEWUSSTE ERNÄHRUNG

Wie ist Ihr Ernährungscheck von Seite 51 ausgefallen? Sie haben sicher festgestellt, dass es gar nicht so einfach ist, den Mindestbedarf von 200 Mikrogramm Jod pro Tag über das Essen zu decken. Zum Glück gibt es ja eine große Auswahl an Nahrungsergänzungsmitteln, mit denen man dieses Problem spielend beheben kann, oder? Nun, wir glauben nicht, dass dies der richtige Weg ist. Vielmehr empfehlen wir Ihnen, Ihre Ernährung zunächst einmal bewusst jodreicher zu gestalten.

Die Japaner machen es uns vor. Die traditionelle japanische Küche ist durch ihren hohen Anteil an Fisch und Algengerichten so jodreich, dass Japaner im Durchschnitt statt unserer 70 Mikrogramm Jod pro Tag zwischen 1 und 13 Milligramm verzehren. Interessanterweise haben Japaner die höchste Lebenserwartung in der Welt bei gleichzeitig sehr niedrigen Krebserkrankungsraten.

Ein Ausflug in ein japanisches Restaurant oder in einen Asia-Laden zeigt Ihnen die Vielfalt einer jodreichen Küche. Um sich jodreich zu ernähren, müssen Sie aber kein Experte für die asiatische Küche werden, auch mit einheimischen Nahrungsmitteln gelingt das ganz einfach.

JOD IN DER KÜCHE: EIN WENIG WARENKUNDE VORWEG

MEERSALZ IST KEINE GUTE JODQUELLE

Der Verbrauchertrend geht derzeit eher weg vom Jodsalz hin zu »natürlichem« Meersalz. Viele Menschen glauben, dass Meersalz eine ausreichende Menge an Jod enthält, um den Körper mit Jod zu versorgen. Das ist leider einer der größten Ernährungsirrtümer. Solange Meersalz nicht zusätzlich jodiert wird, ist es fast genauso jodarm wie ein normales unjodiertes Steinsalz. Durch den Gewinnungsprozess wird der Jodanteil im Meersalz größtenteils zerstört. Wir wollten wissen, wie viel Jod tatsächlich im (jodierten) Speisesalz bzw. im Meersalz enthalten ist. Dazu haben wir drei verschiedene Salzsorten eingekauft und diese im Labor untersuchen lassen. Sehen Sie sich die Auswertungen selbst an.

Kochsalzprobe 1 – unjodiertes Meersalz (Biomarkt)

Untersuchungsergebnis

Parameter	Methode	Lab	Einheit	Ergebnis	Bestimmungsgrenze	Anforderung
Mineralstoffe/Metalle/Anionen:						
Iod	ICP-MS nach Extraktion mit TMAH	TS	mg/kg	< 1,0	1	

Kochsalzprobe 2 – jodiertes Steinsalz (Discounter)

Untersuchungsergebnis

Parameter	Methode	Lab	Einheit	Ergebnis	Bestimmungsgrenze	Anforderung
Mineralstoffe/Metalle/Anionen:						
Iod	ICP-MS nach Extraktion mit TMAH	TS	mg/kg	21 (1)	0,10	

(1) berechnet als Iodat: 29 mg/kg

Kochsalzprobe 3 – jodiertes Meersalz (Biomarkt)

Untersuchungsergebnis

Parameter	Methode	Lab	Einheit	Ergebnis	Bestimmungsgrenze	Anforderung
Mineralstoffe/Metalle/Anionen:						
Iod	ICP-MS nach Extraktion mit TMAH	TS	mg/kg	21 (1)	0,10	

(1) berechnet als Iodat: 29 mg/kg

JODIERTES SPEISESALZ

Um das Thema »Jodsalz« ranken sich viele Mythen und auch merkwürdige Aussagen, die schon in den Bereich der Verschwörungstheorien gehören. Mit diesen sind wir auch während unserer Befragung auf der Straße konfrontiert worden. Wenn man das Thema »Jodsalz« verstehen möchte, muss man in das frühe 20. Jahrhundert zurückgehen. Zu dieser Zeit waren in vielen Regionen in Deutschland Kröpfe und auch das schwere Krankheitsbild des Kretinismus weitverbreitet. Kretinismus in seiner schweren Form ist in Europa praktisch ausgestorben – dank der Anreicherung von Speisesalz mit Jod. Wir erinnern uns: Im Jahr 1896 wurde Jod in der Schilddrüse entdeckt und damit der Beweis erbracht, dass Jod essenziell für die Schilddrüsengesundheit ist. Schon lange vorher wurde vermutet, dass Jodmangel Kröpfe und Kretinismus verursacht. Kurze Zeit später, im Jahr 1922, setzte die Schweiz – in der besonders viele Menschen von Kretinismus betroffen waren – als erstes Land die Jodierung von Speisesalz ein, um ihre Bevölkerung flächendeckend mit Jod zu versorgen. Da es fast in jedem Haushalt verwendet wurde, war die Anreicherung von Salz mit Jod eine effiziente und kostengünstige Möglichkeit, die bestehende Unterversorgung zu beseitigen und Jod »unters Volk« zu bringen. Die erfreuliche Folge: Seit 1930 sind keine Kinder mehr mit Kretinismus in der Schweiz geboren worden. Das Salzjodierungsmodell hat Schule gemacht und wurde von vielen Ländern übernommen. In den USA gab es ein ähnliches Phänomen. Die Staaten um die Großen Seen galten als »Kropf-Gürtel« (*»Goiter-Belt«*) eine Gegend mit Böden, die besonders jodarm waren. In einigen Gegenden hatten 30 Prozent aller Schulmädchen einen sichtbaren Kropf. Die Salzjodierung, die ab 1926 vorgenommen wurde, führte zu einem deutlichen Rückgang der Kröpfe in dieser Gegend.

Die Jodzufuhr über Speisesalz ist nur eine Möglichkeit, die Regierungen nutzen, um Jod unter die Bevölkerung zu bringen. Einen anderen Weg haben beispielsweise Belgien und Neuseeland genutzt. Sie haben Jod dem Brotteig beigefügt und so für eine bessere Jodversorgung der Bevölkerung gesorgt.

Jod wird im jodierten Speisesalz aus Gründen der Haltbarkeit als Kaliumjodat beigemischt. Dieses wird im Darm über biochemische Prozesse zu Jodid umgewandelt.

Jodid, was zum Beispiel in den USA häufig für die Jodierung von Speisesalz verwendet wird, ist instabil gegen Umwelteinflüsse, vor allem gegen Sauerstoff und Lichteinwirkung. Es wird daher in Deutschland nur in Form von »Jodtabletten«, also als Arzneimittel, verwendet.

Interessant zu wissen: Jodgehalt in verschiedenen Salzen

Salzart	Jodgehalt in mg/kg Salz
unjodiertes Speisesalz	*0,1 mg*
Meersalz	*0,1 bis 2,0 mg*
jodiertes Speisesalz	*15 bis 25 mg*

Bei ausschließlichem Gebrauch von jodiertem Speisesalz in der Nahrung würde man 100 bis 125 Mikrogramm Jod pro Tag zu sich nehmen, wenn man von einem durchschnittlichen Verbrauch von fünf Gramm Kochsalz pro Tag ausgeht.

Aktuelle Umfragen zeigen, dass nur jeder vierte Haushalt Jodsalz benutzt. Kantinen und öffentliche Einrichtungen, wie Krankenhäuser, setzen es zu 60 bis 80 Prozent ein. Viele Menschen ernähren sich bewusst salzarm. Älteren Menschen wird oftmals aus Angst vor hohem Blutdruck häufig zu einer salzarmen Ernährungsweise geraten. Ein oftmals etwas vorschnell erteilter Ratschlag, denn nicht jeder Bluthochdruck lässt sich durch eine salzarme Kost positiv beeinflussen. Nur ein Teil der Erkrankten spricht überhaupt auf eine Salzeinschränkung an. Dennoch wird oft generell zu einer salzarmen Ernährung geraten, was die Jodversorgung wiederum verschlechtern kann.

Jodsalz ist eine wichtige Jodquelle, vor allem für Menschen, die sich sonst eher jodarm ernähren, wie zum Beispiel Vegetarier und Veganer. Leider gibt es in Teilen der Bevölkerung Vorbehalte gegen die Verwendung von Jodsalz.

Eine häufige Frage zu Jodsalz lautet: »Warum reichert man Salz nicht mit ›natürlichem‹ Jod an?«

Wenn Jodskeptiker von »natürlichem Jod« sprechen, meinen sie in aller Regel organisch gebundenes Jod, das zum Beispiel in Algen vorkommt (siehe auch Seite 27). Allerdings finden wir auch in Algen Kaliumjodatverbindungen. Früaher gewann man Jod tatsächlich aus der Veraschung von Algen. Diese Gewinnungsart spielt aber heute kaum noch eine Rolle.

Interessant zu wissen: Jodiertes Speisesalz bitte nicht erhitzen!

Wenn Sie Jodsalz in das Kochwasser Ihrer Nudeln oder Kartoffeln geben, wird das darin enthaltende Jodat chemisch verändert und verflüchtigt sich. Darum sollten Sie jodiertes Speisesalz erst nach dem Erhitzen von Speisen zum Würzen benutzen.

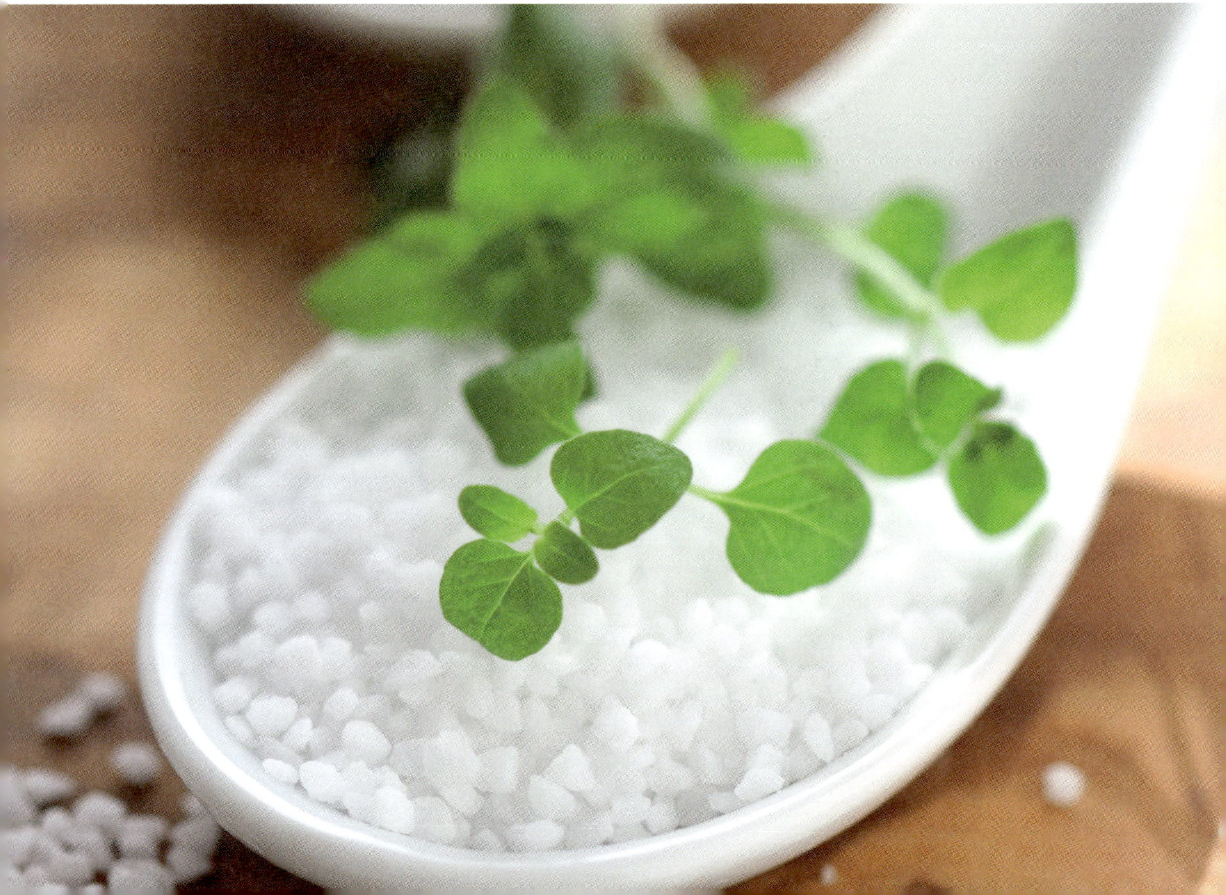

MEERESPRODUKTE SIND BESSER ALS IHR RUF

Die Lebensmittelpyramide zeigt: Die herkömmliche westliche Ernährung bietet uns kaum Möglichkeiten, nennenswerte Mengen an Jod zu uns zu nehmen. Besonders betroffen sind davon Menschen, die vegetarisch oder vegan leben. Sie haben ohne Algenverzehr kaum eine Chance, ihren Jodbedarf zu decken. Wenn wir unsere täglichen Jodmengen erreichen möchten, ohne Nahrungsergänzungs- oder Arzneimittel einzusetzen, müssen wir uns mit Lebensmitteln aus dem Meer, wie Seefischen, Meeresfrüchten und Meeresgemüse, anfreunden.

Machen Sie auch immer einen Bogen um die Fischtheke in Ihrem Supermarkt? Pestizide in Garnelen, Mikroplastik in Meerestieren, Radioaktivität im Meerwasser und Überfischung. Der Appetit auf Meeresprodukte kann einem bei diesen Meldungen schnell vergehen. Oft hören wir: »Ich esse nichts aus dem Meer – das ist mir alles viel zu belastet.«

Das stimmt auch, aber nur zum Teil. Es gibt einige Fischsorten aus bestimmten Regionen der Weltmeere, die aufgrund hoher Belastung zum Beispiel mit toxischen Metallen oder zum Schutz der Fischbestände nicht zum Verzehr geeignet sind.

Zum anderen möchten wir zu bedenken geben, dass es heutzutage kaum noch Lebensmittel gibt, die ohne irgendeine Belastung auf den Teller kommen. So findet man in den Märkten ganzjährig exotische Obstsorten (oft hohe Pestizidbelastung), Reis (teilweise immens hohe Arsenbelastung!) oder auch verschiedene Fleischsorten (Hormon- und Antibiotikabehandlung, Massentierhaltung), die sicher nicht völlig bedenkenlos zu essen sind. Wir empfehlen daher, die Belastungen der Fische, Algen und Meeresfrüchte in der Relation zu den anderen Lebensmitteln zu bewerten. Information auf ganzer Ebene ist hier der Schlüssel für eine gesunde Mahlzeit.

Seit 2009 gibt es in der EU Mindeststandards für Zucht und Fang vieler Fischsorten. Die meisten bei uns auf dem Markt befindlichen Fisch- und Meeresprodukte entstammen aus Aquakulturen. Mittlerweile gibt es verschiedene Labels, die dem Verbraucher signalisieren, dass bei dem Fang bzw. der Aufzucht und Bewirtschaftung von Fischen und Meeresfrüchten auf bestimmte Standards geachtet wird.

DIE JOD-LEBENSMITTELPYRAMIDE

Unser täglich' Jod gib uns heute – ja, richtig: täglich, denn der Körper kann Jod nicht in größeren Mengen speichern, und viele Organe – nicht nur die Schilddrüse – benötigen Jod für ihre Gesunderhaltung.

Die LOGI-Lebensmittelpyramide zeigt auf einen Blick: Jod ist in relevanten Mengen eigentlich nur in drei Nahrungsgruppen enthalten:

- Algen
- Meeresfische
- Meeresfrüchte

Aus diesen Gruppen sollten Sie mindestens einmal täglich etwas zu sich nehmen.

Sie mögen keinen Fisch oder Meeresfrüchte? Dann probieren Sie das vegane Superfood: essbare Meeresalgen. Dafür brauchen Sie kein Fan der japanischen Küche zu werden, Algen haben auch in vielen europäischen Küchen eine lange Tradition. Betrachten Sie Algen als jodreiche Ergänzung zu Ihrer Gemüseauswahl.

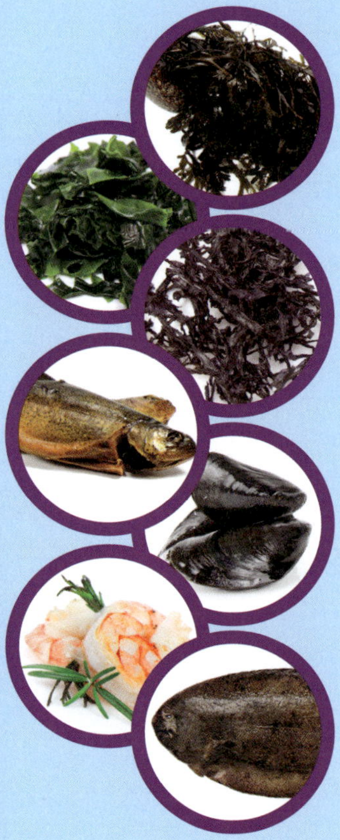

DIE RANGLISTE DER JODHALTIGSTEN LEBENSMITTEL

- Sehr hoher Jodgehalt:
  Essbare Algen wie Dulse, Wakame oder Ulva

- Hoher Jodgehalt:
  Meeresfrüchte und -fische wie
  Miesmuscheln, Stockfisch oder Scholle

- Mittlerer Jodgehalt:
  Tierische Produkte wie Käse, Rindfleisch, Eier, Milch

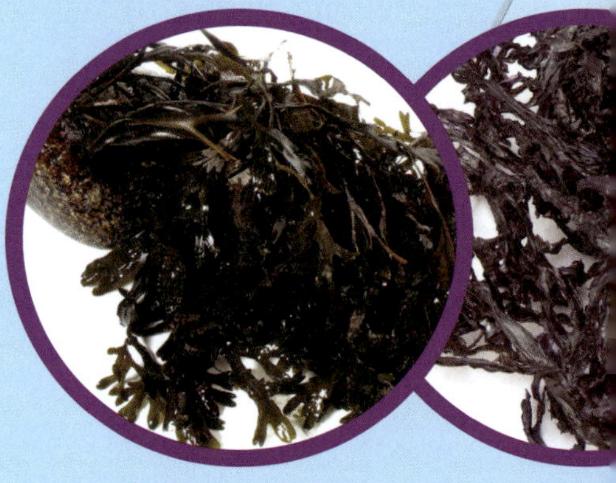

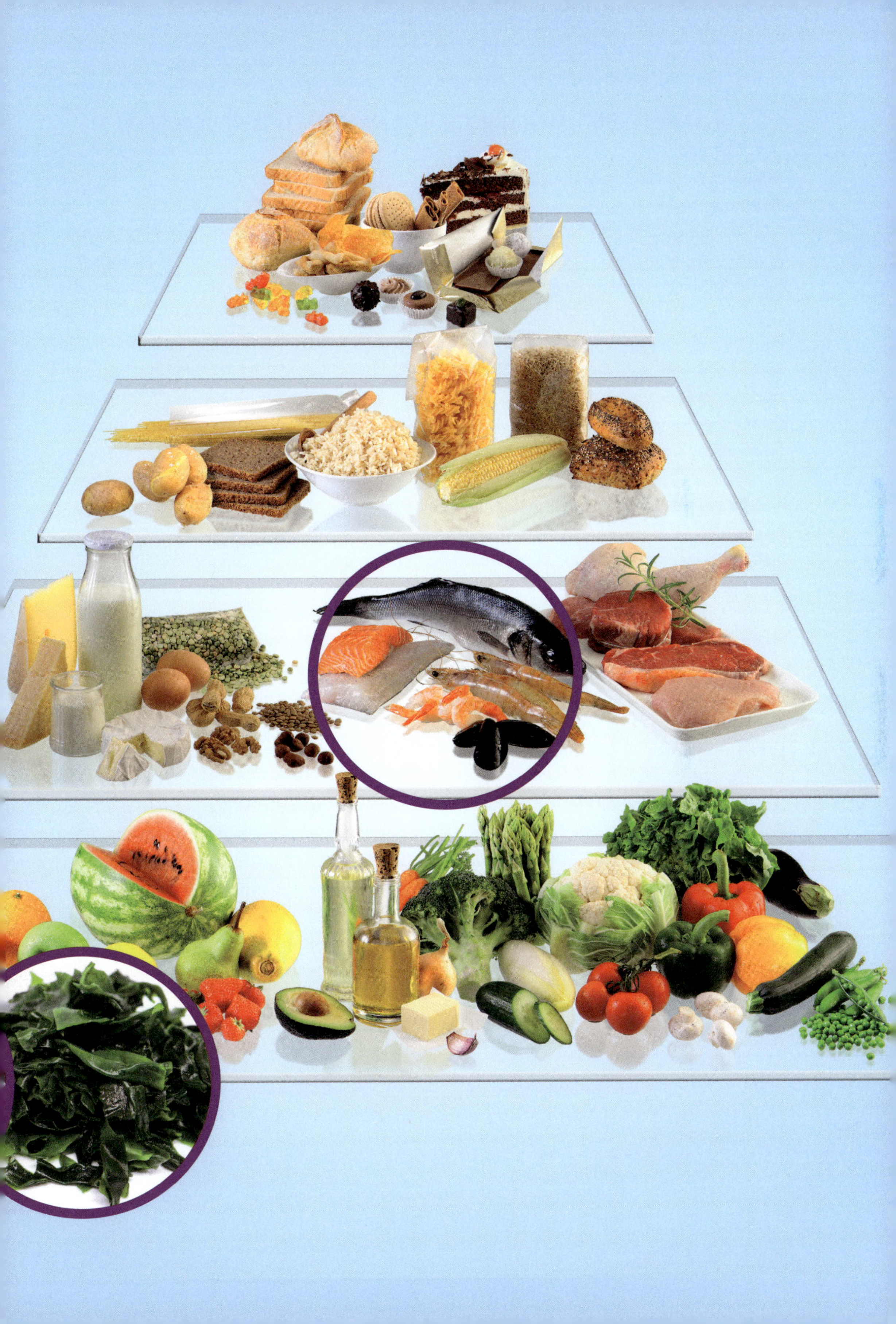

INSTITUTE, DIE UMWELTSIEGEL FÜR NACHHALTIGKEIT VERGEBEN

MSC-Siegel für Nachhaltigkeit im Wildfang

Seit 20 Jahren verleiht die Organisation *Marine Stewardship Council* Fischereien das MSC-Siegel (weißer Fisch auf blauem Oval). Sie setzt sich für nachhaltigen (ökologischen) Fischfang ein. Bislang sind über 200 Fischereien mit diesem Siegel ausgezeichnet worden und alleine im deutschsprachigen Raum über 7000 Produkte mit diesem Emblem auf dem Markt erhältlich.

ASC-Siegel für Nachhaltigkeit in der Fischzucht

Seit 2012 zeichnet der *Aquaculture Stewardship Council* für Nachhaltigkeit in der Fischzucht (Aquakultur) aus. Bei Einhaltung der Standards wird das ASC-Siegel verliehen.

FOS-Umweltsiegel für Nachhaltigkeit in der Aquakultur

Die amerikanische Organisation *Earth Island Institute* verleiht ein »*Friends-of-the-Sea*«-Siegel für Produkte aus nachhaltiger Fischerei und Aquakultur.

Bioverbände

Darüber hinaus zeichnen die Bioverbände wie Naturland (Wildfang/Aquakultur) oder Bioland ebenfalls Meeresprodukte aus, bei denen hinsichtlich Zucht und Bewirtschaftung bestimmte Anforderungen in Bezug auf Fütterung, Wasser, Fischdichte, Verzicht auf Antibiotika eingehalten werden. Diese sind höher als die seit 2009 geltenden Anforderungen der EU (EU-Biosiegel).

Zur Orientierung empfehlen wir den übersichtlichen Online-Ratgeber des *World Wild Fund for Nature* mit Suchfunktion. Dort werden Sie unter www.wwf.de/fischratgeber fündig und können Sie sich über die gängigsten Fisch- und Meeresfrüchtesorten aus Zucht und Wildfang umfassend informieren.

Viele Algen, die hierzulande erhältlich sind, stammen nicht aus Asien, sondern von Aquakulturen oder Wildsammlungen aus Frankreich, Irland oder Spanien. Viele davon sind auch mit einem Bio-Siegel ausgezeichnet. Frische Algen finden Sie an gut sortierten Fischtheken, in Fisch-Feinkostläden sowie über den Internet-Handel.

Wenn Sie sich ein wenig mit der Thematik beschäftigen, werden Sie feststellen, dass es eine Menge an Möglichkeiten gibt, seinen Meeresproduktebedarf zu decken. Im Anhang haben wir daher einige Bezugsquellen von Anbietern aufgeführt, die auf nachhaltige und vor allem unbelastete Meeresprodukte Wert legen.

DIE JODREICHSTEN LEBENSMITTEL

Süßwasserfische sind von ihrem Jodgehalt relativ unbedeutend (zum Beispiel hat eine Forelle nur circa 3 Mikrogramm Jod pro 100 Gramm). Seefische hingegen liefern uns Jod und alle wichtigen Cofaktoren, die der Jodstoffwechsel benötigt: B-Vitamine, Selen, Zink, Mineralien – darüber hinaus Eiweiße und viele gesunde essentielle Omega-3-Fettsäuren (EPA/DHA). Der Jodgehalt bei den Seefischen ist sehr unterschiedlich. Die in Deutschland beliebtesten Fischsorten Lachs und Thunfisch sind eher jodarm. Dennoch eignen sie sich für eine jodbewusste Ernährung recht gut, wenn sie regelmäßig verzehrt werden. Daher haben wir mehrere Lachs und Thunfischgerichte in den Rezeptteil integriert.

Hier haben wir für Sie die jodreichsten Seefische, Meeresfrüchte und Meeresgemüse zusammengestellt:

Die 10 jodreichsten Seefische	mcg Jod pro 100 g
Stockfisch	750
Meeräsche	350
Schellfisch	270
Seelachs	230
Kabeljau	230
Seehecht	130
Scholle	180
Thunfisch	90
Hering	80
Lachs	35

Die 10 jodreichsten Meeresfrüchte	mcg Jod pro 100 g
Miesmuscheln	138
Krabben	130
Garnelen/ Riesengarnelen	120
Jakobsmuscheln	120
Klaffmuscheln	120
Pilgermuschel	120
Venusmuscheln	120
Hummer	110
Austern	60
Langusten	50

Die 10 jodreichen Meeresgemüse	mcg Jod pro 100 g Trockengewicht
Echter Kombu	200 000
Bretonischer Kombu	100 000
Arame	70 000
Hijki (Hiziki)	40 000
Wakame	20 000
Meeresspaghetti	8 000
Dulse (Rote Meeresalge)	8 000
Nori	5 000
Grünalge Meeressalat (Ulva)	3 000
Queller	1 000

MEERESGEMÜSE – DAS NEUE VEGANE SUPERFOOD

Sind Sie Vegetarier oder Veganer oder haben eine Fischallergie? Auch Sie können sich jodreich ernähren. Probieren Sie doch einmal Algen oder andere Meerespflanzen!

Meeresgemüse ist ein wirkliches Superfood. Zu ihnen gehören Algen und essbare Gewächse, die in Meeresnähe wachsen, wie der Queller (Meeresspargel oder Salicornia genannt). Diese Pflanzen eignen sich gut für die jodbewusste, vegetarische und vegane Küche. Über 160 essbare Algen gibt es – nur wenige davon sind in Deutschland erhältlich. Aber die Nachfrage nach Meeresgemüse steigt kontinuierlich, und viele Supermärkte bieten Meeresalgen regelmäßig an. Was viele Konsumenten nicht wissen: Algen sind wahre Nährstoffbomben. Sie besitzen einen Mineralstoffanteil von bis zu 35 Prozent, darüber hinaus Zink, Selen, Vitamin A, Vitamin C, verschiedene B-Vitamine und sie sind reich an Omega-3-Fettsäuren. Daneben haben Sie viele Ballaststoffe und sind sehr kalorienarm, dafür aber sehr jodreich.

Der Jodanteil in Algen schwankt allerdings sehr stark. Sie werden zum Beispiel Dulseprodukte mit vier Milligramm Jodgehalt pro 1 Kilogramm Trockengewicht und andere wieder mit 20 Milligramm pro 1 Kilogramm auf dem Markt finden. Durch die Bewässerung von Trockenalgen geht ein Großteil ihres Jodgehaltes verloren.

Wenn Sie lange Zeit auf Jod bzw. jodreiche Kost verzichtet haben, empfehlen wir, Ihre Ernährung zunächst mit den relativ jodarmen Algen anzureichern. Hier sind speziell Dulse, Nori und Meeresspaghetti zu empfehlen.

Algenprodukte aus deutschen Biomärkten und Supermärkten haben in der Regel einen Hinweis zum Jodgehalt des jeweiligen Produkts. Dieser kann in den Angaben stark variieren, daher sind die hier genannten Angaben nur als Richtgrößen zu bewerten.

Trockene Algen sind sehr lange haltbar und vielseitig verwendbar, wie Sie auch im Rezeptteil noch erfahren werden. Allerdings müssen Sie vor Verwendung in Gerichten in der Regel rehydriert werden, das heißt in Wasser eingelegt werden. Bei diesem Prozess kann ein Teil des Jods verloren gehen.

Frische Algen sind in Salz eingelegt und problemlos über mehrere Wochen im Kühlschrank haltbar.

WISSENSWERT

Die Nori-Alge wird in Japan vor allem für die Zubereitung von Sushi verwendet. Eine verwandte Alge wird in Irland und Wales für die Zubereitung des traditionellen *Laverbreads*, eine Delikatesse bestehend aus Nori- und Dulsealgen, verwendet. Nori-Algen und Dulse haben einen eher geringen Jodanteil und sind daher für Menschen mit Jodmangel als Einstieg in die jodreiche Ernährung gut geeignet. Auch frische Algen müssen zunächst gewässert werden, um ihren Salzgehalt zu reduzieren. Bitte legen Sie die frischen Algen vor der Zubereitung immer circa zwei Minuten in kaltes Wasser und spülen sie gut durch, zum Beispiel durch leichtes Drücken. Wiederholen Sie diesen Vorgang einige Male.

Wenn die Algen kaum noch salzig schmecken, sind sie gut für die Zubereitung bzw. für den Verzehr. Die Mengenangaben in den Rezepten beziehen sich auf frische oder gewässerte trockene Algen.

Der einheimische Queller (Meeresspargel) ist nur in den Sommermonaten erhältlich. Sie können ihn an der Nord- und Ostseeküste zwischen Mai und August selbst ernten. Er ist auch roh eine köstliche Delikatesse.

Seefische, Meeresfrüchte sowie getrocknete und frische Algen erhalten Sie in gut sortierten Supermärkten, Biomärkten (mit entsprechendem Bio-Siegel) oder über den Internet-Versandhandel. Im Anhang zu diesem Buch haben wir einige Bezugsquellen gelistet.

Daneben enthalten sie noch viele andere wichtige Vitalstoffe, wie zum Beispiel viele B-Vitamine inkl. Vitamin B_{12} (interessant für Veganer!), 20 Aminosäuren, Mineralien und Spurenelemente.

Man unterteilt Algen in der Botanik in fünf Hauptgruppen:

- Grüne Algen
- Braunalgen (überwiegend im Salzwasser)
- Goldalgen
- Rotalgen und
- Blaualgen (überwiegend im Süßwasser)

Allein im Salzwasser gibt es über 13 000 verschiedene Algenarten. Als »Meeresgemüse« werden allerdings nur wenige Sorten verwendet. Algen wurden schon sehr früh als Zutat von Speisen überall in der Welt eingesetzt. Auch in Europa wurden Algen in der Küche benutzt, besonders von den Kelten. Heutzutage sind Algengerichte immer noch traditioneller Bestandteil der bretonischen und walisischen Küche. In Südwales zum Beispiel findet man das sogenannte »*Laverbread*«. Die Völker mit dem stärksten Algenverbrauch sind Japaner und Koreaner.

SÜSSWASSERALGEN

Chlorella und Spirulina sind Süßwasseralgen. Ihr Nutzen für den menschlichen Organismus liegt in der sanften Entgiftung toxischer Substanzen. Zudem liefern sie viele wertvolle Mineralien und Vitamine. Für die Deckung des täglichen Jodbedarfs sind sie aber ungeeignet, da sie so gut wie kein Jod beinhalten.

ALGENPRODUKTE

Algenprodukte kommen nicht nur aus Japan zu uns, sondern auch aus Zuchtfarmen und Wildsammlungen in der Bretagne. So kann man beliebig wählen und muss nicht nur auf japanische Produkte zurückgreifen. Algenprodukte aus Biomärkten sind in der Regel sehr gut auf mögliche Belastungen durch Metalle oder Radioaktivität untersucht worden. Folgende Sorten gibt es:

- Wakame: mild, ursprünglich aus Japan, wird in der Bretagne angebaut, Braunalge, hoher Gehalt von Algin säure, die Gifte, auch toxische Metalle, im Darm bindet
- Kombu/Kelp: fester Bestandteil der japanischen Küche, ebenfalls hoher Anteil an Alginsäure, hoher Jodanteil
- Meeresspaghetti: auch Riementang genannt, ist eine Braunalgenart, die auch an der Nord- und Ostsee zu finden ist
- Nori: sind meistens Rotalgen und fester Bestandteil der japanischen Küche, zum Beispiel bei der Sushizubereitung
- Dulse: wird auch Lappentang genannt und ist die Gruppenbezeichnung für eine Sorte von Rotalgen
- Queller (Salicornia): gehört zu den Fuchschwanzgewächsen, sie ist die jodreichste Pflanze Europas, wächst auch an der deutschen Nordseeküste, vor allem in den Wattgebieten

Der Jodgehalt in Algen kann sehr unterschiedlich sein, da sie reine Naturprodukte sind. Algen, die in deutschen Bio- oder Supermärkten angeboten werden, haben einen Hinweis zum jeweiligen Jodgehalt auf der Verpackung.

Nun haben Sie schon so viel über die Vorteile von Algen gelesen und fragen sich vielleicht, wie Sie Algen nun in Ihrer Küche zu Hause einsetzen können. Wie wäre es zum Beispiel als Würzmittel von Eierspeisen, Fisch, Fleisch oder Gemüse? Als leckere Beilage, als Wakamesalat oder zum Verfeinern als Einlage in Suppen?

INTERVIEW MIT DER ÖKOTROPHOLOGIN UND ALGENEXPERTIN UTE SCHULZ

Oft herrscht eine Unsicherheit, wie man Algen in der Küche verwenden kann und ob es »sichere Nahrungsmittel« sind. Die Algenexpertin Ute Schulz hat uns zu diesem Thema viele Fragen beantworten können.

Frau Schulz, welche Algen sind auch für die deutsche Küche gut geeignet?

Meeresalgen sind ein sehr vielseitiger Genuss! Es gibt viele verschiedene Algen und unglaublich viele Einsatzmöglichkeiten: Suppen, Salate, Wok-Gerichte, Marinaden für Tofu, Sushi sind ein paar Beispiele. Für unseren hier eher untrainierten Gaumen sind milde Algen wie Noriflocken ideal. Zu Anfang probiert man beispielsweise einfach mal ½ Teelöffel (für 4 Personen) zum Nudelgericht oder zur Suppe. Beliebt sind aber auch Sushi-Nori für köstliche Sushiröllchen – der Fantasie sind keine Grenzen gesetzt. Einrollen kann man fast alles. Vegetarische Sushi sind übrigens auch ein idealer Snack für unterwegs oder im Büro. Zu Suppen passen auch Wakamealgen wunderbar. Auch hier gilt: Man braucht nur eine kleine Menge für einen köstlichen Hauch Meer. Eine weitere Alge möchte ich noch erwähnen: Meeresspaghetti. Sie sind bislang eher unbekannt, haben einen guten Biss und passen ideal zu Nudelsalaten und Gemüsegerichten.

Viele Menschen haben Bedenken wegen einer möglichen Schwermetall- bzw. radioaktiven Belastung bei japanischen Algen und verzichten daher auf das Ausprobieren von Algenprodukten. Was können Sie uns dazu sagen?

Wir empfehlen, qualitativ hochwertige Algen zu kaufen. Dazu kann man sich die Verpackungen anschauen: Werden die Jodgehalte deklariert, gibt es eine Zubereitungsempfehlung und Hinweise auf Verzehrsmengen?

Wir haben langjährige Erfahrungen mit Algen und Analysedaten, die weit zurückgehen. Darauf basierend lassen wir die Algen je nach Sorte und Risiko analysieren. Unser Sortiment (Anmerkung der Autoren: Arche Naturkost) umfasst neben europäischen auch japanische Meeresalgen. Der Jodgehalt, weitere Schwermetalle wie Cadmium, Arsen und Blei und zusätzlich mögliche Strahlenbelastungen werden von unabhängigen Laboren in unserem Auftrag untersucht. Da es beispielsweise für Cadmium und Arsen keine gesetzlichen Grenzwerte gibt, haben wir für unseren Einkauf Werte hergeleitet. Dazu kommen Hinweise auf den Etiketten (Zubereitungsempfehlung, empfohlene Tagesverzehrsmenge), die dem Verbraucher helfen, die Algen richtig zuzubereiten und zu verwenden. Seit 2011 werden bei uns alle unsere japanischen Spezialitäten standardmäßig auf Radioaktivität untersucht und müssen unter der Nachweisgrenze sein.

Zusammengefasst die Empfehlung in Kürze: Lassen Sie sich den Genuss von Algen nicht entgehen. Überlegen Sie sich, welche Algen von welchem Anbieter Sie einkaufen. Schauen Sie aufs Etikett und fragen Sie ruhig mal direkt beim Hersteller nach.

Speziell zum Thema Jod: Algen sind ›Naturprodukte‹, das heißt der Jodgehalt schwankt sicherlich von Alge zu Alge. Welche Algen sind besonders jodreich und welche eher jodarm?

Rotalgen wie Sushi-Nori haben eher niedrigere Jodgehalte, Braunalgen wie Arame oder Wakame eher höhere. Es gibt aber auch je nach Erntegebiet unterschiedliche Werte. Des Weiteren muss man berücksichtigen, dass die Kochverluste bei der Zubereitung der getrockneten Algen bis zu 75 Prozent sein können. Die Zubereitungsverluste ergeben sich aus dem Einweichen und dem Garen im frischen Wasser.

Wir haben uns die Frage gestellt, ob es möglich wäre, die gesamte Weltbevölkerung jodbewusst, das heißt mit Seefisch und Algen zu ernähren. Auch uns lassen Themen wie Überfischung, Belastung der Meere mit Plastik, Schwermetallen und anderen Umweltfaktoren sowie der Tierschutz in den Weltmeeren nicht unberührt. Dies sind Themen, die grundsätzlich mit angesprochen werden müssen. Wir verfolgen daher sehr interessiert die Entwicklungen nachhaltiger Fischerei und Aquakultur. Nur diese kann aus unserer Sicht eine Lösung zur Verhinderung der Ausbeutung von Meeresressourcen sein.

INTERVIEW MIT STERNEKOCH JOHANNES KING

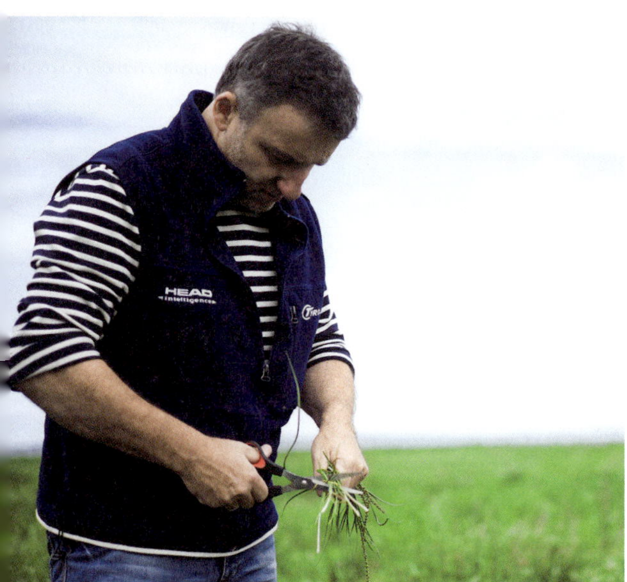

Herr King, Sie sind Gourmet-Koch, Besitzer zweier Michelin-Sterne und Gastgeber des Söl'ring Hof in Rantum auf Sylt. Ihre Gerichte sind bekannt für besondere Zutaten. So verwenden Sie zum Veredeln mancher Speisen auch den hier ansässigen Queller. Wie haben Sie den Queller für sich entdeckt?

Vor etwa 15 Jahren haben wir damit angefangen, keine Fische mehr zu verwenden, die südlicher als Hamburg schwimmen. Daneben haben wir uns aber auch noch nach anderen Zutaten umgesehen, die hier vor Ort verfügbar sind. So sind wir auf die Salzwiese gestoßen.

Die Salzwiese ist ein Terrain, das eine ganz besondere kulinarische Bedeutung für uns hat. Ich sage immer, dass es eine kulinarische Identität ist, das hat hier mit der Nordsee bzw. mit der Insel zu tun. Das gibt es in Bayern nicht, die haben eine andere kulinarische Identität ebenso auch die Schwaben. Nach und nach sind wir so fündig geworden. Einer unserer besonderen Funde war so zum Beispiel eben auch der Queller.

Was können Sie uns zum Queller noch verraten?

Der Queller hat verschiedene Namen, manche nennen ihn Meeresspargel, Meeresbohne, Passpierre oder Salicorne. Im Geschmack ist er etwas salzig, ich sage auch gerne jodig, das schmeckt unheimlich interessant, und gesund ist er noch dazu. Der Queller wächst in den Salzwiesen, also hier in den Schwemmwiesen.

Wir haben zweimal am Tag Ebbe und Flut, und die Wiesen werden nicht direkt überflutet, man könnte eher sagen unterflutet, und genau in diesem Bereich wachsen dann diese Gewächse. Diese Pflanzenernähren sich unter anderem vom Wasser, wie alle anderen Pflanzen auch, aber hier eben vom Salzwasser. Das Wasser verdunstet, das Salz aber nicht, und deswegen quellen diese Pflanzen nach und nach auf – daher kommt auch der Name Queller.

Die Spitzen der Queller sind wunderbar genießbar. Die Wurzel hingegen nicht, denn sie sind zu stark versalzen. Sie fangen an zu kristallisieren und holzen danach aus.

Wie nehmen Ihre Gäste diese Form der Gerichte an?

Die Gäste sind mittlerweile total aufgeschlossen. Man könnte auch sagen, dass sie richtig heiß auf diese saisonabhängigen Produkte sind, denn diese sind nicht so schnell austauschbar. Einen Spargel können sie aus Bayern, Franken, Schleswig-Holstein oder Baden-Württemberg haben. Das macht den Spargel vielleicht nicht ganz so spannend. Aber diese Salzwiesenkräuter und vor allem der Queller, den gibt es nur an bestimmten Orten und nur zu einer bestimmten Jahreszeit. Der Queller ist verfügbar zwischen Mai und Ende August. Das hängt mit der Wassertemperatur zusammen, denn wenn die Temperatur mehr als 10 Grad Celsius hat, dann fangen die Wasserpflanzen an zu wachsen. Dies geschieht meistens ab Mitte bzw. Ende Mai. Sie genießen dann eine Lebensdauer von zwei bis drei Monaten, bevor sie anfangen zu versalzen und am Ende verholzen.

Gab es wegen des Jodgehalts der Queller schon einmal Probleme, zum Beispiel bei Schilddrüsenerkrankungen?

Es gibt sicherlich heute einige Krankheitsbilder, wie Allergien, Unverträglichkeiten oder Schilddrüsenkrankheiten, mit denen wir konfrontiert werden. Die betroffenen Menschen geben uns dann aber ganz gezielt Bescheid, zum Beispiel: »Für mich bitte salzarm, jodarm, laktosefrei oder glutenfrei.« Da gehen wir drauf ein und setzen das auch gerne um. Heutzutage ist das viel selbstverständlicher. Diese Menschen sind

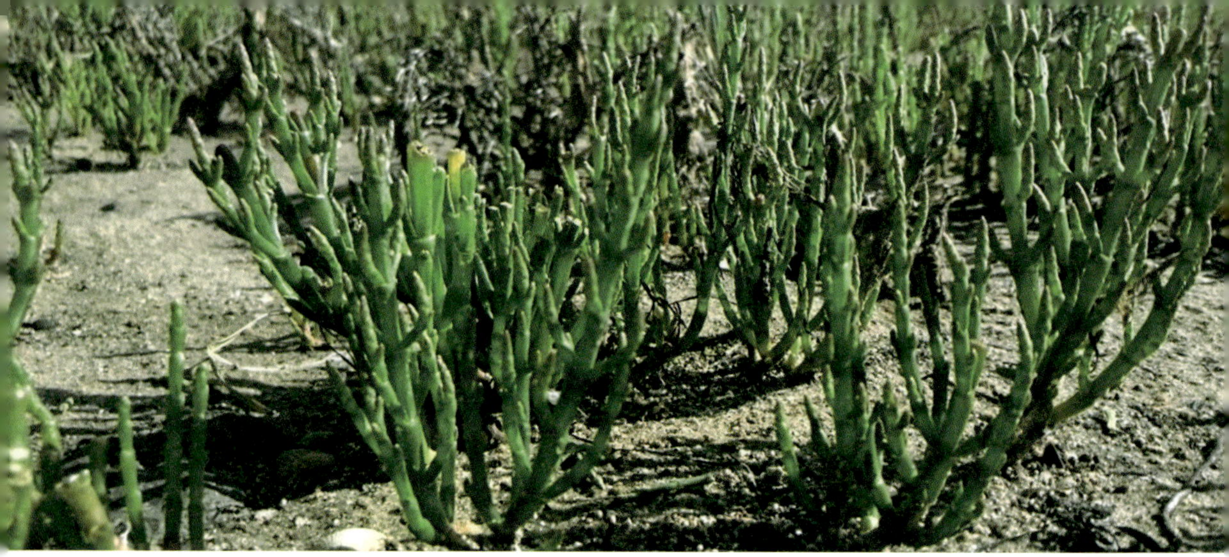

Queller

auch auf ihre Bedürfnisse sensibilisiert und lassen dann von bestimmten Gerichten bzw. Zutaten die Finger. Probleme haben wir deswegen noch nie gehabt.

Es gibt Menschen, die aufgrund einer chronischen Erkrankung eine jodreiche Kost möglicherweise nicht gut vertragen. Falls Sie an einer der folgenden Erkrankungen leiden:

- *Schilddrüsenüberfunktion (zum Beispiel bei Morbus Basedow)*
- *Myotonia congenita*
- *Iododerma tuberosum*
- *Dermatitis herpetiformis Duhring*
- *Niereninsuffizienz*

fragen Sie bitte Ihren Arzt, inwieweit Sie eine jodreiche Ernährung alleine umsetzen können. Eine strikte Jodvermeidung ist auch bei diesen Krankheiten nicht sinnvoll, aber die tägliche Jodmenge sollte individuell angepasst sein.

JODREZEPTE

Wenn Sie sich mit jodreichen Waren eingedeckt haben, können Sie mit unseren alltagstauglichen Rezepten in eine jodreiche Zukunft starten.

Der Mikronährstoffgehalt und somit auch der Jodgehalt von Naturprodukten ist zum Teil recht großen Schwankungen unterworfen. Die Herkunft der Nahrungsmittel, die Verarbeitung, die Lagerung und die Zubereitungsart (zum Beispiel Kochen oder Braten) haben Einfluss auf den Jodgehalt des Gerichts auf Ihrem Teller. Daher können wir nur ungefähre Angaben zum Jodgehalt machen. Grundsätzlich gilt: Je frischer Fische, Meeresgemüse und -früchte verzehrt werden, desto höher ist ihr Jodgehalt. Die Zubereitung mit Hitze hat immer einen negativen Einfluss auf den Jodgehalt.

Alle Rezepte sind für 2 Personen ausgelegt. Die Mengenangaben für die Algen beziehen sich auf frische oder rehydrierte Trockenalgen.

Wir wünschen Ihnen viel Spaß beim Ausprobieren und guten Appetit.

JOD-KÜCHENTIPP: *Köstlicher Algen-Tee! Pfefferminzteeblätter, getrocknete Apfelstückchen, Dulseblätter zerkleinern und vermischen, 3 gehäufte EL in einem Liter Wasser circa 20 Minuten ziehen lassen.*

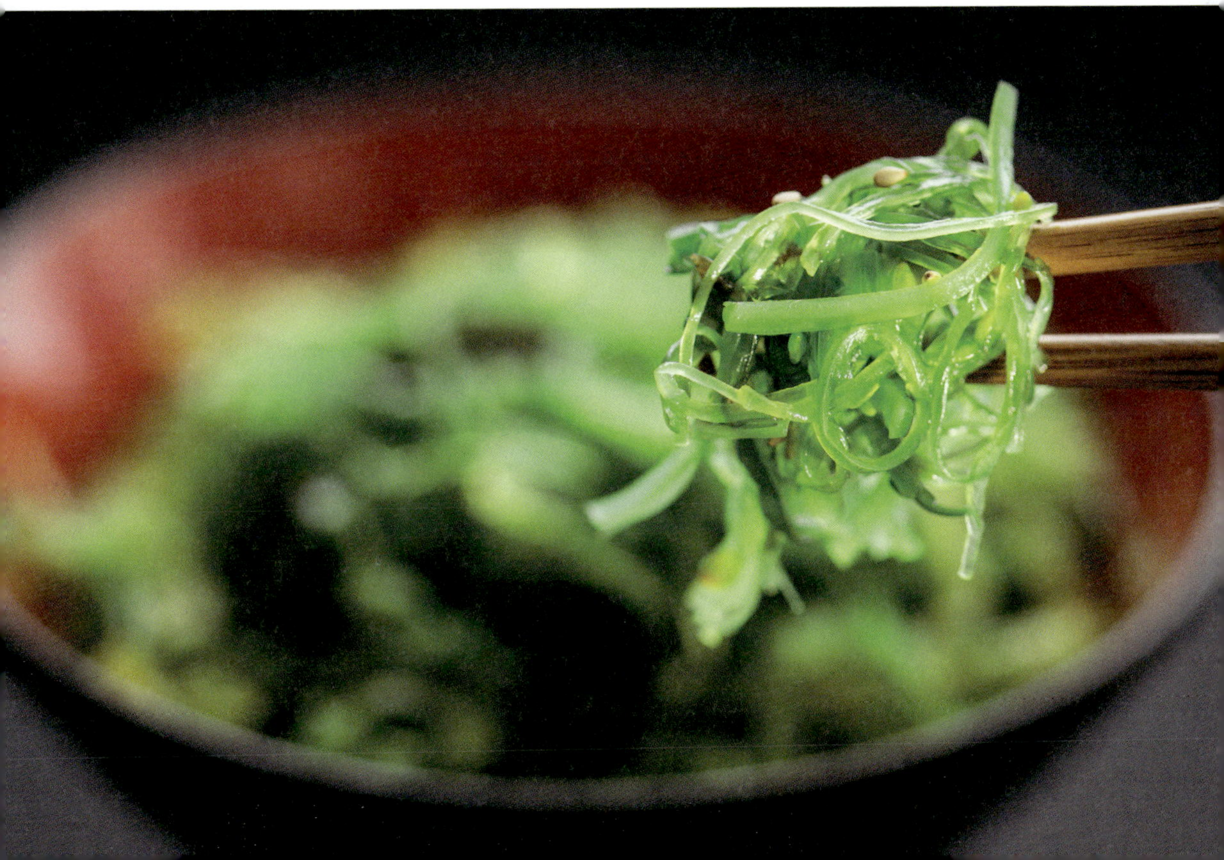

FOCACCIA MIT ANCHOVIS

ZUBEREITUNGSZEIT: 1 STUNDE PLUS 2 ½ RUHEZEIT

350 g Mehl
200–250 ml Wasser
1 Päckchen Trockenhefe, 7 g
1 EL Salz
8 EL Olivenöl
14 Anchovis

1. Mehl, Wasser, Hefe und Salz mit 3 EL Olivenöl in einer Schüssel zu einem Teig verkneten und zu einer Kugel formen. 2–3 EL Olivenöl über die Teigkugel gießen.

2. Den Teig eine halbe Stunde lang abgedeckt ruhen lassen. Danach in eine flache, feuerfeste Schale oder auf ein leicht gefettetes Backblech geben und etwas auseinanderziehen – circa 2 cm hoch lassen. Mit den Fingerspitzen einige Löcher leicht eindrücken. Restliches Olivenöl auf den Teig leicht verteilen. Circa 2 Stunden gehen lassen und mit etwas Salz bestreuen.

3. Bei 180 °C (Umluft) im Backofen auf mittlerer Schiene circa 25–30 Minuten backen.

4. Leicht abkühlen lassen und noch warm mit Anchovis zusammen servieren.

HINWEIS: *Wer möchte, kann die Focaccia vor dem Backen auch mit Rosmarin oder getrockneten Tomaten bestreuen.*

Jodgehalt pro Portion: circa 30 mcg | Auch reich an: Omega-3-Fettsäuren DHA und EPA, Zink und Kalium

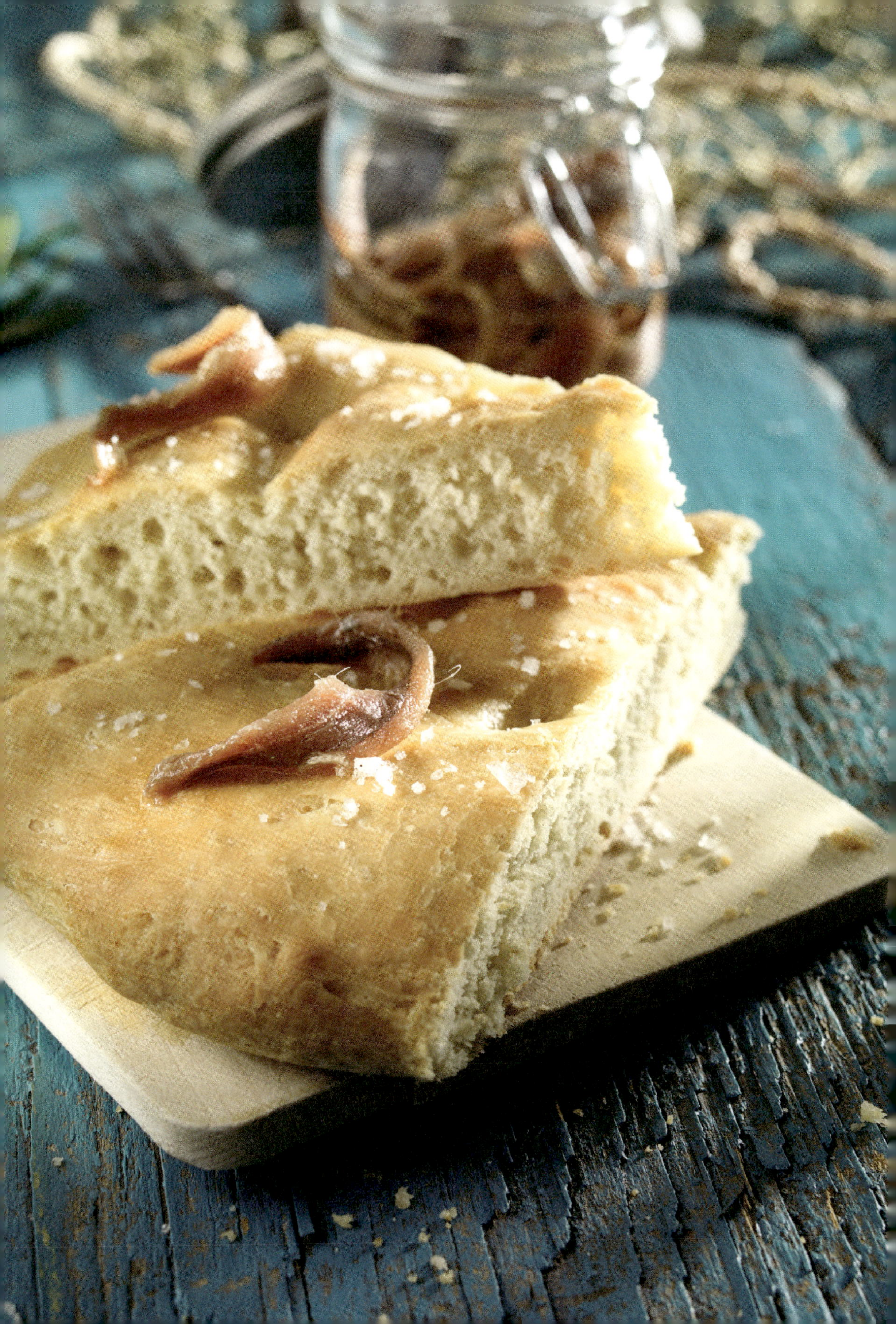

SARDINENRÖLLCHEN

ZUBEREITUNGSZEIT: 45 MINUTEN

25 g Korinthen
2 Anchovis
4 Stängel Petersilie
1 Knoblauchzehe
25 g Pinienkerne
12 Sardinen
4–5 EL Olivenöl
100 g Paniermehl
Salz und Pfeffer
1 Zitrone, möglichst Bio
Zahnstocher
Salatblätter zum Garnieren

1. Die Korinthen 15 Minuten in Wasser einweichen lassen. Die Anchovis fein hacken. Die Petersilie waschen und fein hacken. Die Knoblauchzehe schälen. Die Pinienkerne in einer Pfanne ohne Öl leicht rösten. Die Sardinen waschen, trocken tupfen und Kopf- und Rückengräte entfernen, die Schwanzflosse aber lassen.

HINWEIS: *Die Sardinen sollten dabei zusammen bleiben und sich nicht in die 2 Filets zerteilen.*

2. Die Korinthen abgießen und abtropfen lassen. In einer Pfanne das Olivenöl erhitzen und die Knoblauchzehe darin bei kleiner Flamme braten. Knoblauchzehe herausnehmen und das Paniermehl hinzugeben. Unter Rühren leicht bräunen und in eine Schüssel geben. Petersilie, Korinthen, Pinienkerne und Anchovis hinzugeben und mit Salz und Pfeffer würzen. Die Zitrone waschen, trocken reiben und etwas Schale in die Schüssel reiben. Alles zusammen gut verkneten.

3. Den Ofen auf 180 °C (Umluft) vorheizen. Die Sardinen geöffnet, mit dem Rücken auf der Arbeitsfläche ausbreiten, salzen und die Panade darauf verteilen. Die Sardinen vom Kopf her zur Schwanzflosse aufrollen und mit einem Zahnstocher feststecken. Auf ein gefettetes Backblech geben und (je nach Größe der Sardinen) 15–20 Minuten im Ofen garen. Mit ein paar Blättern Salat garniert warm oder kalt servieren.

Jodgehalt pro Portion: circa 30 mcg | Auch reich an: Omega-3-Fettsäuren DHA und EPA, Zink und Kalium

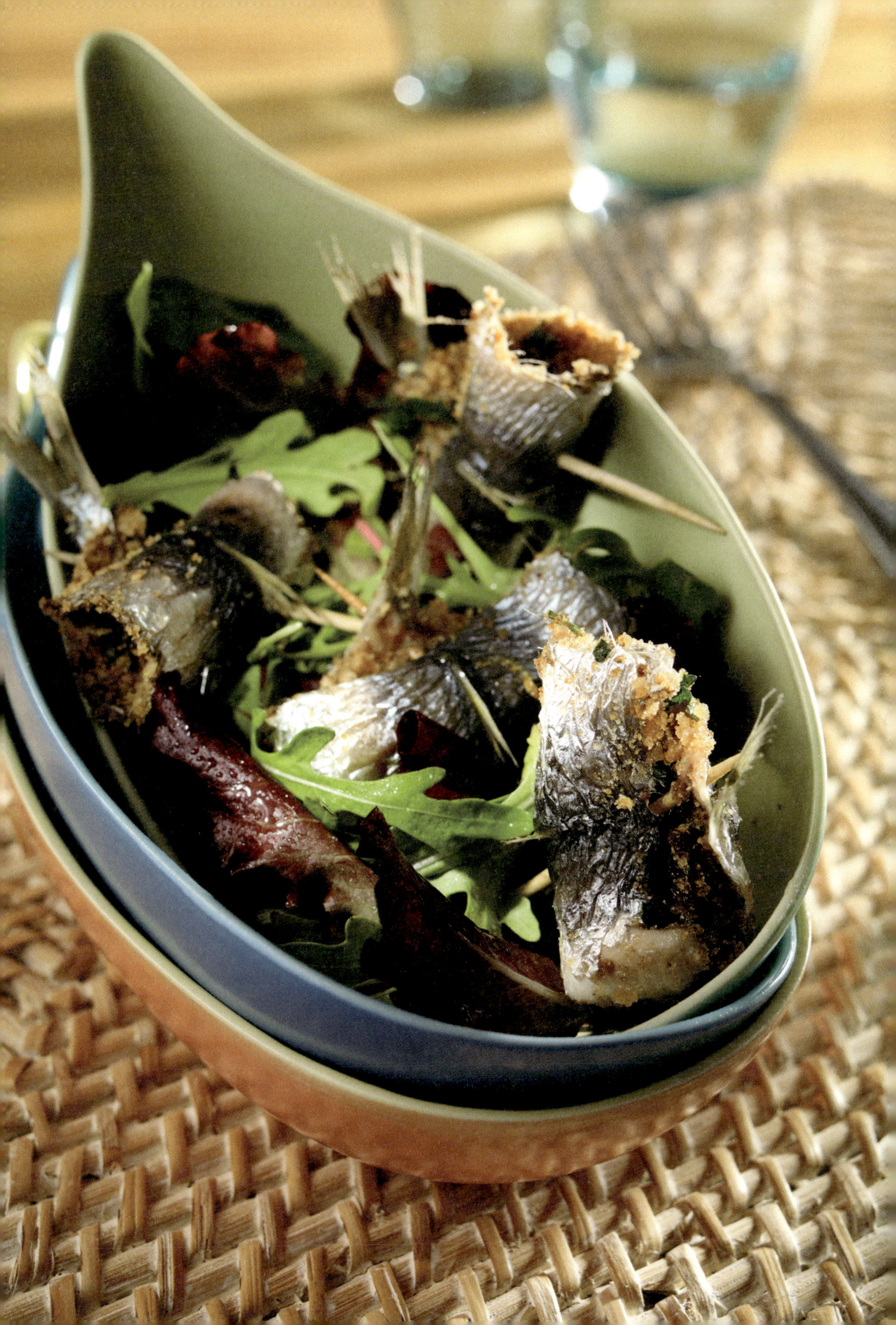

THUNFISCHSANDWICH MIT EI

ZUBEREITUNGSZEIT: 20 MINUTEN

1 Dose Thunfisch in Öl
oder Wasser, 185 g
2 Eier
1 TL Kapern
4–5 EL Mayonnaise (sieheSeite 239)
4 Scheiben Weißbrot oder Baguette

1. Thunfisch abtropfen lassen. Wasser in einem Topf aufsetzen und die Eier hart kochen. Danach abschrecken, abkühlen lassen und pellen. Den abgetropften Thunfisch in eine Schüssel geben. Den Fisch mit einem Rührlöffel oder Schneebesen zerstampfen. Kapern hacken und zum Thunfisch geben. Mayonnaise langsam unterrühren, bis eine cremige Konsistenz erreicht ist. Etwas Kapernwasser hinzufügen und abschmecken.

2. Weißbrot oder Baguette mit der Thunfischcreme bestreichen. Das Ei in Scheiben schneiden und auf 2 Brotscheiben geben. Restliche Brotscheiben darauflegen.

VARIATION: *Das Ei kann auch gegen Essigzwiebeln ausgetauscht werden.*

HINWEIS: *Wer es etwas knackiger mag, kann auch ein Salatblatt und/oder Gurkenscheiben hinzufügen.*

Jodgehalt pro Portion: circa 50 mcg | Auch reich an: Omega-3-Fettsäuren DHA und EPA, Vitamin A, Folsäure

GRISSINI MIT KRÄUTERN UND ALGEN

ZUBEREITUNGSZEIT: 60 MINUTEN

5 g Meeresspaghetti
500 g Mehl
260 ml Wasser
1 Päckchen Trockenhefe, 7 g
1 TL Zucker
2 EL Olivenöl
1 TL Salz

1. Meeresspaghetti wässern, abtropfen lassen und klein hacken. Mit den restlichen Zutaten zu einem glatten Teig verarbeiten und 30 Minuten zugedeckt gehen lassen. In kleine Stücke teilen und zu dünnen Röllchen formen. Auf ein Blech mit Backpapier geben.

2. Backofen auf 170 °C (Umluft) vorheizen und die Röllchen weitere 15 Minuten gehen lassen. Im Ofen für circa 7 Minuten backen.

HINWEIS: *Es können auch zusätzlich Kräuter oder Gewürze untergemischt werden.*

Jodgehalt pro Portion: circa 200 mcg | Auch reich an: Omega-3-Fettsäuren DHA und EPA, Vitamin B12

MEERESSALAT-BLÄTTERTEIG-STANGEN

ZUBEREITUNGSZEIT: 30 MINUTEN

1 Packung Blätterteig, Kühlregal
10 g Meeressalat

Zusätzlich nach Wahl:
Kräuter, Gewürze Käse, Salz, Pfeffer

1. Den Blätterteig auseinanderrollen und mit dem gehackten oder geschnittenen Meeressalat bestreuen. Dieser sollte im Idealfall trocken, auf jeden Fall nicht zu feucht sein.

HINWEIS: *Wer möchte, kann zusätzlich die weiteren (oben rechts angegebenen) Zutaten hinzufügen.*

2. Die Algen (und gegebenenfalls weiteren Zutaten) mit einem Nudelholz leicht andrücken und den Teig mit einem Messer in Streifen scheiden. Die Streifen entweder so lassen, zu Spiralen aufdrehen oder den Teig in andere beliebige Formen ausstechen oder formen. Auf ein Blech mit Backpapier geben. Bei 180 °C (Umluft) circa 10 Minuten leicht goldgelb backen.

Jodgehalt pro Portion: circa 300 mcg | Auch reich an: Omega-3-Fettsäuren DHA und EPA, Vitamin B12

KARTOFFEL-ALGEN-MUFFINS

ZUBEREITUNGSZEIT: 25 MINUTEN

20 g Kartoffel
10 g Dulseflocken
60 g Mehl
5–10 g Zucker
30 g Butter, weich
3 g Backpulver
10 g Parmesankäse
Salz, Pfeffer, Muskat
1 Ei
20 g Sahne

1. Kartoffel schälen, waschen, klein schneiden und in gesalzenem Wasser kochen, pressen und ausdampfen lassen. Dulseflocken waschen und abtropfen lassen.

2. Ofen auf 165 °C (Umluft) vorheizen.

3. Alle festen Zutaten in eine Schüssel und alle flüssigen Zutaten in eine andere geben und vermengen. Danach die beiden Schüsselinhalte vermischen und in 4 Mulden einer Muffinform geben. Diese nicht komplett füllen, da die Masse sonst beim Backen herauslaufen könnte.

4. In den Ofen geben und circa 10–15 Minuten backen. Mit einem Zahnstocher die Garprobe machen. Wenn kein Teig an dem Zahnstocher hängen bleibt, sind die Muffins gut.

SERVIERTIPP: *Als salziger Snack oder Sättigungsbeilage.*

Jodgehalt pro Portion: circa 300 mcg | Auch reich an: Omega-3-Fettsäuren DHA und EPA, Vitamin B12

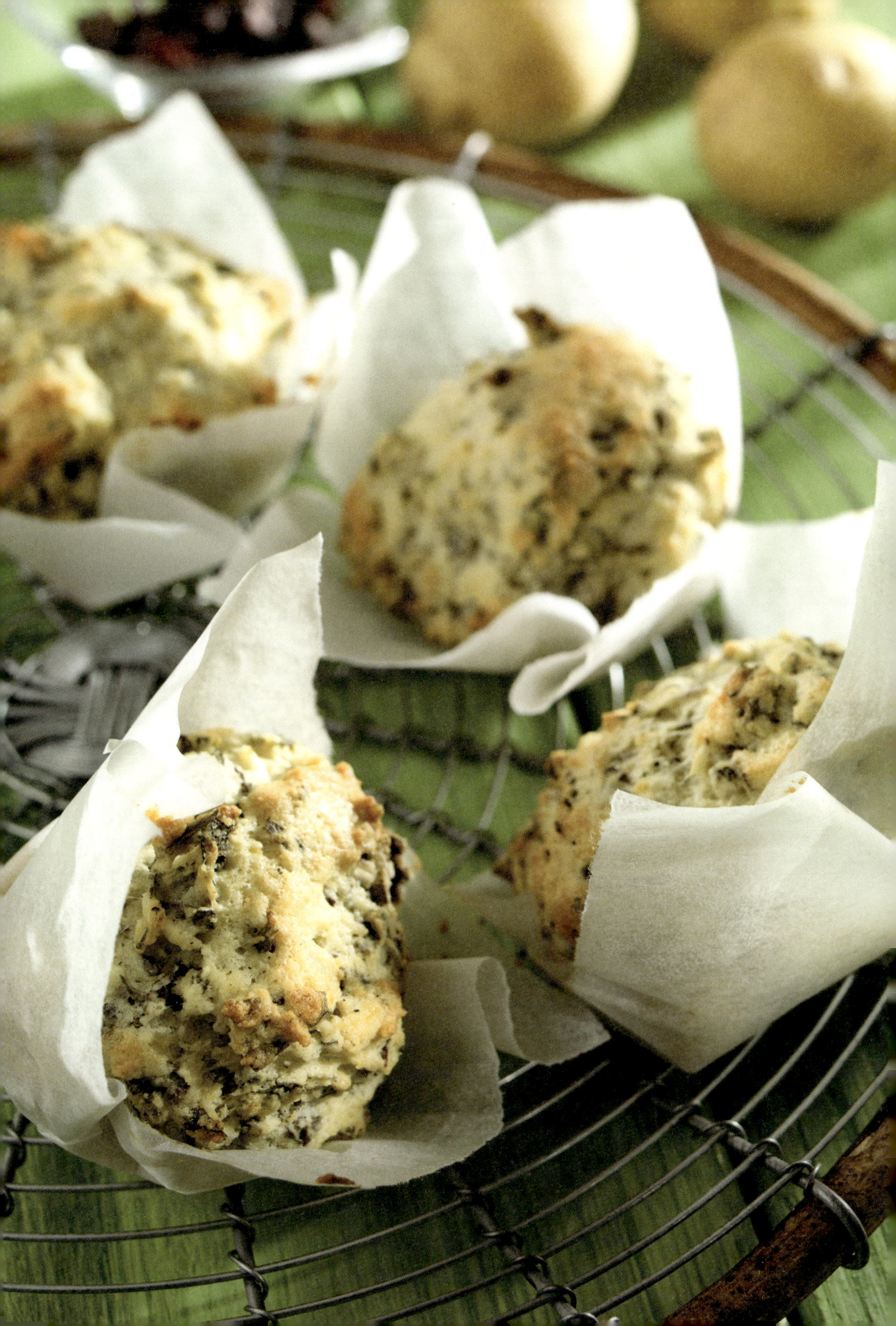

ALGENREIBEKUCHEN

ZUBEREITUNGSZEIT: 15 MINUTEN

1 EL Noriflocken
1 Kartoffel
1 kleine Zwiebel
1 kleine Zucchini
1 kleine Möhre
1 Ei
Salz
2–3 EL Mehl
Pflanzenfett

1. Noriflocken wässern und abtropfen lassen. Kartoffel schälen und waschen, Zwiebel schälen und beides fein in eine Schüssel reiben. Die Zucchini waschen, Möhre schälen und beides in die Masse raspeln bzw. grob reiben. Die Algen, das Ei und etwas Salz hinzugeben und mit dem Mehl zu einem Teig verrühren.

2. Eine Pfanne mit Pflanzenfett aufsetzen und erhitzen. Je nach gewünschter Größe der Reibekuchen 10–12 EL Masse in das heiße Fett geben und diese von beiden Seiten goldbraun backen.

KÜCHENTIPP: *Algen sind perfekte »Weichmacher«! Wenn Sie einige Nori- oder Dulsealgen in das Kochwasser von Hülsenfrüchten, zum Beispiel Erbsen und Bohnen, geben, werden diese schneller weich und sind besser verdaulich.*

Jodgehalt pro Portion: circa 80 mcg | Auch reich an: Omega-3-Fettsäuren DHA und EPA, Vitamin B12

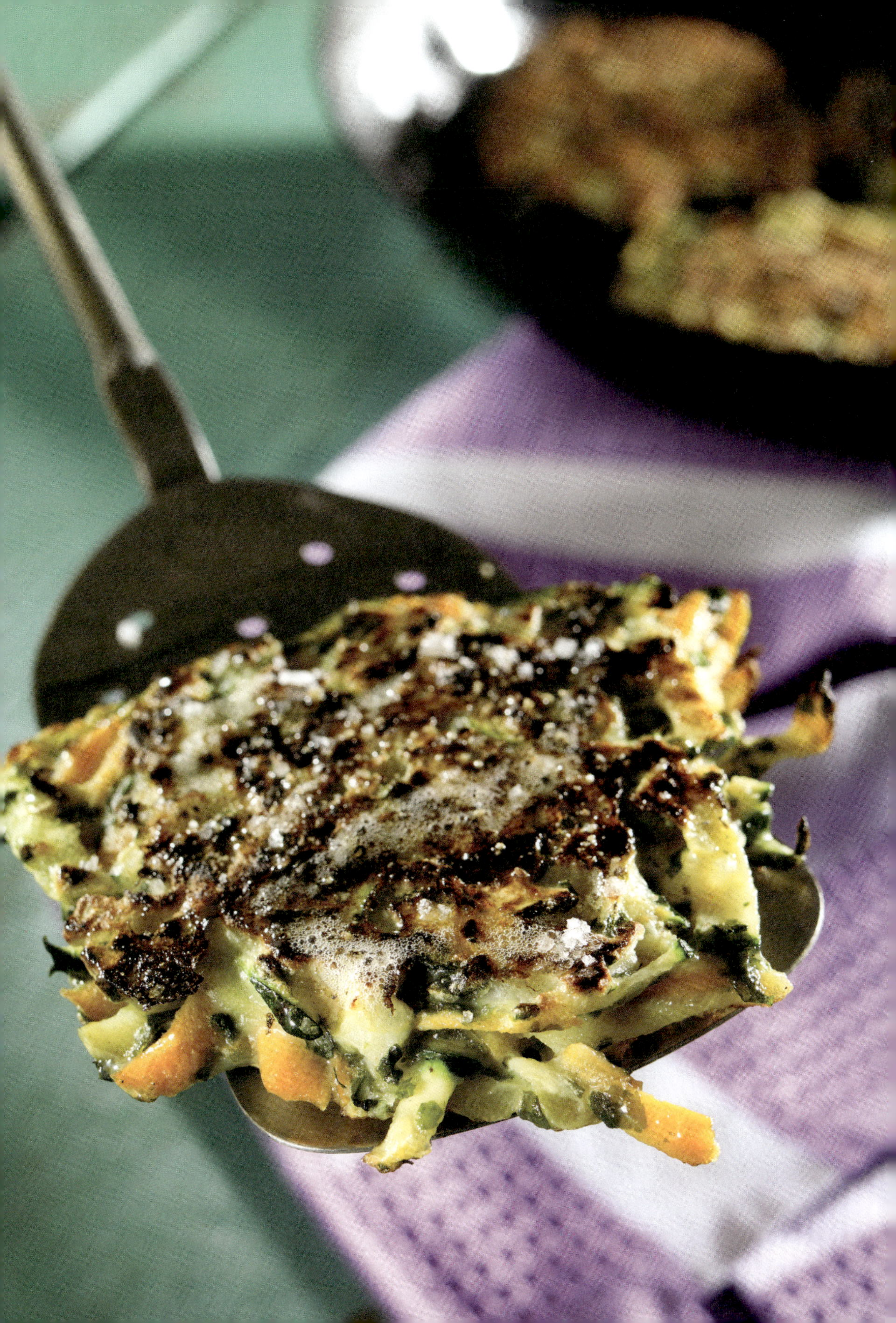

RAUCHLACHS-FRISCHKÄSE-SANDWICH

ZUBEREITUNGSZEIT: 15 MINUTEN

6 Scheiben Weißbrot
6 EL Mayonnaise (Seite 239)
1 Schlangengurke
200 g Frischkäse
1 EL Meerrettich
6 Scheiben Räucherlachs aus Bio-Aquakultur

1. Alle Weißbrotscheiben mit Mayonnaise dünn bestreichen. Schlangengurke waschen und in dünne Scheiben schneiden. Frischkäse mit Meerrettich in einer Schüssel verrühren und einen Teil davon auf die erste Scheibe Brot streichen, mit Gurkenscheiben belegen und mit einer zweiten Scheibe Brot – mit der mit Mayonnaise bestrichenen Seite – zudecken.

2. Diese Scheibe nun auch auf der Oberseite mit Mayonnaise bestreichen und Räucherlachs auflegen. Mit einer mit Mayonnaise bestrichenen Scheibe Brot abschließen.

Jodgehalt pro Portion: circa 35 mcg | Auch reich an: Omega-3-Fettsäuren DHA und EPA, Vitamin B6

KARTOFFEL-ALGEN-CHIPS

ZUBEREITUNGSZEIT: 15 MINUTEN

30 g Meeressalat
1 Kartoffel, groß, festkochend
Kokosfett zum Frittieren
Salz

1. Meeressalat waschen, abtropfen und trocknen lassen. Kartoffel schälen, waschen und in hauchdünne Scheiben schneiden. Zwischen 2 Kartoffelscheiben ein Algenblatt legen und diese Kartoffelscheiben fest zusammendrücken und die Luft herausstreichen.

2. In erhitztem Kokosfett bei circa 160 °C goldgelb backen. Herausnehmen, auf Küchenpapier abtropfen lassen und salzen.

Jodgehalt pro Portion: circa 200 mcg | Auch reich an: Omega-3-Fettsäuren DHA und EPA, Vitamin B12

NORIALGEN UND SALBEI IM BACKTEIG

ZUBEREITUNGSZEIT: 20–30 MINUTEN

---

6 Noriblätter
6 Salbeiblätter
125 g Mehl
Salz
1 Ei
125 ml Bier oder Wein
Kokosfett zum Frittieren

---

1. Noriblätter und Salbei waschen und gut abtropfen lassen. Mehl und Salz in eine Schüssel geben und vermischen. Das Ei und die gewünschte Flüssigkeit langsam zugeben und mit dem Mehl zu einem glatten Teig verrühren.

2. Die Salbei- und Algenblätter in den Teig dippen und einzeln nacheinander in dem erhitzten Kokosfett ausbacken. Herausnehmen, auf Küchenpapier abtropfen lassen und das Gebäck etwas salzen.

SERVIERVORSCHLAG: *Für dieses Rezept eignen sich große Salbeiblätter. Die Algen ergeben eine schöne Form beim Frittieren, je nachdem wie gekräuselt die Blätter sind.*

Jodgehalt pro Portion: circa 150 mcg | Auch reich an: Omega-3-Fettsäuren DHA und EPA, Vitamin B12

AUSTERN AUF EIS

ZUBEREITUNGSZEIT: 30 MINUTEN

Eiswürfel
1 Zitrone
1 Schalotte
100 ml Himbeeressig
12 frische Austern
Pfeffer

1. Die Eiswürfel in einem Trockentuch mit einem Klopfer zerkleinern und in einen tiefen Teller geben. Die Zitrone waschen, trocken reiben und sternförmig in 2 Hälften oder in Ecken schneiden. Die Schalotte schälen, in kleine Würfel schneiden und mit dem Essig in eine Servierschale geben.

2. Die Austern waschen und mit einem speziellen Austenmesser öffnen. Den Muskel von der Schale trennen und mithilfe eines kleinen Pinsels eventuelle Schalensplitter entfernen. Die geöffneten Austern aufs Eis setzen und die Zitronen dazu geben. Mit Schwarzbrot servieren und je nach Geschmack mit Pfeffer, Schalottenessig oder Zitronensaft genießen.

Jodgehalt pro Portion: circa 450 mcg | Auch reich an: sehr viel Zink

RAUCHLACHS MIT ZITRONE

ZUBEREITUNGSZEIT: 15 MINUTEN

1 Zitrone, möglichst Bio
1 Schalotte
1 EL Kapern
10 Scheiben Rauchlachs
Blattsalat zum Garnieren

1. Die Zitrone heiß waschen, trocken reiben und mit der Schale in Scheiben schneiden. 4 Scheiben auswählen, entkernen und die Schale rundherum mit einem Messer entfernen. Die Schalotte schälen, in kleine Würfel schneiden und auf 2 Zitronenscheiben geben.

2. Die Kapern hacken und auf die anderen Zitronenscheiben geben. Die Lachsscheiben auf den Teller großflächig anrichten und mit einigen Blättern Salat und den Zitronenscheiben garnieren.

Jodgehalt pro Portion: circa 35 mcg | Auch reich an: Omega-3-Fettsäuren DHA und EPA, Vitamin B6

SARDINEN IN ZWIEBELMARINADE

ZUBEREITUNGSZEIT: 30 MINUTEN, RUHEZEIT 6 STUNDEN

2 Zwiebeln
1–2 EL Olivenöl
6 EL Wasser
1 Lorbeerblatt
10 Sardinen
100 g Mehl
Pflanzenöl
Salz
3 EL Weißweinessig
Pfeffer
1 EL Pinienkerne
1 EL Rosinen

1. Zwiebeln schälen, halbieren und fein schneiden. In einen Topf etwas Olivenöl erhitzen und die Zwiebeln darin farblos anschwitzen. Wasser hinzugießen, das Lorbeerblatt hinzugeben und die Zwiebeln darin langsam und bei mäßiger Temperatur gar kochen.

HINWEIS: *Die Wassermenge sollte gering sein und die Zwiebeln gerade nur bedecken. Zwischendurch die Wassermenge kontrollieren und eventuell mehr hinzu zugeben.*

2. Die Sardinen waschen und trocken tupfen. In Mehl wälzen und ein wenig abklopfen. In einer Pfanne etwas Pflanzenöl erhitzen und die Sardinen darin frittieren oder von beiden Seiten goldgelb braten. Auf ein Küchenkrepp legen, salzen und zur Seite stellen.

3. Die weich gegarten Zwiebeln mit Essig, Salz und Pfeffer abschmecken. Die Pinienkerne und die Rosinen beifügen. In einem eckigen Behälter zuerst einige Zwiebeln auf dem Boden auslegen und darauf die gegarten Sardinen nebeneinanderlegen. Mit den restlichen Zwiebeln komplett belegen und mit der verbleibenden Flüssigkeit begießen.

HINWEIS: *Das Gericht sollte einige Stunden vor dem Servieren marinieren, damit sich der Geschmack entfalten kann. Die Sardinen halten sich einige Tage im Kühlschrank. Die Pinienkerne können auch vorher geröstet werden. Mit Brot oder Focaccia servieren. Frisch getoastetes Brot mit ein wenig Algenbutter (Seite 238) passt sehr gut hierzu.*

Jodgehalt pro Portion: circa 30 mcg | Auch reich an: Omega-3-Fettsäuren DHA und EPA, Zink und Kalium

FISCHTERRINE MIT NORI-ALGEN

ZUBEREITUNGSZEIT: 1 ½ STUNDEN

300 g weißer Fisch
(zum Beispiel Scholle)
1 Eiweiß
1 TL Salz
20 ml Pernod
150 ml Schlagsahne
1 g Safran
2 Blatt Nori-Algen

1. Für die Fischfarce das Fischfleisch ohne Haut und Gräten im Fleischwolf fein wolfen. Mit Eiweiß, Salz und Pernod in einen Mixer geben, auf kleiner Stufe pürieren und in die Masse langsam die Schlagsahne einlaufen lassen. Kurze Zeit auf höchster Stufe laufen lassen und dann salzen. Von der Masse die Hälfte abnehmen und die andere Hälfte mit Safran vermischen.

2. Die Arbeitsfläche leicht mit Wasser befeuchten und diese mit Klarsichtfolie in einem Bereich von circa 30–40 cm auslegen. Die Klarsichtfolie sollte nun auf der Arbeitsfläche haften. Eventuelle Luftblasen mithilfe eines Trockentuchs herausschieben. Darauf 2 Norialgenblätter nebeneinanderlegen und auf die Länge der Terrinenform zusammenschieben.

3. So viel Safranmasse mit einem Löffel auf die Norialgenblätter geben, dass diese komplett, aber dünn damit bedeckt sind. Mithilfe der ausgelegten Klarsichtfolie die Nori-Algen von unten langsam zu einer Rolle zusammenrollen und beiseitelegen.

4. Die Terrinenform mit Wasser ausspülen und mit Klarsichtfolie auslegen. Diese auf jeder Seite etwas überhängen lassen. Mit einem Tuch die Luftblasen beseitigen. Die Ränder der Terrinenform dünn mit der Fischmasse bestreichen und die Nori-Algen-Fischrolle ohne Klarsichtfolie in die Mitte legen. Leicht andrücken, um eventuelle Hohlräume zu beseitigen.

5. Mit der weißen Fischmasse oberhalb der Rolle die Form verschließen und mit der überlappenden Klarsichtfolie abdecken. Die Folie auf der Form glatt streichen und die ganze Form in Alufolie rollen. Im Wasserbad bei 74 °C 1 Stunde lang gar ziehen lassen. Abkühlen lassen und aus der Form stürzen. Kann auch gut auf Vorrat einige Tage vorher hergestellt werden. In Scheiben schneiden und mit Blattsalaten garniert warm oder kalt servieren.

ANMERKUNG: *Sollte keine Terrinenform vorhanden sein, kann man die Masse auch auf Klarsichtfolie streichen und diese am Ende wie ein Bonbon in Alufolie verschließen, damit kein Wasser eindringt. Die Garzeit ändert sich hierbei nicht.*

Jodgehalt pro Portion: circa 300 mcg | Auch reich an:
Omega-3-Fettsäuren DHA und EPA, Zink, Kalium, B-Vitaminen

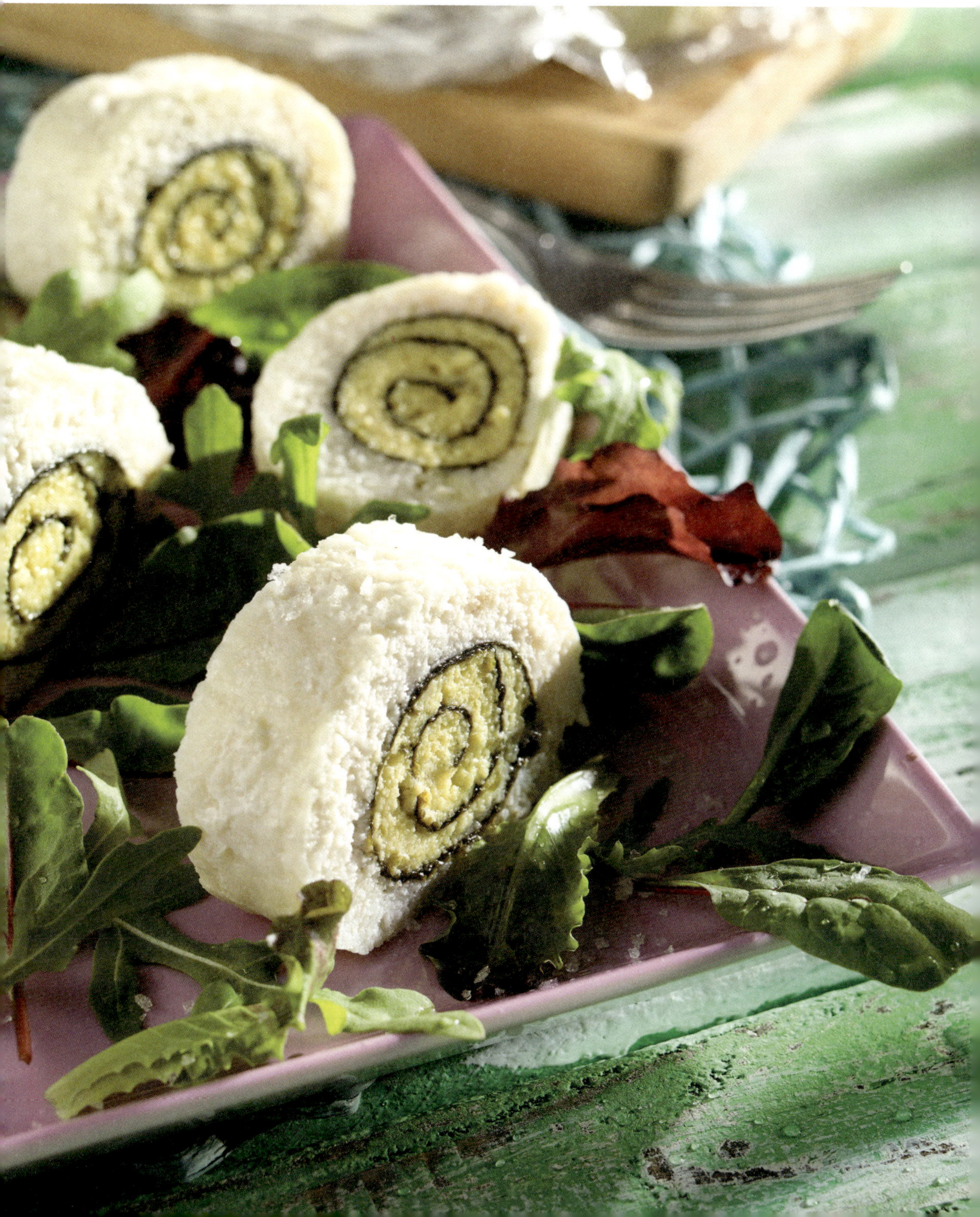

HUMMERSALAT

ZUBEREITUNGSZEIT: 30 MINUTEN

1 Römersalatherz
Blattsalate
1 Möhre
1 Hummer, gekocht
Salz

1. Salate waschen und abtropfen lassen. Möhre schälen und in dünne Scheiben schneiden oder mit dem Sparschäler in Streifen schneiden. In kaltes Wasser legen. Das Fleisch der Hummerzangen sowie des Hummerschwanzes ausbrechen, den Darm entfernen und auf einem Küchenkrepp abtrocknen lassen.

2. Die Möhre aus dem Wasser nehmen und abtropfen lassen. Den Hummerschwanz in Medaillons schneiden. Blattsalate auf einem Teller anrichten. Das Römersalatherz mittig anrichten und die Hummerschwanzmedaillons darum legen. Das Fleisch der Hummerzangen an das Salatherz legen. Etwas salzen und mit Zitronendressing (siehe Seite 243) oder Vinaigrette leicht begießen.

Jodgehalt pro Portion: circa 170 mcg | Auch reich an Omega-3-Fettsäuren DHA und EPA

KRABBENCOCKTAIL MIT MANGO

ZUBEREITUNGSZEIT: 15 MINUTEN

1 Römersalatherz
1 kleine Mango
½ Bund Schnittlauch
120 g Krabben- oder Tiefseegarnelenfleisch
2–3 EL Cocktailsoße (siehe Seite 239)

1. Römersalatherz waschen und halbieren. Den Strunk abschneiden und den Salat in feine Streifen schneiden. Den geschnittenen Salat in ein Sieb in kaltes Wasser stellen. Die Mango schälen, eine Hälfte des Fruchtfleisches in feine Scheiben schneiden, die andere Hälfte in kleine Stücke schneiden. Schnittlauch waschen, abtrocknen und fein schneiden. Den Römersalat aus dem Wasser nehmen und abtropfen lassen. Krabben, Schnittlauch und Mangostücke in eine Schüssel geben und mit 2–3 EL Cocktailsoße vermischen.

2. Die Mangoscheiben fächerförmig auf dem Teller drapieren. Miit dem Römersalat ein Nest formen und dieses neben die Mangofächer setzen. Den Krabbencocktail auf das Römersalatnest geben.

Jodgehalt pro Portion: circa 90 mcg | Auch reich an:
Omega-3-Fettsäuren DHA und EPA, Magnesium und Calcium

AVOCADO-KRABBEN-SALAT

ZUBEREITUNGSZEIT: 15 MINUTEN

- 1 Avocado
- 1 Zitrone oder Limette
- 1 EL Olivenöl
- Salz
- 120 g Krabben- oder Tiefseegarnelenfleisch

1. Avocado schälen, halbieren und den Kern entfernen. Die Zitrone pressen und den Saft in eine Schüssel geben. Etwas Olivenöl mit einem Schneebesen unterrühren und mit Salz abschmecken.

2. Eine Avocadohälfte in Würfel schneiden und die andere dünn fächern. Die Avocadowürfel mit den Krabben mischen und mit einem Teil der Soße anmachen.

3. Den Avocadofächer auf dem Teller anrichten und an die Spitze die Krabben und die Avocadowürfel geben. Mit einem Löffel den Fächer mit der restlichen Zitronen-Öl-Soße bestreichen, damit dieser sich nicht verfärbt.

Jodgehalt pro Portion: circa 90 mcg | Auch reich an:
Omega-3-Fettsäuren DHA und EPA, Magnesium und Calcium

LACHS-FRISCHKÄSE-ROLLE

ZUBEREITUNGSZEIT: 15 MINUTEN, RUHEZEIT 6 STUNDEN

150 g Frischkäse (zum Beispiel Philadelphia, Quark oder Ricotta)
3 Blatt Gelatine
200 g Rauchlachs
½ Bund Schnittlauch, gehackt
Salatblätter zum Garnieren

1. Arbeitsfläche leicht befeuchten und mit Klarsichtfolie auslegen. Ein Streifen von circa 30 cm Länge sollte ausreichen. Frischkäse aus dem Kühlschrank nehmen und 3 Blatt Gelatine in kaltem Wasser einweichen. Die Rauchlachsscheiben auf die Klarsichtfolie auslegen, sodass diese zusammen eine rechteckige Form bilden.

2. Auf das Lachsrechteck nun einen Streifen Klarsichtfolie legen und diese mit einem schweren Topfboden oder Nudelholz leicht klopfend auf eine gleichmäßige Höhe bringen. Die eingeweichte Gelatine aus dem Wasser nehmen und ausdrücken. In einem Topf auf dem Herd oder in der Mikrowelle verflüssigen, aber nicht kochen, da sich sonst der Geschmack und die Eigenschaft ändern können.

3. 2 EL Frischkäse in die flüssige Gelatine geben und verrühren, um die Temperatur zu reduzieren und eine Bildung von Gelatineklümpchen in der Masse zu verhindern. Danach den restlichen Frischkäse sowie den gehackten Schnittlauch hinzugeben und alles vermengen. Die obere Klarsichtfolie vom Lachs entfernen und die Frischkäsecreme auf dem Lachs vorsichtig gleichmäßig verteilen, dabei aber einen circa 1–2 cm breiten Rand an der oberen Seite freilassen.

4. Mithilfe der unteren Klarsichtfolie nun das Ganze langsam von unten nach oben aufrollen, jedoch die Folie nicht mit einrollen. So schließt die obere Seite ohne Frischkäse die Rolle. Die Enden der Klarsichtfolie am rechten und linken Rand der Rolle verknoten. In den Kühlschrank stellen und fest werden lassen. Nach circa 6 Stunden sollte die Lachs-Frischkäse-Rolle fest sein. In der Klarsichtfolie belassen und in Scheiben schneiden. Klarsichtfolie entfernen und mit ein wenig Blattsalat servieren.

Jodgehalt pro Portion: circa 35 mcg | Auch reich an: Omega-3-Fettsäuren DHA und EPA, Vitamin B6

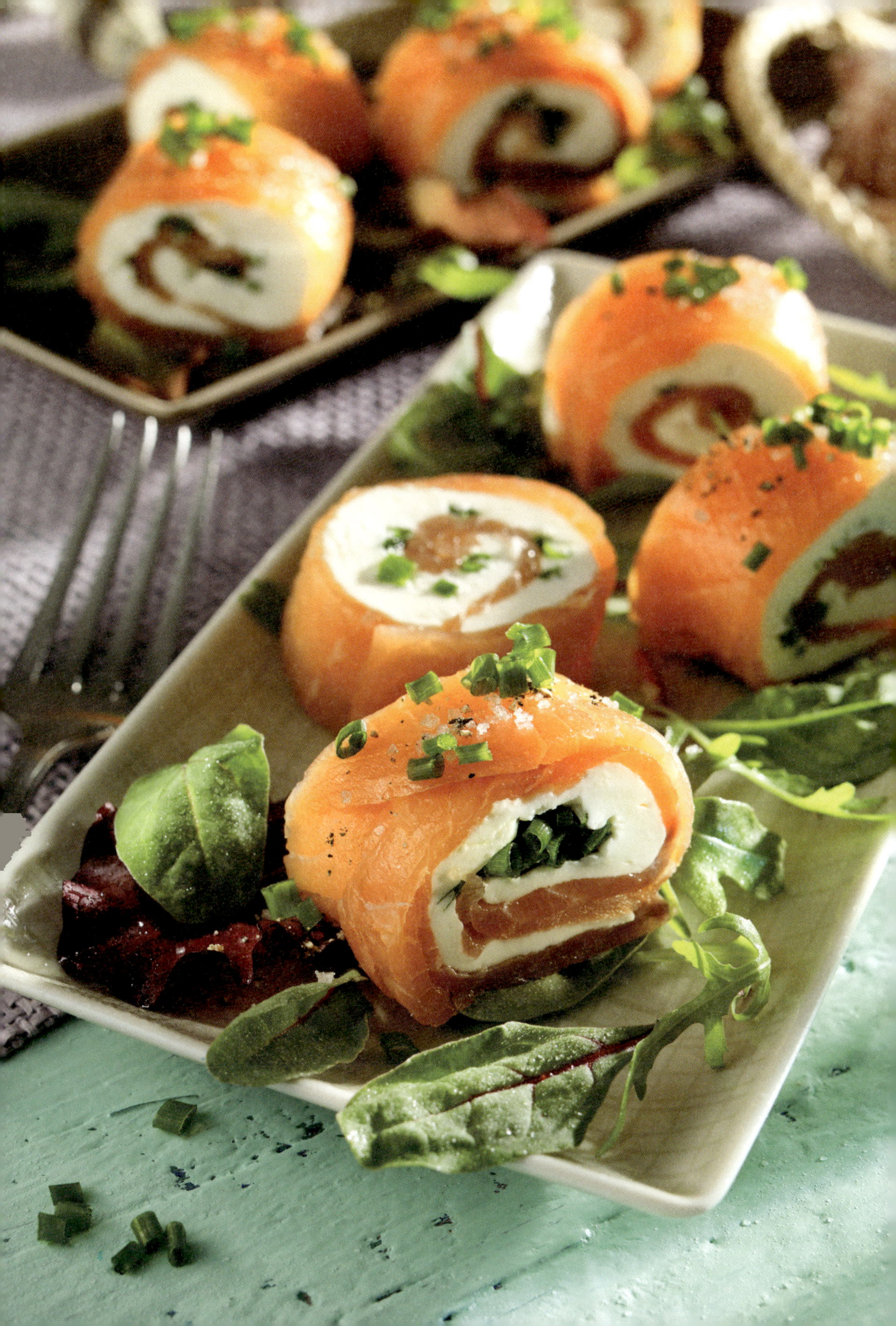

RAUCHFISCHROSE

ZUBEREITUNGSZEIT: 10 MINUTEN

6–8 Rauchfischscheiben aus Bio-Aquakultur
150 g Frischkäse (oder Algenricotta siehe Seite 241)
Blattsalat zur Dekoration

1. Jeweils 3–4 Rauchfischscheiben nebeneinander ausbreiten, sodass das Ende jeder Scheibe mit dem Anfang der nächsten überlappt. Den unteren Teil der Scheiben circa 1 cm nach oben umklappen und leicht andrücken. Nun rollt man von einer Seite zur anderen die Scheiben zusammen und klappt die äußere Scheibe leicht herunter. So erhält man die Form einer Rose.

2. Den Frischkäse dann mithilfe von 2 Löffeln zu Nocken abstechen, indem der Käse mit einer leichten Drehbewegung und Druck von einer Löffelinnenseite gegen die andere Löffelinnenseite gepresst wird. So formt sich eine dreikantige Nocke. Von dieser werden pro Person (je nach Größe) 3–5 benötigt. Die Rauchfischrose wird nun in die Mitte des Tellers gesetzt und die Nocken werden sternförmig auf den Teller um die Rose herum gelegt.

3. Zwischen jede Nocke wird ein Blatt Salat (zum Beispiel Rucola) gelegt, welches mit dem Stiel unter der Rose sitzt.

Jodgehalt pro Portion: circa 80 mcg | Auch reich an: Omega-3-Fettsäuren und Vitamin A

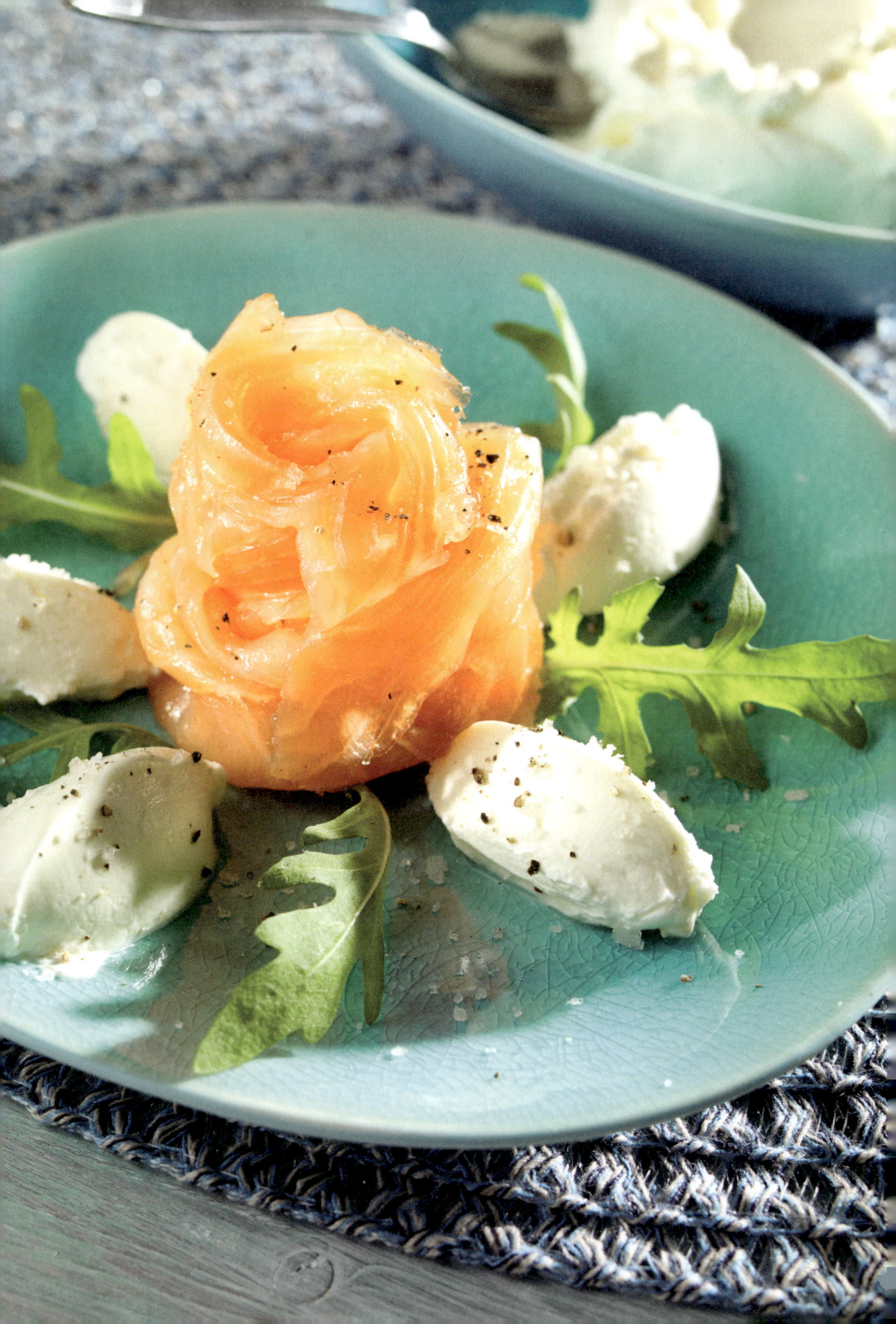

CAESAR-SALAT

ZUBEREITUNGSZEIT: 30 MINUTEN

30 g Parmesankäse, gerieben	3 Scheiben Frühstücksspeck
2 TL Kapern	2 Weißbrotscheiben
6 Anchovis	30 g Butter
1 Knoblauchzehe	Salz
100 g Mayonnaise (siehe Seite 239)	1–2 Köpfe Römersalat

1. Für die Soße einen EL Parmesankäse, Kapern, 3 Anchovis und die geschälte Knoblauchzehe zusammen mit der Mayonnaise pürieren. Den Frühstücksspeck in feine Streifen schneiden und in einer Pfanne ohne Öl knusprig braten. Der Speck verliert genug Fett, um diesen ohne eine weitere Zugabe von Öl zu braten. Auf einem Küchenkrepp abtropfen lassen.

2. Die Krusten von den Weißbrotscheiben entfernen und in Würfel schneiden. Butter in einer Pfanne schmelzen und die Brotwürfel darin goldbraun braten und währenddessen salzen. Die Weißbrotwürfel in der Pfanne ständig in Bewegung halten, damit sie nicht anbrennen. Nach einer Weile wird die gewünschte Färbung erreicht und die Würfel werden schön knusprig. Auf einem Küchenkrepp abkühlen lassen.

3. Römersalat waschen, abtropfen lassen und in mundgerechte Stücke schneiden. Mit der Soße vermengen und anrichten. Mit den Brotwürfeln, restlichem Käse und den Speckstreifen bestreuen. Die restlichen Anchovis obenauf mit anrichten.

HINWEIS: *Die Soße sollte dickflüssig sein, damit diese an dem Salat haften bleibt und so ihren vollen Geschmack abgeben kann. Römersalat ist sehr wasserhaltig und benötigt ein entsprechend kräftiges Salatdressing.*

Jodgehalt pro Portion: circa 30 mcg | Auch reich an: Omega-3-Fettsäuren DHA und EPA, Zink und Kalium

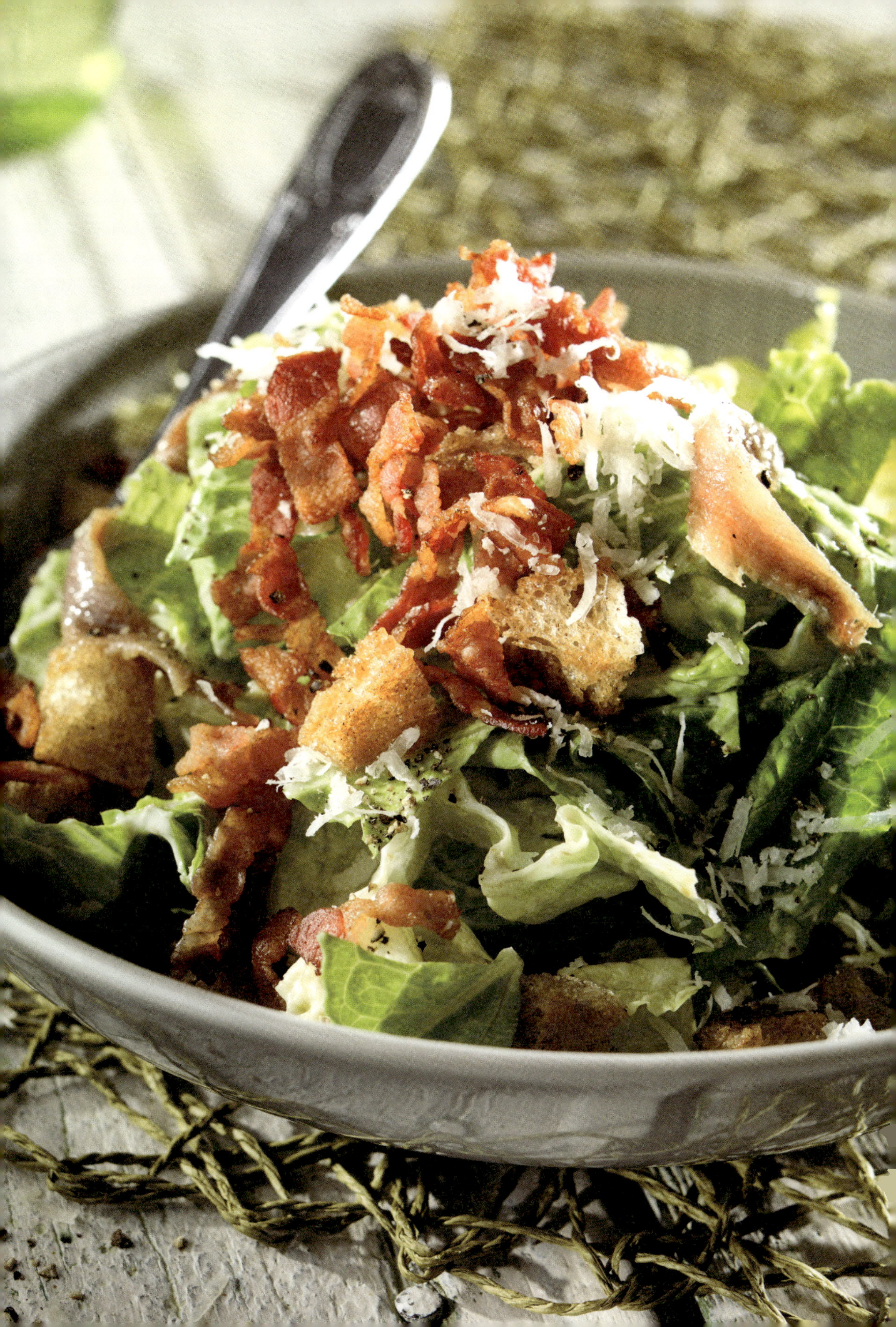

GLASMEISTERHERING

ZUBEREITUNGSZEIT: 30 MINUTEN PLUS 24 STUNDEN ZEIT ZUM DURCHZIEHEN

4 Bismarckheringfilets
2 Möhren
2 rote Zwiebeln
5–10 cm Meerrettichwurzel
200 ml Essig
200 g Zucker
15 Pfefferkörner
6 Pimentkörner
1 EL Senfkörner
3 Lorbeerblätter

1. Bismarckheringe in mundgerechte Stücke zerteilen. Möhren und Zwiebeln schälen und in dünne Scheiben bzw. Ringe schneiden. Meerrettich schälen und in grobe Stücke würfeln. Essig mit dem Zucker aufkochen und vom Herd nehmen. Die Gewürze dazugeben.

2. Die Zutaten (ohne Fisch) in die Flüssigkeit geben und abkühlen lassen. Anschließend den Fisch hinzugeben und mindestens 24 Stunden durchziehen lassen.

Jodgehalt pro Portion: circa 60 mcg | Auch reich an: Omega-3-Fettsäuren DHA und EPA, Zink und Kalium

HERINGSSALAT MIT APFEL

ZUBEREITUNGSZEIT: 15 MINUTEN

4 Matjes oder Bismarckheringfilets
2 Gewürzgurken
1 Zwiebel
1 Apfel
3–4 EL Mayonnaise (siehe Seite 239)
Salz, Pfeffer

Matjes oder Hering in mundgerechte Stücke schneiden. Gewürzgurken vierteln und klein scheiden. Zwiebel schälen, Apfel schälen, vierteln und entkernen. Beides in kleine Würfel schneiden. Die klein geschnittenen Zutaten in eine Schüssel geben und mit der Mayonnaise vermengen. Einen Schuss Gurkenwasser hinzufügen und mit Salz und Pfeffer abschmecken.

Jodgehalt pro Portion: circa 60 mcg | Auch reich an: Omega-3-Fettsäuren DHA und EPA, Zink und Kalium

HERINGSTARTAR MIT ROTER BETE

ZUBEREITUNGSZEIT: 25 MINUTEN

1 Ei
4 Matjes- oder Bismarckheringfilets
4 Walnüsse
2 Gewürzgurken
1 Rote Bete, gekocht
1 Zwiebel
1 Apfel
1–2 EL Olivenöl
Salz, Pfeffer

1. Wasser aufsetzen und das Ei darin hart kochen. Abschrecken, pellen und kleinschneiden. Matjes oder Hering in kleine Würfel schneiden, und die Walnüsse grob hacken. Gewürzgurken und gekochte rote Bete in die gleiche Größe wie den Hering schneiden. Zwiebel schälen, Apfel schälen, vierteln, entkernen und beides auch diese in kleine Würfel schneiden.

2. Die klein geschnittenen Zutaten in eine Schüssel geben und vermengen. Mit einen Schuss Gurkenwasser und Olivenöl anmachen. Mit Salz und Pfeffer abschmecken.

Jodgehalt pro Portion: circa 60 mcg | Auch reich an: Omega-3-Fettsäuren DHA und EPA, Zink und Kalium

KALTE VORSPEISEN

OKTOPUSSALAT

ZUBEREITUNGSZEIT: 1 STUNDE PLUS 30 MINUTEN

300 g Oktopus
Salz
100 ml Rotwein
75 g Staudensellerie
1 Lorbeerblatt
150 g Kartoffeln
1 Bund Petersilie
60 g Oliven
1 Zitrone
Olivenöl

1. Oktopus waschen und in kaltem Wasser aufsetzen, leicht salzen. Etwas Rotwein, 60 g des Staudenselleries und das Lorbeerblatt hinzugeben. Der Oktopus ist fertig gegart, wenn sich der dickste Fangarm mit einem Zahnstocher leicht durchstechen lässt. Je nach Größe des Tieres beträgt die Garzeit bis zu einer Stunde.

2. Den gekochten Oktopus abkühlen lassen und in kleine Stücke schneiden. Kartoffeln schälen, in Würfel schneiden und in gesalzenem Wasser garkochen. Die restlichen 10 g (etwa 10 cm) Staudensellerie putzen, waschen und in dünne Scheiben schneiden, Petersilie waschen, trocken tupfen und fein hacken.

3. Oktopus, Kartoffeln, Sellerie und Oliven in eine Schüssel geben. Mit dem Saft der Zitrone und Olivenöl anmachen, Petersilie hinzugeben und mit Salz abschmecken.

4. Circa 10 Minuten stehen lassen und nochmals abschmecken.

Jodgehalt pro Portion: circa 40 mcg | Auch reich an: Omega-3-Fettsäuren DHA und EPA und Kalium

THUNFISCH-GEMÜSE-SALAT MIT EI

ZUBEREITUNGSZEIT: 30–45 MINUTEN

200 g Thunfisch
(aus der Dose, in Öl oder Wasser)
80 g grüne Bohnen
Salz
150 g Kartoffeln
2 Eier
6 Kirschtomaten
50 g Oliven
2 EL Kapern
Olivenöl
1 Zitrone
6 Anchovis

1. Thunfisch abtropfen lassen. Grüne Bohnen putzen (Spitzen abschneiden) und eventuell halbieren. Unter fließendem Wasser abwaschen und in gesalzenem Wasser bissfest kochen. Danach in kaltem Wasser abkühlen lassen.

2. Kartoffeln schälen und in Stifte oder Würfel schneiden. In gesalzenem Wasser fast gar kochen. Abgießen und ausdampfen lassen, da diese so weitergaren. Die Eier hart kochen (circa 10 Minuten) und in kaltem Wasser abkühlen lassen. Anschließend pellen.

3. Den Thunfisch in eine Schüssel geben und leicht zerpflücken. Grüne Bohnen und Kartoffeln hinzugeben und leicht vermengen. Kirschtomaten waschen, halbieren und zusammen mit Oliven und Kapern in die Schüssel geben.

4. Alles vorsichtig vermengen und mit Olivenöl, Salz und Zitronensaft abschmecken. Die hart gekochten Eier vierteln und mit den Anchovis auf den angerichteten Salat geben.

Jodgehalt pro Portion: circa 50 mcg | Auch reich an: Omega-3-Fettsäuren DHA und EPA und Vitamin A

STOCKFISCHCREME

ZUBEREITUNGSZEIT: 45 MINUTEN PLUS 3 TAGE ZUM WÄSSERN

100 g Stockfisch (gewässert und gesäubert)
½ l Wasser
½ l Milch
1 Lorbeerblatt
1 Knoblauchzehe
½ TL Salz
½ TL Pfeffer, weiß
2 Anchovis
250 ml Olivenöl

1. Stockfisch 3 Tage lang wässern und mehrfach täglich das Wasser wechseln. Den gewässerten Fisch von Gräten befreien und in Stücke teilen. Einen Topf mit dem Wasser und der Milch aufsetzen. Das Lorbeerblatt und den gesäuberten Stockfisch mit Haut in der Flüssigkeit 5 Minuten kochen. Die Flüssigkeit weggießen und den Fisch abtropfen lassen. Das Lorbeerblatt entfernen. Den Fisch in eine Schüssel geben.

2. Knoblauch schälen und klein hacken. Salz, Pfeffer, Anchovis und Knoblauch zum Fisch geben und alles entweder in der Küchenmaschine oder mithilfe eines Handrührgerätes vermengen. Etwas Öl langsam einlaufen lassen und die Masse verrühren. Nach kurzer Zeit wieder etwas Öl zugeben, sobald sich die Menge zu einer Creme verbunden hat. Wenn diese zu dickflüssig wird, etwas Milch zugießen und die Maschine weiterlaufen lassen. Diesen Vorgang wiederholen, bis das gesamte Öl und die Milch aufgenommen wurden. Am Ende den Salzgehalt prüfen.

3. Mit Brot oder gebratener Polenta servieren

HINWEIS: *Der gewässerte Stockfisch entwickelt einen starken Eigengeruch, der aber durch das Kochen in Milch gemindert wird. Gewässerter Stockfisch kann küchenfertig sehr gut in der Gefriertruhe aufbewahrt und für den Gebrauch entnommen werden.*

Jodgehalt pro Portion: circa 300 mcg | Auch reich an: Omega-3-Fettsäuren DHA und EPA und Kupfer

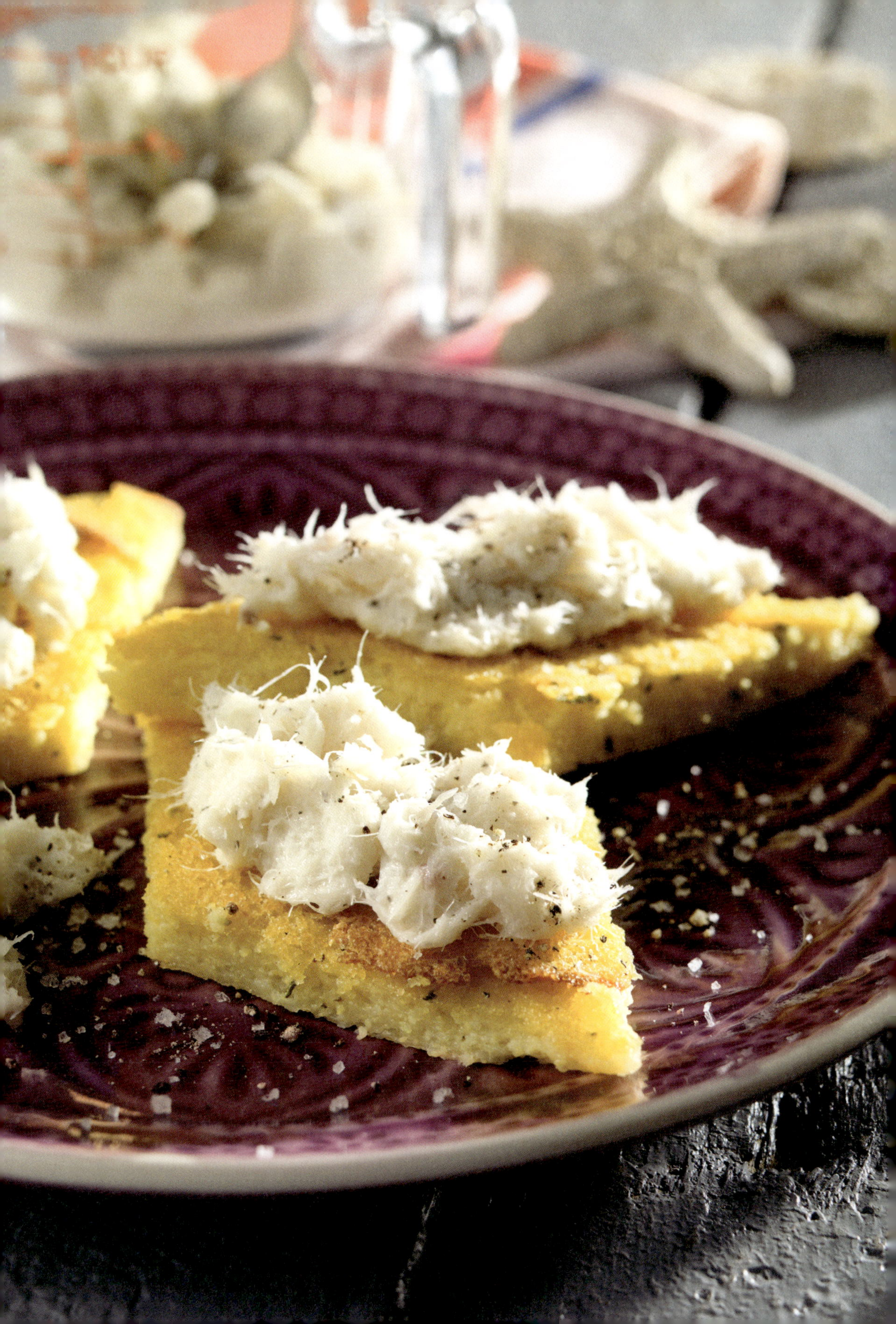

GEBEIZTER LACHS

ZUBEREITUNGSZEIT: 20 MINUTEN, RUHEZEIT 25 STUNDEN

500 g Lachsfilet mit Haut
1 kg Salz
1 kg Zucker
Gewürze, nach Geschmack

1. Lachsfilet waschen, entgräten und mit Küchenkrepp abtrocknen. Salz und Zucker und eventuelle Gewürze in einer Schüssel vermengen. In einer tiefen und länglichen Form (zum Beispiel Lasagneform) die Hälfte vom Salz-Zucker-Gemisch geben. Das Lachsfilet oben auflegen und mit dem restlichen Zuckergemisch bedecken.

2. Etwa eine Stunde abgedeckt stehen lassen und danach in den Kühlschrank geben. Nach circa 24 Stunden ist der Fisch fertig. Aus dem Salz-Zucker-Gemisch nehmen, unter kaltem Wasser abwaschen und mit Küchenkrepp abtrocknen.

3. Mit einem scharfen langen Messer in dünne Scheiben schneiden und servieren.

HINWEIS: *Dem Salz-Zucker-Gemisch können je nach Geschmack weitere Gewürze hinzugefügt werden. Von Dill und Curry bis hin zu rotem Pfeffer und Zimt sind der kreativen Ader keine Grenzen gesetzt.*

Iodgehalt pro Portion: circa 80 mcg | Auch reich an:
Omega-3-Fettsäuren DHA und EPA, Vitamin B6 und Kalium

SPAGHETTI MIT VENUSMUSCHELN

ZUBEREITUNGSZEIT: 35 MINUTEN

---

2 l Wasser
Salz
200 g Spaghetti
300 g Venusmuscheln
1 Knoblauchzehe
Olivenöl
100 ml Weißwein
1 EL gehackte Petersilie

---

1. Das Wasser aufkochen und salzen. Die Spaghetti hinzugeben und fast al dente kochen. Inzwischen die Venusmuscheln gründlich waschen und die geöffneten Muscheln entfernen. Die Knoblauchzehe schälen. Etwas Olivenöl in einem Topf oder einer Pfanne erhitzen. Die Knoblauchzehe hinzufügen und kurz andünsten. Die Venusmuscheln und den Weißwein hinzugeben, einen Deckel auflegen und die Muscheln garen, bis sie sich öffnen (dauert ca. 5 Minuten).

2. Die Muscheln vom Herd nehmen. Die Spaghetti, kurz bevor sie "al dente" sind, abgießen. Dabei etwas Kochwasser zurückbehalten. Die Spaghetti zu den Venusmuscheln geben.

3. Die Nudeln nun in dem Sud garkochen. Sollte nicht genug Flüssigkeit vorhanden sein, kann das Nudelwasser ergänzt werden. Kurz vor dem Servieren die Petersilie hinzugeben und unterrühren.

Jodgehalt pro Portion: circa 200 mcg | Auch reich an: Zink und Vitamin A

LACHS IM GRÜNTEESUD MIT GEMÜSESTREIFEN UND NEUEN KARTOFFELN

ZUBEREITUNGSZEIT: 45 MINUTEN

6 Kartoffeln, neue
Salz
1 l Wasser
Grüner Tee, ausreichend für 1 l
300 g Lachsfilet
1 Karotte
1 Zucchini
¼ Stange Lauch, 10 cm
etwas Öl oder Butter

1. Die Kartoffeln schälen, waschen, und in kaltem Wasser aufsetzen und mit etwas Salz garkochen.

2. Etwa 1 Liter Wasser in einem Topf aufsetzen und mit grünem Tee kochen lassen.

3. Das Lachsfilet waschen, trocken tupfen, von eventuell vorhandenen Gräten befreien und in 2 Stücke schneiden. Den Teefilter oder Beutel herausnehmen, die Flüssigkeit etwas salzen und den Lachs vorsichtig hineingeben. Leicht köcheln und etwa 5 Minuten garziehen lassen. Die Karotte schälen, die Zucchini und den Lauch putzen und waschen. Das Gemüse in Streifen schneiden und in einer Pfanne unter Rühren mit etwas Öl oder Butter ca. 2 Minuten garen. Mit etwas Salz abschmecken.

4. Den gegarten Lachs vorsichtig herausheben und in die Mitte des Tellers legen. Die Kartoffeln drum herum drapieren und die Gemüsestreifen auf den Lachs geben.

Jodgehalt pro Portion: circa 80 mcg | Auch reich an: Omega-3-Fettsäuren DHA und EPA, Kalium, Vitamin A

RÜHREI MIT KRABBEN

ZUBEREITUNGSZEIT: 15 MINUTEN

6 Eier
Salz, Pfeffer
20 g Butter
3 EL Krabben
½ Bund Schnittlauch, geschnitten

Eier in einer Schüssel mit dem Schneebesen verquirlen und nach Geschmack mit Salz und Pfeffer würzen. In einer Pfanne die Butter schmelzen. Die Eimasse hineingeben und stocken lassen. Zwischendurch die gestockte Eimasse zusammenschieben. Die Krabben und den Schnittlauch hinzugeben und langsam zu Ende garen.

HINWEIS: *Die Krabben können auch durch andere Krustentiere oder geräucherte Lachsstreifen ersetzt werden.*

Jodgehalt pro Portion: circa 50 mcg | Auch reich an:
Omega-3-Fettsäuren DHA und EPA, Magnesium und Calcium

FRITTATA MIT ALGEN

ZUBEREITUNGSZEIT: 15 MINUTEN

20 g Meeresspaghetti
6 Eier
Öl

Meeresspaghetti waschen, abtropfen lassen und kleinschneiden. Jeweils 3 Eier in einer Schüssel verquirlen. Die Hälfte der Algen hinzufügen und vermischen. In einer Pfanne etwas Öl erhitzen und die Eimasse hineingeben. Auf mittlerer Hitze garen und sobald die Masse gestockt ist, umdrehen und von der anderen Seite garen. Mit der anderen Hälfte genauso verfahren.

Jodgehalt pro Portion: circa 200 mcg | Auch reich an: Omega-3-Fettsäuren DHA und EPA, Vitamin B12

BANDNUDELN MIT GEMÜSE UND ALGEN

ZUBEREITUNGSZEIT: 25 MINUTEN

2 Zucchini
1 Möhre
40 g Meeresspaghetti
Salz
160 g Bandnudeln
Olivenöl

1. Gemüse putzen, waschen und in Streifen schneiden. Meeresspaghetti wässern, abtropfen lassen und in Streifen schneiden. Wasser in einem Topf zum Kochen bringen und salzen. Die Nudeln al dente kochen.

2. In einer Pfanne etwas Öl erhitzen und dann zuerst die Möhren angaren und später die Zucchini und Algen hinzufügen. Die gekochten, abgetropften Bandnudeln in die Pfanne geben und mit dem Gemüse vermischen. Mit einer Fleischgabel aufrollen und servieren.

HINWEIS: *Das Gericht kann zusätzlich mit etwas Algenbutter (siehe Seite 238) abgerundet werden.*

JOD-TIPP: *Meeresspaghetti sind toll für Kinder! Peppen Sie die eher nährstoffarmen Spaghetti- oder Tagliatelle-Gerichte jodreich und geschmacklich auf: Nehmen Sie einige getrocknete Meeresspaghetti (Himantha-lia elongata) und weichen diese für circa 30 Minuten in Wasser ein. Dann geben Sie diese in Ihr Nudelwasser und kochen Sie mit den Nudeln mit. ACHTUNG: Meeresspaghetti sind sehr geschmacksintensiv, daher reichen pro Person circa 5–8 Meeresspaghetti.*

Jodgehalt pro Portion: circa 400 mcg | Auch reich an: Omega-3-Fettsäuren DHA und EPA, B-Vitaminen

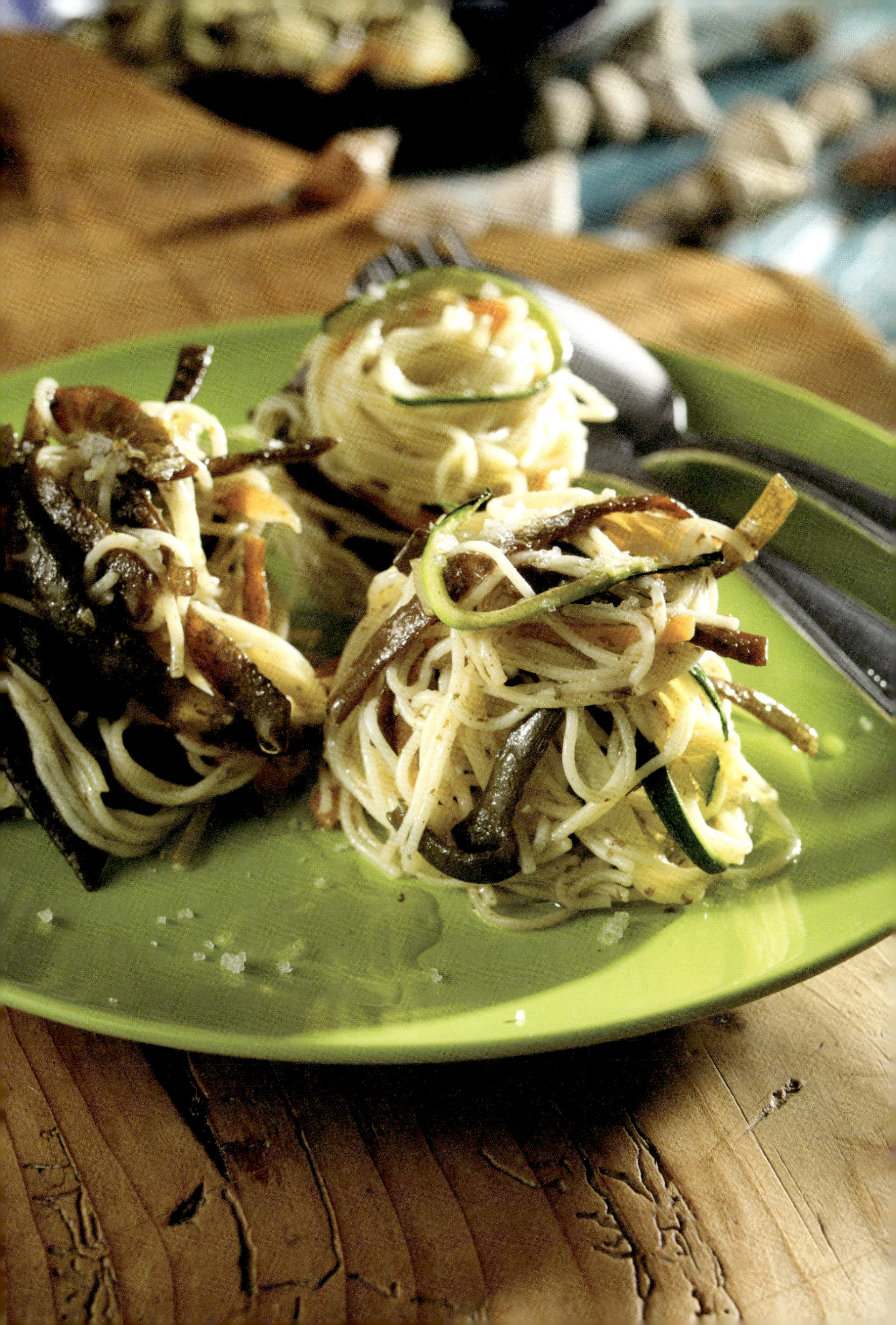

NUDELN MIT BROKKOLI UND PECORINO

ZUBEREITUNGSZEIT: 30 MINUTEN

1 Brokkoli
Salz
160 g Nudeln, kurze
Olivenöl
10 Anchovis
2 EL Pecorino

1. Brokkoli putzen. Röschen abschneiden und waschen. In reichlich Wasser (leicht gesalzen) den Brokkoli bissfest kochen und mit einer Schaumkelle herausnehmen.

2. Im Kochwasser des Brokkolis die Nudeln al dente kochen.

3. Eine Pfanne aufsetzen und etwas Olivenöl und die Anchovis hinzugeben. Leicht erhitzen und die Anchovis mit einer Gabel zerteilen. Die gekochten Brokkoliröschen (nach Wunsch einige Röschen beiseitelegen) hinzugeben und alles zerstampfen. Eine Schöpfkelle voll Kochwasser hinzugeben, aufkochen lassen und die Pfanne zur Seite stellen.

4. Die gegarten Nudeln und eventuell beiseitegelegten Röschen in die Pfanne geben, erneut aufsetzen, einen Schuss Olivenöl hinzugeben und verrühren. Sobald das Kochwasser von den Nudeln aufgenommen wurde, mit geraspeltem Pecorino bestreuen und servieren.

TIPP: *Wer es etwas schärfer mag, kann auch anfangs eine getrocknete Chilischote mit zu den Anchovis in die Pfanne geben.*

Jodgehalt pro Portion: circa 20 mcg | Auch reich an: Omega-3-Fettsäuren DHA und EPA, Zink und Kalium

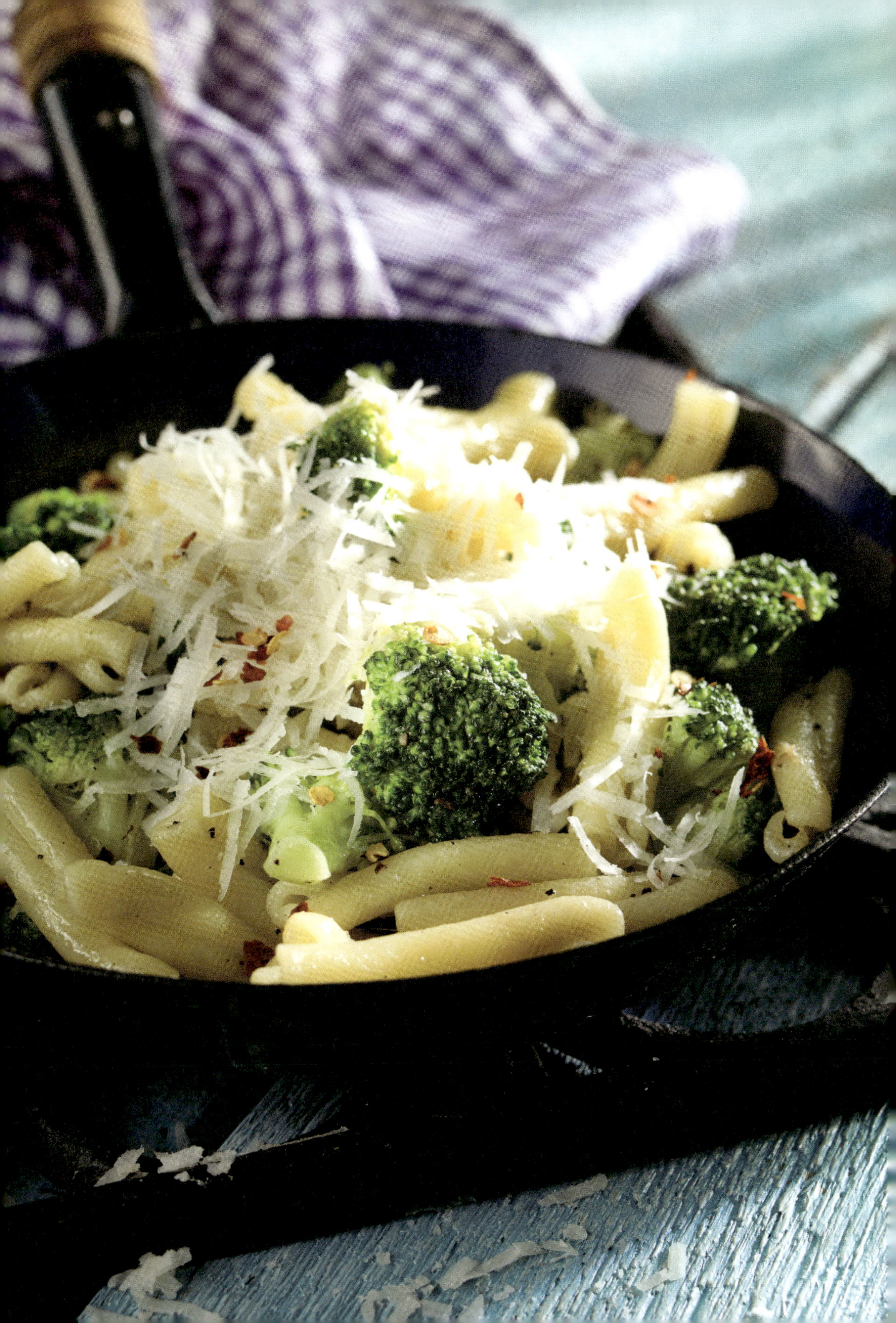

NUDELN MIT KREBSFLEISCH

ZUBEREITUNGSZEIT: 30 MINUTEN

10 Kirschtomaten
1 Knoblauchzehe
Salz
160 g Nudeln
Olivenöl
1 Zweig Rosmarin
½ TL Pfeffer, grob geschrotet
40 g Krebsfleisch

1. Kirschtomaten waschen und halbieren. Knoblauchzehe schälen. Nudelwasser aufsetzen und salzen, Nudeln in das kochende Wasser geben und al dente kochen.

2. In einer Pfanne etwas Olivenöl erhitzen. Kirschtomaten, Knoblauchzehe und den Rosmarinzweig hinzugeben. Die Kirschtomaten leicht garen. Die Knoblauchzehe und den Rosmarinzweig aus der Pfanne entnehmen. Eine Schöpfkelle Kochwasser abnehmen und in die Pfanne gießen. Den Pfeffer und das Krebsfleisch in die Pfanne geben. Kurz aufkochen lassen und anschließend die gegarten, abgetropften Nudeln hinzufügen. Verrühren und mit etwas Olivenöl und Salz abschmecken.

3. Servieren, sobald das Kochwasser von den Nudeln aufgenommen wurde.

Jodgehalt pro Portion: circa 40 mcg | Auch reich an:
Omega-3-Fettsäuren DHA und EPA, Magnesium und Calcium

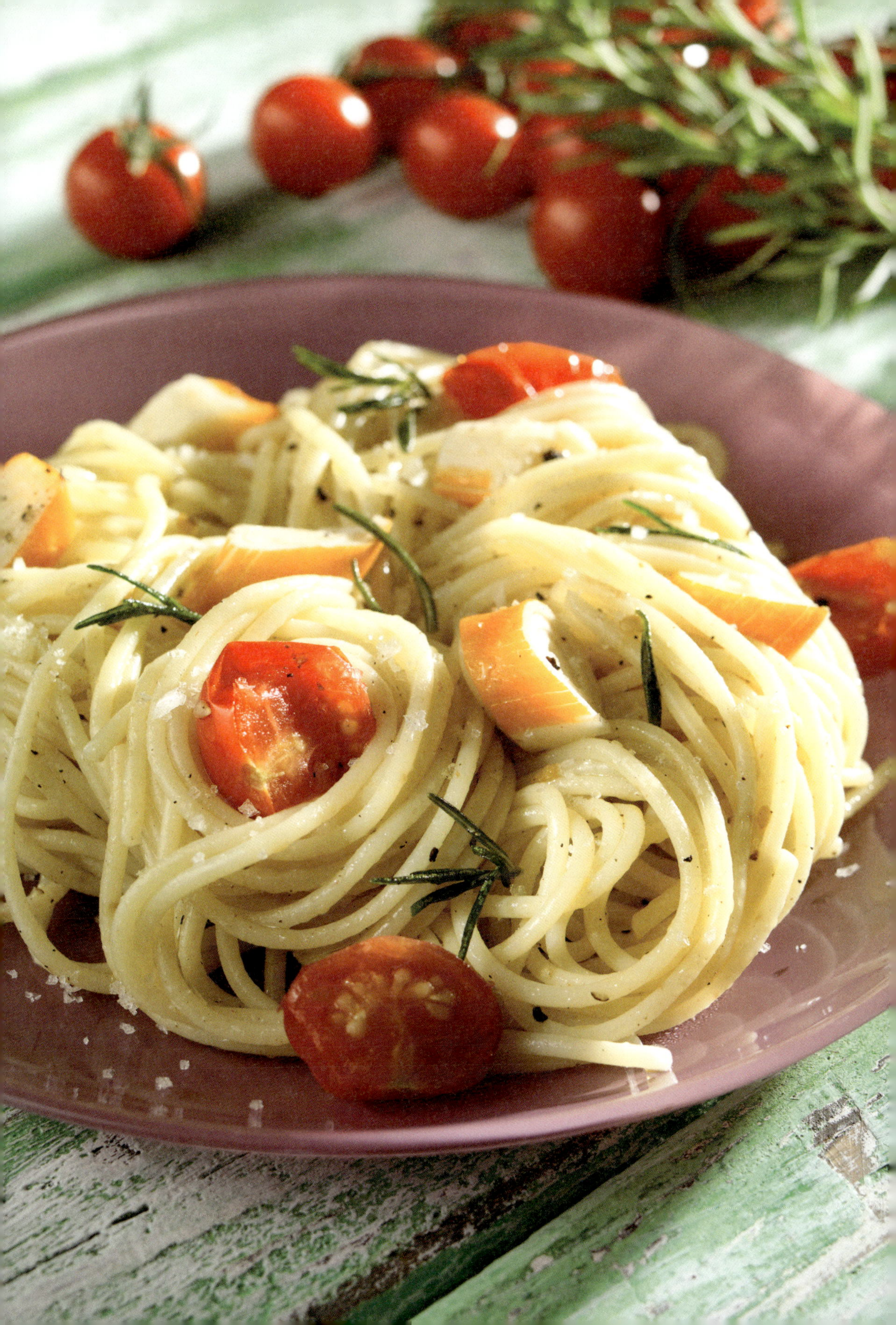

PACCHERI MIT KIRSCHTOMATEN UND ALGENSOSSE

ZUBEREITUNGSZEIT: 30 MINUTEN

100 g Blattspinat
50 g Algen
1 kleine Zwiebel
Olivenöl
Salz
16 Paccheri, große Röhrennudeln
10 Kirschtomaten
Ulva-Ricotta, fest (siehe Seite 241)

1. Spinat und Algen waschen und abtropfen lassen. Die Zwiebel schälen, kleinschneiden und in einem kleinen Topf mit etwas Olivenöl glasig dünsten. Den Spinat und die Algen hinzufügen und kurz unter Rühren anschwitzen, bis der Spinat zusammengefallen ist.

2. Die Masse pürieren und eventuell mit etwas Salz abschmecken. Nudelwasser aufsetzen und das Wasser salzen. Sobald das Wasser kocht, werden die Nudeln hinzugegeben und etwa 13 Minuten al dente gekocht.

3. Währenddessen die Kirschtomaten waschen, halbieren und in einer Pfanne mit etwas Olivenöl anschwitzen, bis diese weich werden. Die gekochten Nudeln aus dem Wasser nehmen und in die Pfanne mit den Kirschtomaten geben. Eine Schöpfkelle Kochwasser in die Pfanne gießen und diese erneut aufsetzen, sodass das Kochwasser sich mit der Soße und den Nudeln gut verbindet.

4. Zum Anrichten erst die Spinat-Algen-Soße in die Teller und dann die Nudeln obendraufgeben. Ricotta über die Nudeln reiben und servieren.

Jodgehalt pro Portion: circa 80 mcg | Auch reich an: Omega-3-Fettsäuren DHA und EPA, B-Vitaminen

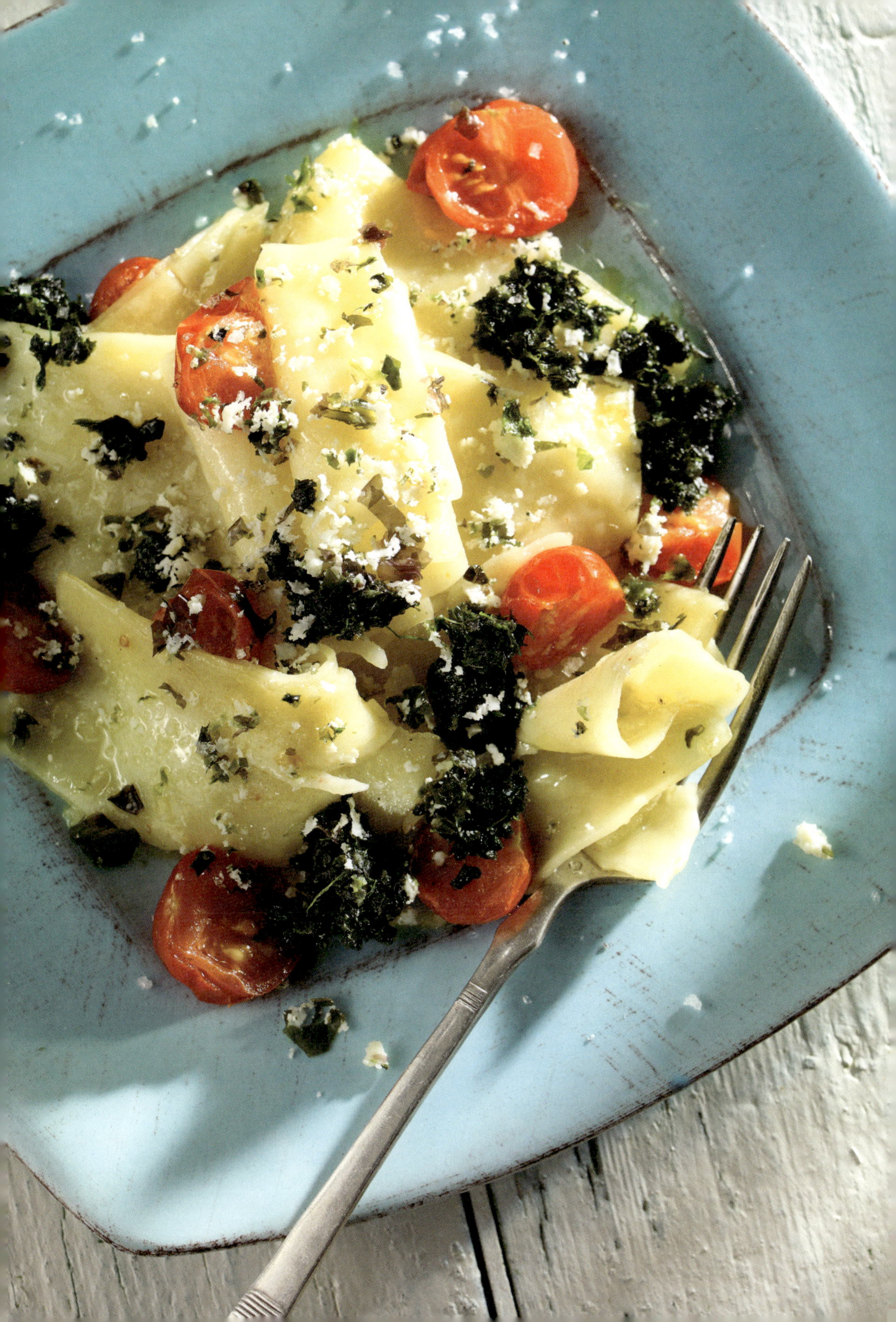

FISCHRISOTTO MIT FENCHELGRÜN

ZUBEREITUNGSZEIT: 45 MINUTEN

½ Möhre
20 cm Staudensellerie
½ Tomate
½ Zucchini
½ Fenchel
½ Lauch
Algen nach Wunsch
½ Zwiebel
Olivenöl
120 g Risottoreis
50 ml Weißwein
100 g weißer Fisch, gewürfelt
2 EL Fenchelgrün, gehackt
50 g Butter
60 g Parmesankäse, gerieben
Salz, Pfeffer

1. Das Gemüse waschen und die Möhre schälen. Danach alle Gemüse klein schneiden und mit 500 ml kaltem Wasser in einem Topf aufsetzen und zum Kochen bringen. 20 Minuten kochen und danach ziehen lassen. Das ergibt etwa 500 ml Gemüsebrühe.

2. Die Zwiebel schälen, kleinschneiden und in einem Topf in Öl anschwitzen. Risottoreis mit einem halben Teelöffel Salz dazugeben und unter Rühren langsam innerhalb von 2–3 Minuten leicht farblos rösten. Mit dem Weißwein ablöschen und diesen komplett verdunsten lassen. Nun eine Suppenkelle mit heißer Gemüsebrühe hinzugeben und rühren. Es muss darauf geachtet werden, dass der Reis am Boden nicht ansetzt. Die Flüssigkeit einkochen lassen und wieder mit Brühe begießen.

3. Den gewürfelten Fisch zum Reis geben und wieder etwas Brühe hinzufügen. Den Vorgang solange wiederholen, bis die gewünschte Konsistenz des Reises erreicht ist. Danach vom Herd nehmen und das gehackte Fenchelgrün hinzugeben. Umrühren und erst einmal ¾ der Butter sowie ¾ des Käses hinzufügen. Die Konsistenz sollte leicht cremig sein. Ist der Risotto noch zu flüssig, die restliche Butter und den restlichen Käse einrühren. Mit Salz, Pfeffer und etwas Olivenöl abschmecken und servieren.

HINWEIS: *Je nach Risottoreissorte und eigenem Geschmack liegen die Garzeiten zwischen 15 und 20 Minuten. Sollte der Reis nach der Zugabe der Butter und des Käses zu fest sein, kann wieder Brühe nachgegossen werden. Sollte der Risotto hingegen zu flüssig sein, kann durch Weiterrühren und die Zugabe von zusätzlicher Butter und weiterem Käse die richtige Konsistenz erreicht werden.*

Jodgehalt pro Portion: circa 60 mcg (zum Beispiel Scholle) oder 130 mcg (zum Beispiel Seelachs)
Auch reich an: Omega-3-Fettsäuren DHA und EPA, Folsäure und Kalium

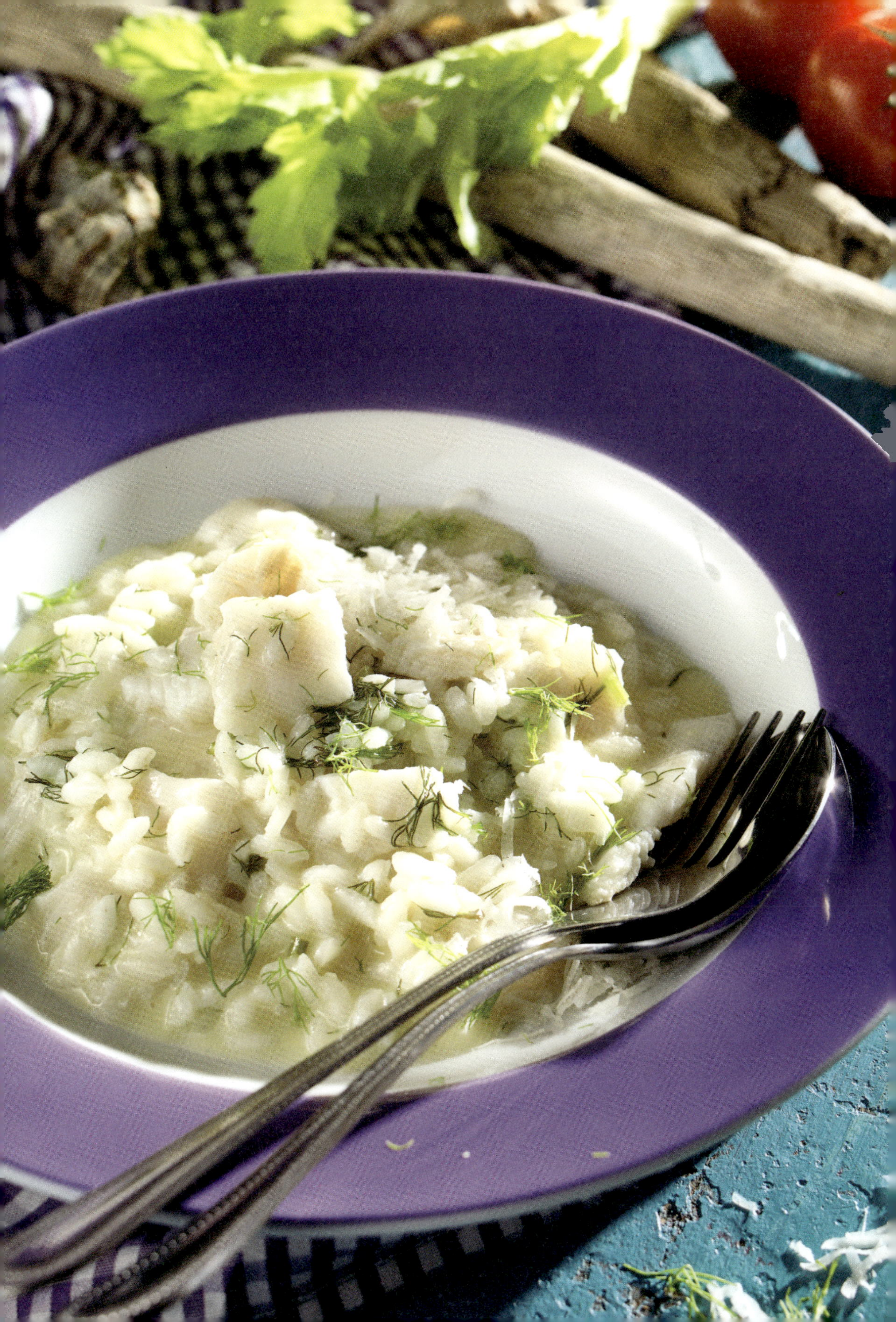

OMELETTE MIT KRABBEN

ZUBEREITUNGSZEIT: 15 MINUTEN

6 Eier
20 g Butter
3 EL Krabbenfleisch

Jeweils 3 Eier in einer Schüssel mit einem Schneebesen oder einer Gabel verquirlen. Eine beschichtete kleine Pfanne aufsetzen und etwas Butter darin schmelzen. 1 ½ EL Krabbenfleisch in die erste Schüssel und dann in die Pfanne geben. Mit einem Gummi- oder Holzlöffel die Masse langsam rühren, bis diese anfängt zu stocken. Das vordere Drittel des Omeletts in Richtung Mitte und das hintere Drittel darüber klappen. Umdrehen und zu Ende garen. Den Vorgang nochmals wiederholen, um das zweite Omelett zuzubereiten.

Jodgehalt pro Portion: circa 50 mcg | Auch reich an:
Omega-3-Fettsäuren DHA und EPA, Magnesium und Calcium

WARME VORSPEISEN

GRATINIERTE JAKOBSMUSCHELN

ZUBEREITUNGSZEIT: 20 MINUTEN

2 Scheiben Weißbrot
1 EL Petersilie, gehackt
1 EL Olivenöl
Salz
6 Jakobsmuschelfleisch

1. Ofen auf 180 °C (Umluft) vorheizen. Weißbrot entrinden und zusammen mit der Petersilie in einem Mixer zerkleinern. Olivenöl und etwas Salz hinzufügen. Die Masse sollte krümelig sein. Das Jakosmuschelfleisch in eine kleine Auflaufform geben.

2. Die Jakobsmuscheln mit der Brot-Petersilien-Masse bestreuen und im Ofen circa 5–10 Minuten goldbraun backen.

Jodgehalt pro Portion: circa 80 mcg | Auch reich an:
Omega-3-Fettsäuren DHA und EPA, Kalium und Vitamin A

ALGEN-SPÄTZLE

ZUBEREITUNGSZEIT: 30 MINUTEN

80 g Meeressalat, Ulva
200 g Mehl
2 Eier
120 ml Milch oder Wasser
50 g Butter oder
Algenbutter (Seite 238)

1. Meeressalat wässern, abtropfen lassen und mit einem Mixer fein pürieren. Aus Mehl, Eiern und der Flüssigkeit einen Teig zubereiten und die Algen hinzufügen.

2. Reichlich Wasser aufsetzen und salzen. Der Teig wird durch eine Kartoffelpresse direkt in das siedende Wasser gegeben und für circa 3 Minuten gekocht. Danach die Spätzle abschöpfen und abtropfen lassen. In Butter schwenken und servieren.

Jodgehalt pro Portion: circa 500 mcg | Auch reich an: Omega-3-Fettsäuren DHA und EPA, B-Vitaminen

WARME VORSPEISEN

PELLKARTOFFELN MIT ALGEN-RICOTTA UND RAUCHLACHS

ZUBEREITUNGSZEIT: 45 MINUTEN

2 Kartoffeln, groß, mehlig kochend
Salz
100 g Rauchlachs aus Bio-Aquakultur
200 g Ulva-Ricotta (siehe Seite 241)
Olivenöl

1. Kartoffeln waschen und mit reichlich Wasser und Salz kalt aufsetzen. Weich garen, herausnehmen und kreuzförmig einschneiden.

2. Den Rauchlachs in Streifen schneiden. Den weichen Ricotta in einer Schüssel unter Zugabe von Olivenöl cremig rühren und mit Salz abschmecken. Die untere Hälfte der Kartoffel wird mit leichtem Druck zusammengepresst, sodass die Kartoffelmasse nach oben hin leicht heraustritt. Etwas Ricotta auf die Kartoffel geben und mit Lachsstreifen garnieren.

Jodgehalt pro Portion: circa 150 mcg | Auch reich an: Omega-3-Fettsäuren DHA und EPA, B-Vitaminen

GEBRATENES MAKRELENFILET AUF STAMPFKARTOFFELN MIT QUELLER, WIESENKRÄUTERSALAT UND RAPSÖLVINAIGRETTE

ZUBEREITUNGSZEIT: 45 MINUTEN

Für die Stampfkartoffeln:
250 g Kartoffeln, festkochend
Meersalz
frisch gemahlener weißer Pfeffer

Für die Makrelenfilets:
2 EL Sonnenblumenkernöl
20 g gesalzene Butter
6 große Makrelenfilets
(à circa 120 g ,entgrätet, mit Haut)
grobes Meersalz
frisch gemahlener weißer Pfeffer
etwas frisch gepresster Limettensaft

Für den Queller:
200 g frisch gezupfter Queller
1 Schalotte
15 g Süßrahmbutter
frisch gemahlener weißer Pfeffer

Für die Vinaigrette:
100 ml Rapskernöl
20 ml Apfelessig
¼ Zitrone
1 Prise Kristallzucker
Meersalz
frisch gemahlener schwarzer Pfeffer
1 Prise englisches Senfpulver
50 ml Gemüsefond

Für den Wiesenkräutersalat:
1 Handvoll Wildkräuter
(zum Beispiel: Giersch, Löwenzahn, Sauerampfer, Taubnessel, Melisse, Schafgarbe, Schnittlauch, Wiesenkümmel, Spitzwegerich, Leimkraut, Bachkresse)

HAUPTGERICHTE

1. Die Kartoffeln schälen und vierteln, dann in gerade so viel Salzwasser weich kochen, dass keine Flüssigkeit abgegossen werden muss. Die gegarten Kartoffeln in dem restlichen Kochwasser stampfen, sodass ein sämiger Stampf mit kleinen Stücken entsteht. Den Kartoffelstampf mit wenig Meersalz und weißem Pfeffer abschmecken.

2. Das Sonnenblumenöl mit der Butter in einer beschichteten Pfanne erhitzen. Die Makrelenfilets darin bei mittlerer Hitze auf der Hautseite 1 Minute anbraten. Die Makrelenfilets wenden, mit dem Bratfett übergießen und sofort aus der Pfanne nehmen. Mit grobem Meersalz und frisch gemahlenem weißen Pfeffer würzen und mit etwas frisch gepresstem Limettensaft beträufeln.

3. Den Queller kurz waschen, dann in streichholzgroße Stäbchen zupfen. Die Schalotte schälen und in sehr feine Würfel schneiden. Die Butter in einer Pfanne zerlassen. Die Scha-

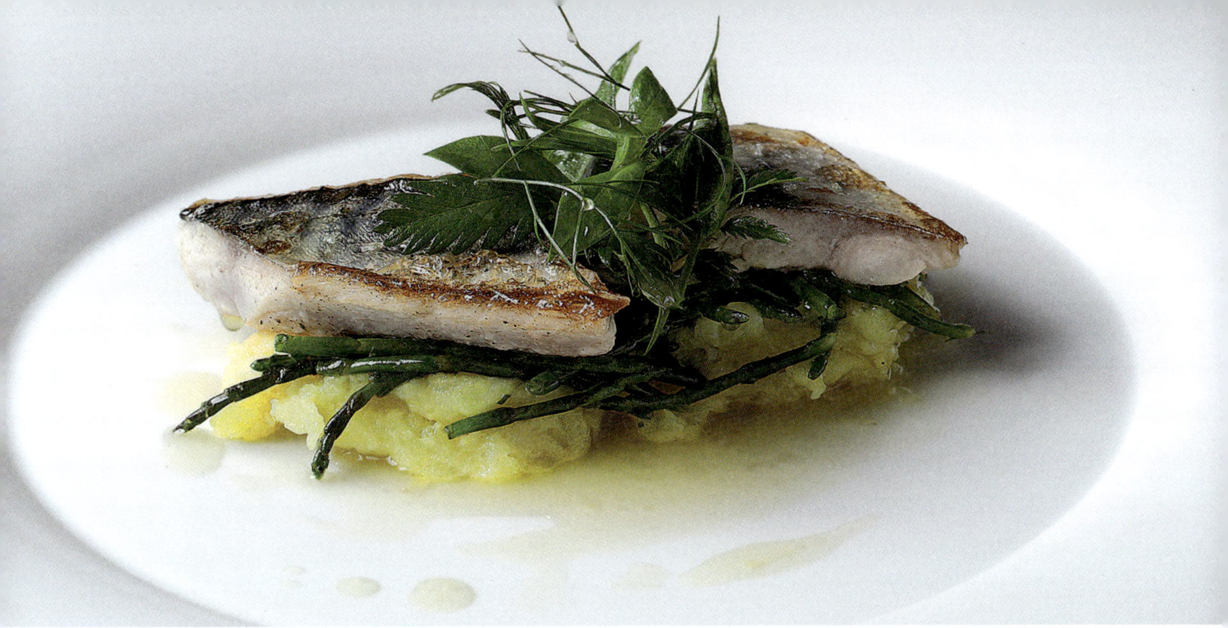

lottenwürfel darin anschwitzen, anschließend den Queller 10 Sekunden darin schwenken. Mit weißem Pfeffer abschmecken.

4. Aus dem Rapsöl, dem Apfelessig, etwas frisch gepresstem Zitronensaft, dem Zucker, etwas Meersalz, etwas schwarzem Pfeffer, dem Senfpulver und dem Gemüsefond ein mildes Dressing herstellen. Dieses mit dem Stabmixer kräftig durchmixen, dann nochmals abschmecken. (Die Essigsäure sollte nicht zu dominant sein, das Rapsöl soll im Vordergrund stehen.)

5. Die Wiesenkräuter waschen und trocken tupfen. Kurz vor dem Anrichten mit etwas Vinaigrette marinieren.

6. Die Stampfkartoffeln auf 6 Teller verteilen und darauf den Queller geben. Die glasig gebratenen Makrelenfilets darauflegen und mit der Bratbutter übergießen. Darauf den marinierten Wiesenkräutersalat drapieren und alles mit etwas Vinaigrette beträufeln.

> **Tipp:** *Bei der Vinaigrette verwende ich bewusst Essig und Öl aus der Region. Rapskernöl ist ein wunderbares, goldgelb-fließendes, gesundes Öl. Es sollte immer kalt und dunkel aufbewahrt und nicht zu lange gelagert werden.*
> *Makrele ist ein scheinbar einfacher Fisch, der wirklich nur absolut frisch als Delikatesse bezeichnet werden darf. Makrelenfleisch ist sehr empfindlich und reagiert auf Eiswürfel (Süßwasser) und Luft sehr schnell – eine Art Oxidation setzt ein. Nicht, dass die Makrele dann schlecht wäre, aber sie verliert ihren Glanz und das Fleisch wird trüb.*

Jodgehalt pro Portion: circa 200 mcg | Auch reich an: Omega-3-Fettsäuren DHA und EPA, Zink, Kalium

HAUPTGERICHTE

SYLTER STRANDSALAT

ZUBEREITUNGSZEIT: MIT RUHEZEIT: 1 ½ STUNDE

4 Bund Brunnenkresse
200 g Queller
Salz
200 ml Sonnenblumenöl
Meersalz
Weißer Pfeffer, gemahlen
Austernwasser (siehe Zubereitung)

Für die Austern und Muscheln:
6 Sylter Royal Austern
30 Herzmuscheln, gewaschen
18 Blaumuscheln, gewaschen

Für die Wattschnecken:
500 g Wattschnecken, im Haus
50 ml Sonnenblumenöl
1 Schalotte, geschält und kleingeschnitten
40 g Staudensellerie, geputzt und fein geschnitten
40 g Fenchel, geputzt und fein geschnitten
40 g Champignons, geputzt und fein geschnitten
100 ml Noilly Prat, franz. Wermut
250 ml Fischfond
125 ml Muschelwasser (siehe Zubereitung)
125 ml Wattschneckenfond (siehe Zubereitung)
3 g Agar Agar
2 Blatt weiße Gelatine
⅛ Zitrone
40 ml Traubenkernöl
frisch gemahlener weißer Pfeffer
5 Zweige Fenchelkraut
1 Apfel, Granny Smith
20 g frisch geriebener Meerrettich
100 g ganz feine junge Quellerspitzen
80 g feine Triebe vom Strandportulak
etwas Fenchelkraut

HAUPTGERICHTE

1. Die Brunnenkresse und den Queller von den Stielen befreien, waschen und gut trocken tupfen. Die Hälfte der Brunnenkresse und alle Quellerspitzen in kochendem Salzwasser 10 Sekunden blanchieren, sofort in Eiswasser abschrecken, abgießen und kräftig alles Wasser ausdrücken.

2. Das Sonnenblumenöl in einem kleinen Topf erhitzen und die restliche Brunnenkresse darin knusprig frittieren, dann aus dem Topf nehmen und auf Küchenpapier abtropfen lassen.

3. Die blanchierte und frittierte Brunnenkresse sowie die Quellerspitzen in einen Pacojetbecher geben und 12 Stunden gefrieren, anschließend mindestens 4-mal pacossieren, dazwischen das geschabte Brunnenkresse-Quellerpüree im Pacojetbecher wieder einfrieren. (Wer keinen Pacojet hat, kann die blanchierten Quellerspitzen und die frittierte Brunnen-

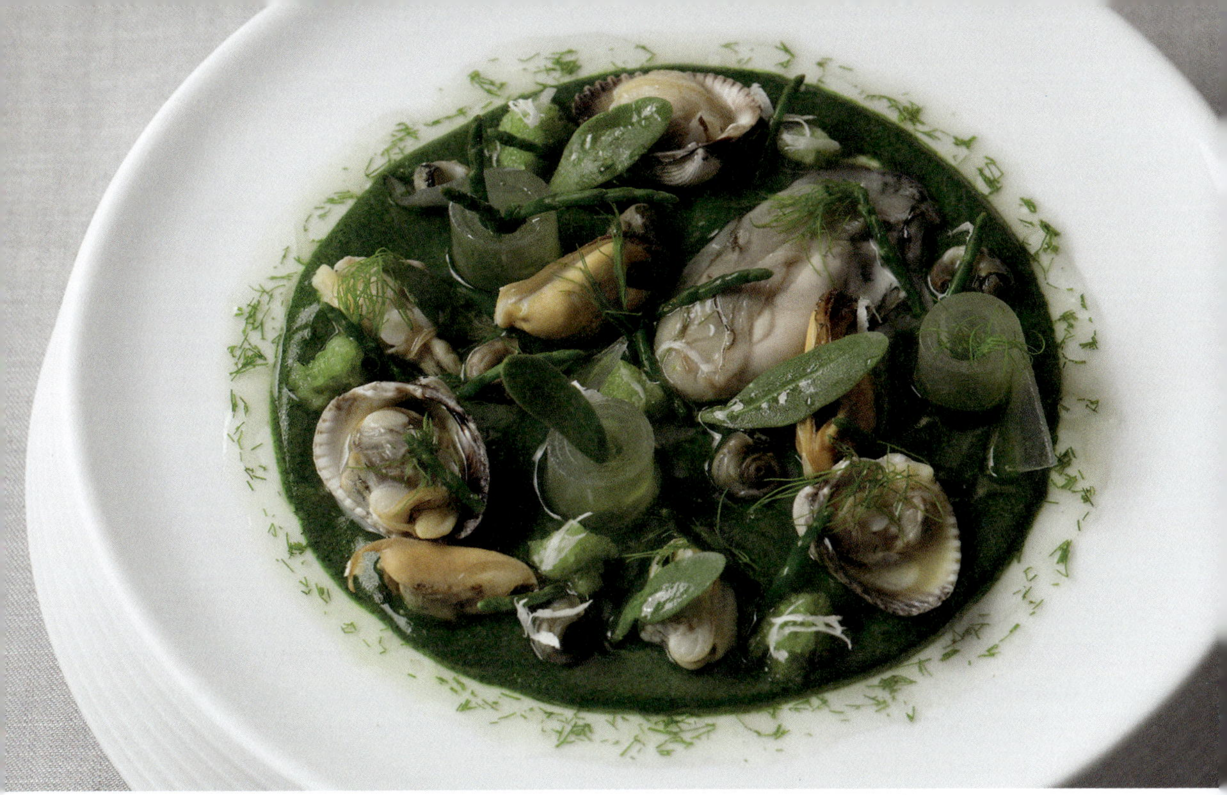

kresse im Mixer sehr fein pürieren, dann mit dem Austernwasser auf eine cremige Konsistenz mixen.) Nach dem letzten Vorgang das geschabte Brunnenkresse-Quellerpüree beiseitestellen und anschließend mit Meersalz und frisch gemahlenem weißen Pfeffer abschmecken, dann mit dem Austernwasser auf eine cremige Konsistenz mixen und kalt stellen.

4. Die ungeöffneten Austern im Dampfgarofen bei 80 °C 6 Minuten dämpfen. Anschließend das Austernfleisch aus den Schalen brechen und das Austernwasser auffangen. Das Austernfleisch und das Austernwasser beiseitestellen.

5. Die Herzmuscheln und die Blaumuscheln auf einem Blech verteilen und im Dampfgarofen bei 80°C dämpfen, bis sie sich öffnen. Anschließend das Muschelfleisch aus den Schalen lösen und das Muschelwasser auffangen. Einige schöne Herzmuschelschalen beiseitelegen.

6. Die Schnecken kurz unter fließendem kalten Wasser waschen. Einen Topf stark erhitzen. Das Sonnenblumenöl hineingeben und die Schnecken darin bei starker Hitze kurz anschwitzen. Anschließend das Gemüse (Schalotten, Staudensellerie, Fenchel, Champignons) hinzufügen und mit dem Noilly Prat ablöschen. Dann mit dem Fischfond auffüllen und alles zugedeckt 5 Minuten köcheln lassen. Den Fond durch ein Sieb gießen, auf die Hälfte einkochen und beiseitestellen. Die Schnecken mithilfe einer Stecknadel aus den Häusern pulen, dann vom Darm und dem Hornplättchen befreien.

7. Das Muschelwasser mit dem Schneckenfond in einen Topf geben, das Agar Agar hinzufügen und aufkochen. Die Gelatine 5 Minuten in kaltem Wasser einweichen, dann ausdrücken und in dem heißen Muschelfond auflösen. Den Muschelfond sofort dünn auf ein flaches Blech geben und mindestens 30 Minuten kalt stellen.

8. Den Muschelfond mit dem Schneckenwasser in eine Schüssel geben. Mit dem Schneebesen etwas frisch gepressten Zitronensaft, das Traubenkernöl und etwas weißen Pfeffer hineinrühren. Das Fenchelkraut fein schneiden und in die Vinaigrette rühren.

9. Das Queller-Brunnenkresse-Püree auf 6 gut gekühlte Teller streichen. Die Austern, die Herzmuscheln, die Blaumuscheln und die Wattschnecken darauf anrichten. Das Muschelgelee in 3 cm breite Streifen schneiden und diese aufrollen. Auf jeden Teller 3 Muschelgeleeröllchen setzen. Den ungeschälten Apfel vierteln, entkernen, sehr fein reiben und kleine Tupfen auf die Teller geben. Den Meerrettich ebenfalls sehr fein reiben und auf die Teller geben. Mit reichlich Quellerspitzen, den Strandportulaktrieben, etwas Fenchelkraut und ein paar Herzmuschelschalen garnieren. Abschließend mit der Muschelvinaigrette umgießen.

Tipp: *Das Aroma dieses Gerichts ist sehr »jodig«, »meerig« und »nass«. Richtet man dieses Gericht auf sehr kalten Tellern an, unterstreicht das den jodigen Geschmack. Statt aus Brunnenkresse können Sie das Püree auch nur aus Queller zubereiten. Dazu den Queller von allen Stielen befreien, kurz blanchieren, abschrecken und sehr fein mixen, dann mit Austernwasser aufmixen.*

Jodgehalt pro Portion: circa 120 mcg | Auch reich an:
Omega-3-Fettsäuren DHA und EPA, Kalium, Magnesium und Zink, Vitamin A

FRITTIERTE MEERESFRÜCHTE

ZUBEREITUNGSZEIT: 20 MINUTEN

6 Calamari
10 Kaisergranatschwänze
2 Garnelen, Black Tiger
10 Sardinen
1 Möhre
1 Zucchini
100 g Mehl
100 g Grieß
Frittierfett

1. Calamari waschen, von Sand befreien und trocken tupfen. Calamarikörper in kleine Ringe schneiden, die Fangarme abtrennen und die Köpfe halbieren. Kaisergranatschwänze und Black-Tiger-Garnelen schälen, den Darm entfernen, waschen und mit Küchenkrepp trocken tupfen. Sardinen von Innereien und Kopf befreien, waschen und trocken tupfen. Möhre schälen, Zucchini putzen, waschen und beides in Streifen schneiden.

2. Mehl mit Grieß in einer Schüssel mischen. Fische, Schalentiere und Gemüse getrennt in die Schüssel geben und das Mehl leicht abklopfen, da dieses sonst im Fett verbrennt. Die panierten Zutaten im heißen Fett goldbraun frittieren. Herausnehmen, auf Küchenkrepp abtropfen lassen und salzen.

Serviervorschlag: *Mit einem kleinen Salat, etwas Zitronensaft und Remouladensoße servieren.*

Jodgehalt pro Portion: circa 60 mcg | Auch reich an:
Omega-3-Fettsäuren DHA und EPA, Folsäure und Kalium

HAUPTGERICHTE

LAUCH-ALGEN-SPECKKUCHEN

ZUBEREITUNGSZEIT: 75 MINUTEN

200 g Blätterteig, tiefgefroren	100 ml Sahne
1–2 Stangen Lauch	2 Eier
50 g Meeresspaghetti	Salz
50 g Frühstücksspeck, gewürfelt	Pfeffer

1. Den Blätterteig nach Packungsanweisung auftauen lassen.

2. Den Lauch putzen, waschen und in Ringe schneiden Die Meeresspaghetti 5 Minuten wässern, klein schneiden und gut abtropfen lassen. Eine Backform mit Backpapier und dem Blätterteig auslegen. Einen kleinen Rand überstehen lassen und mithilfe einer Gabel den Blätterteigboden grob löchern, damit dieser gleichmäßiger aufgeht und keine Blasen wirft.

3. Den Ofen auf 180 °C (Umluft) vorheizen.

4. Pfanne aufsetzen und sobald diese heiß ist, den gewürfelten Frühstücksspeck hineingeben und leicht braten. Den geschnittenen Lauch und die Algen hinzugeben und ein paar Minuten unter Rühren angaren. Die Pfanne vom Herd nehmen und die Masse auf den Blätterteig geben und gleichmäßig verteilen.

5. Die Sahne mit den Eiern mischen, verquirlen und mit Salz und Pfeffer abschmecken.

6. Über die Speck-Lauchmasse geben und mit einer Gabel glattstreichen. Der überstehende Teigrand wird nun ringsum in Richtung Mitte geklappt und leicht angedrückt.

7. In den Ofen geben und circa 45–60 Minuten goldgelb backen.

Jodgehalt pro Portion: ca. 150 mcg | Auch reich an:
Omega-3-Fettsäuren DHA und EPA, Kalium ,B-Vitaminen

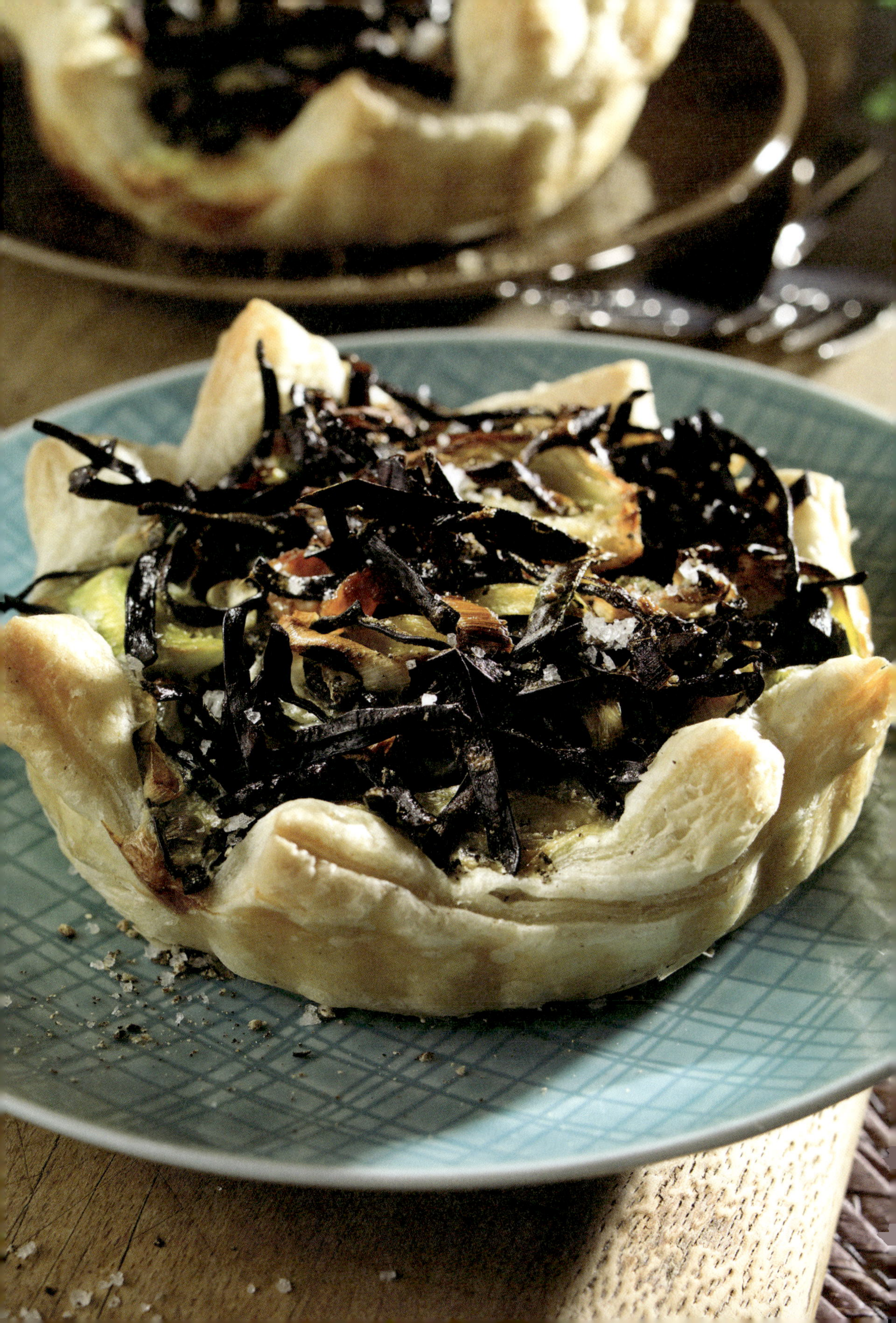

SPINAT-ALGEN-RICOTTA-TARTE

ZUBEREITUNGSZEIT: 75 MINUTEN

200 g Blätterteig, tiefgefroren	1 EL Öl
50 g Wakame	Salz
250 g Blattspinat (frisch oder tiefgefroren)	Pfeffer
	100 g Ricotta

1. Den Blätterteig nach Packungsanweisung auftauen lassen.

2. Die Wakame wässern, klein schneiden und gut abtropfen lassen. Den aufgetauten oder frischen Blattspinat in einer Pfanne oder in einem Topf mit etwas Öl anschwitzen und mit Salz und Pfeffer abschmecken. Die Algen und den Ricotta zum Spinat geben und nochmals mit Salz abschmecken.

3. Den Ofen auf 180 °C (Umluft) vorheizen.

4. Eine Backform erst mit Backpapier und dann mit dem Blätterteig auslegen. Einen kleinen Rand überstehen lassen und mithilfe einer Gabel den Blätterteigboden grob löchern, dadurch geht dieser gleichmäßiger auf und wirft keine Blasen.

5. Nun die Masse auf den Blätterteig geben und diese gleichmäßig verteilen. Der überstehende Teigrand wird nun in Richtung Mitte geklappt und leicht angedrückt.

6. In den Ofen geben und circa 45–60 Minuten backen.

Jodgehalt pro Portion: circa 400 mcg | Auch reich an: Omega-3-Fettsäuren DHA und EPA, B-Vitaminen

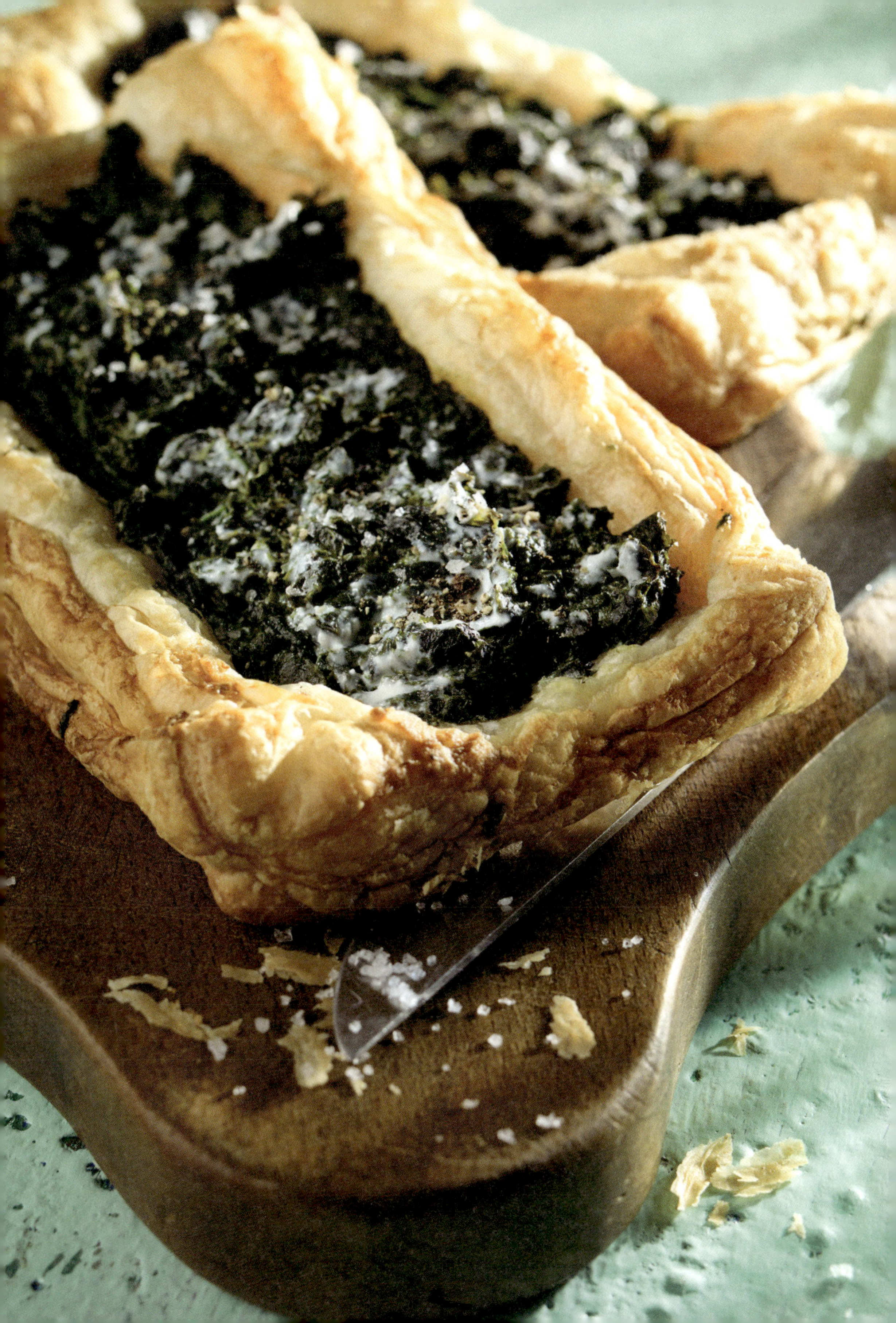

GEBRATENES FISCHFILET MIT ROSMARINKARTOFFELN

ZUBEREITUNGSZEIT: 30 MINUTEN

2 Fischfilets
10 Kartoffeln, neue, kleine
Olivenöl
1 Zweig Rosmarin
Salz

1. Fischfilets waschen, entgräten und mit Küchenkrepp abtrocknen.

2. Kartoffeln waschen und mit der Schale in reichlich gesalzenem Wasser weichkochen. Kartoffeln abgießen, ausdämpfen lassen, längs halbieren und in einer Pfanne mit etwas Öl und Rosmarin auf der Schnittseite goldgelb braten. Etwas salzen.

3. Fischfilets in heißer Pfanne mit sehr wenig Öl auf beiden Seiten braten. Dann zusammen mit den Kartoffeln auf den Tellern anrichten und mit etwas Olivenöl beträufeln. Mit einem Salat oder Gemüse servieren.

Jodgehalt pro Portion: circa 120 mcg (zum Beispiel Kabeljau) | Auch reich an:
Omega-3-Fettsäuren DHA und EPA, Folsäure und Kalium

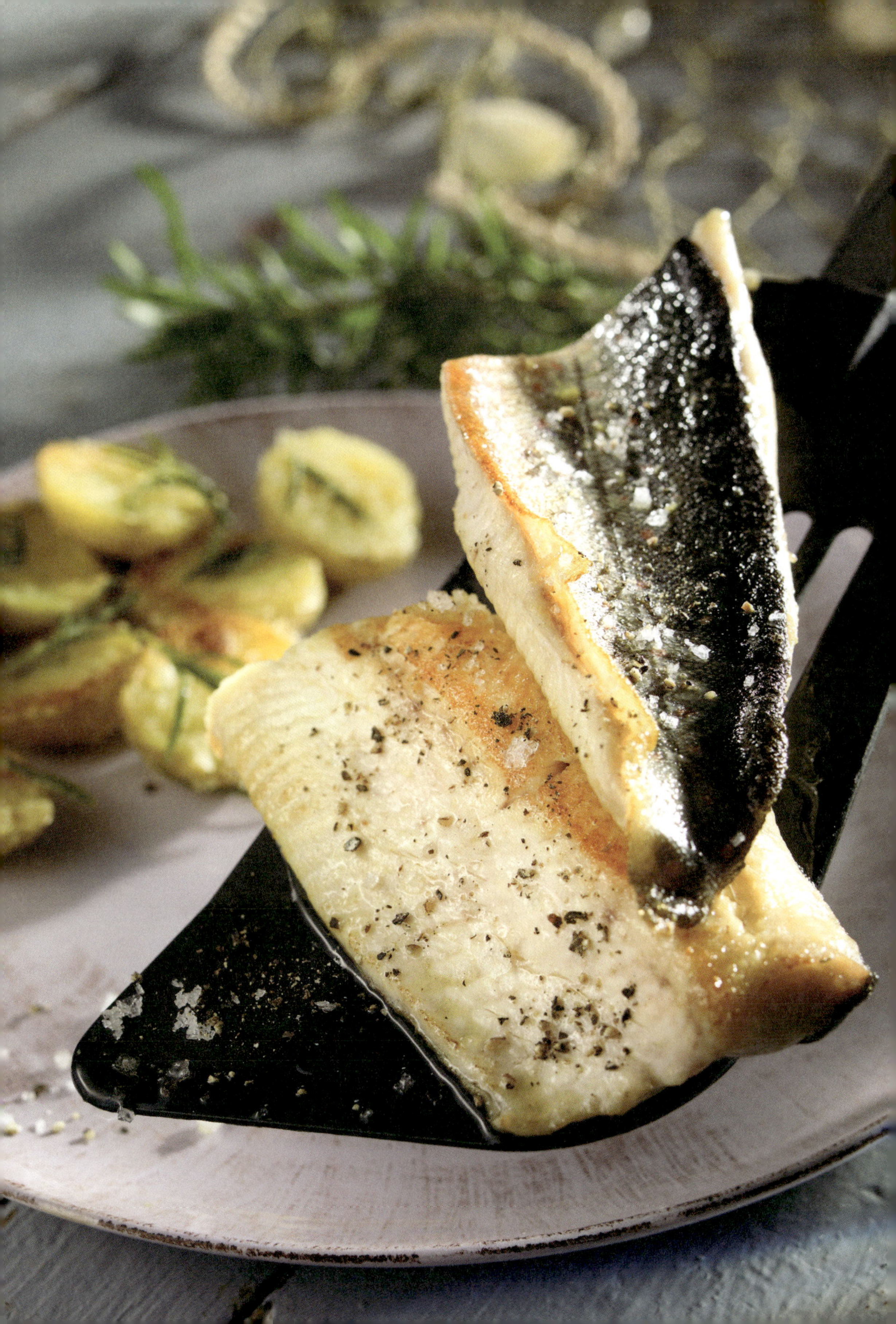

GEBRATENER OKTOPUS MIT ZUCCHINIBLÜTEN

ZUBEREITUNGSZEIT: 30 MINUTEN PLUS 1 STUNDE KOCHZEIT FÜR DEN OKTOPUS

6 Oktopusfangarme
1 Kartoffel, groß
6 Zucchiniblüten
1 EL Schnittlauch, geschnitten
100 g Ricotta
Salz
etwas Paniermehl
1 EL Oliven, entsteint
2 getrocknete Tomaten
1 EL Kapern
Olivenöl

1. Oktopus wie im Rezept »Oktopussalat« zubereiten (siehe Seite 200). Die Kartoffel schälen, waschen und in gleichmäßige Stäbchen von 0,5 cm Durchmesser und 3–4 cm Länge schneiden und in gesalzenem Wasser bissfest kochen. Nach dem Garen aus dem Wasser nehmen und ohne abzuschrecken beiseitestellen.

2. Die Zucchiniblüten putzen, das heißt von den äußeren kleinen Blättern und dem Blütenstempel befreien und vorsichtig waschen. Den Ricotta in eine Schüssel geben und mit Salz und etwas Paniermehl zu einer dicklichen Creme anrühren.

3. Oliven, getrocknete Tomaten und Kapern sehr fein hacken und vermischen. Die gegarten Oktopusfangarme in einer Pfanne anbraten und salzen. Mit etwas Olivenöl am Ende leicht begießen.

4. Die Ricottacreme in die Zucchiniblüten füllen und für circa 5 Minuten im Ofen oder über Wasserdampf garen. Zur Not kann man die Blüten auch in der Pfanne unter vorsichtigem Wenden garen..

Serviertipp: *Die Kartoffeln mit Schnittlauch mischen und lauwarm auf den Teller geben. Die angebratenen Fangarme daraufsetzten. Die Zucchiniblüten dazwischenlegen und aus der Olivenmasse mit zwei Löffeln eine Nocke formen (siehe Rezept »Rauchfischrose«, Seite 194) und diese am Rand platzieren.*

Jodgehalt pro Portion: circa 200 mcg | Auch reich an:
Omega-3-Fettsäuren DHA und EPA, Kalium und Vitamin A

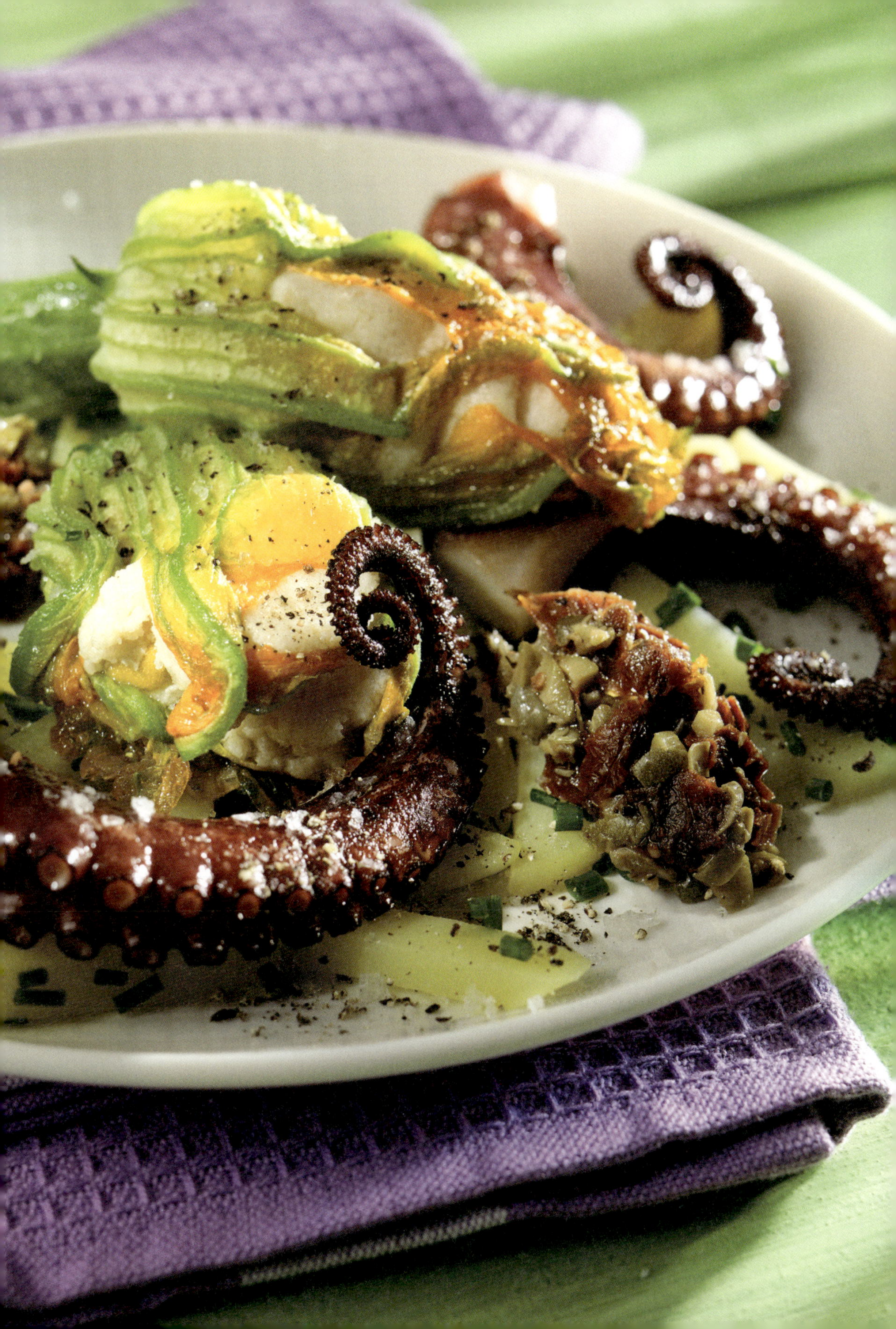

WOLFSBARSCH IN DER SALZKRUSTE

ZUBEREITUNGSZEIT: 60 MINUTEN

10 Eiweiße
1 kg Salz, grob
2 kg Salz, fein
circa 1000 g Wolfsbarsch, im Ganzen, ausgenommen
1 Zweig Thymian
1 Zweig Rosmarin
1 Zweig Basilikum

1. Ofen auf 180 °C (Umluft) vorheizen.

2. Eiweiße in der Küchenmaschine oder mit dem Rührgerät zu Schnee aufschlagen. In einer großen Schüssel das Salz mit dem Eischnee vermengen. Den ausgenommenen und entschuppten Fisch ohne Rücken- und Bauchflossen waschen und leicht mit Küchenkrepp abtrocknen. Die Kräuter in den Bauchraum stecken und den Fisch beiseitelegen.

3. Das Backblech mit Backpapier auslegen und mit einem Teil der Salz-Eiweiß-Mischung bestreichen. Dies bildet die untere Seite der Salzkruste und sollte der Länge und Breite des Wolfsbarsches plus 2 cm entsprechen. Die Dicke der Bodenschicht sollte ebenfalls 2 cm Rand betragen.

4. Den Fisch nun auf den Salzboden legen und mit der restlichen Salz-Eiweiß-Masse circa 2 cm dick einpacken und die Schicht anschließend glattstreichen. Wenn sie mögen, können Sie mit einem Löffelstiel die Augen, den Mund und die Schwanzflosse in die Schicht einzeichnen. Circa 2 cm über dem Boden rundherum eine kleine Markierung in die Kruste ziehen. An dieser wird der Fisch nach dem Backen aufgeschnitten.

5. Im Ofen für 30–35 Minuten garen. Die Kruste an der Markierung aufschneiden und servieren.

Jodgehalt pro Portion: circa 350 mcg | Auch reich an:
Omega-3-Fettsäuren DHA und EPA, Folsäure und Kalium

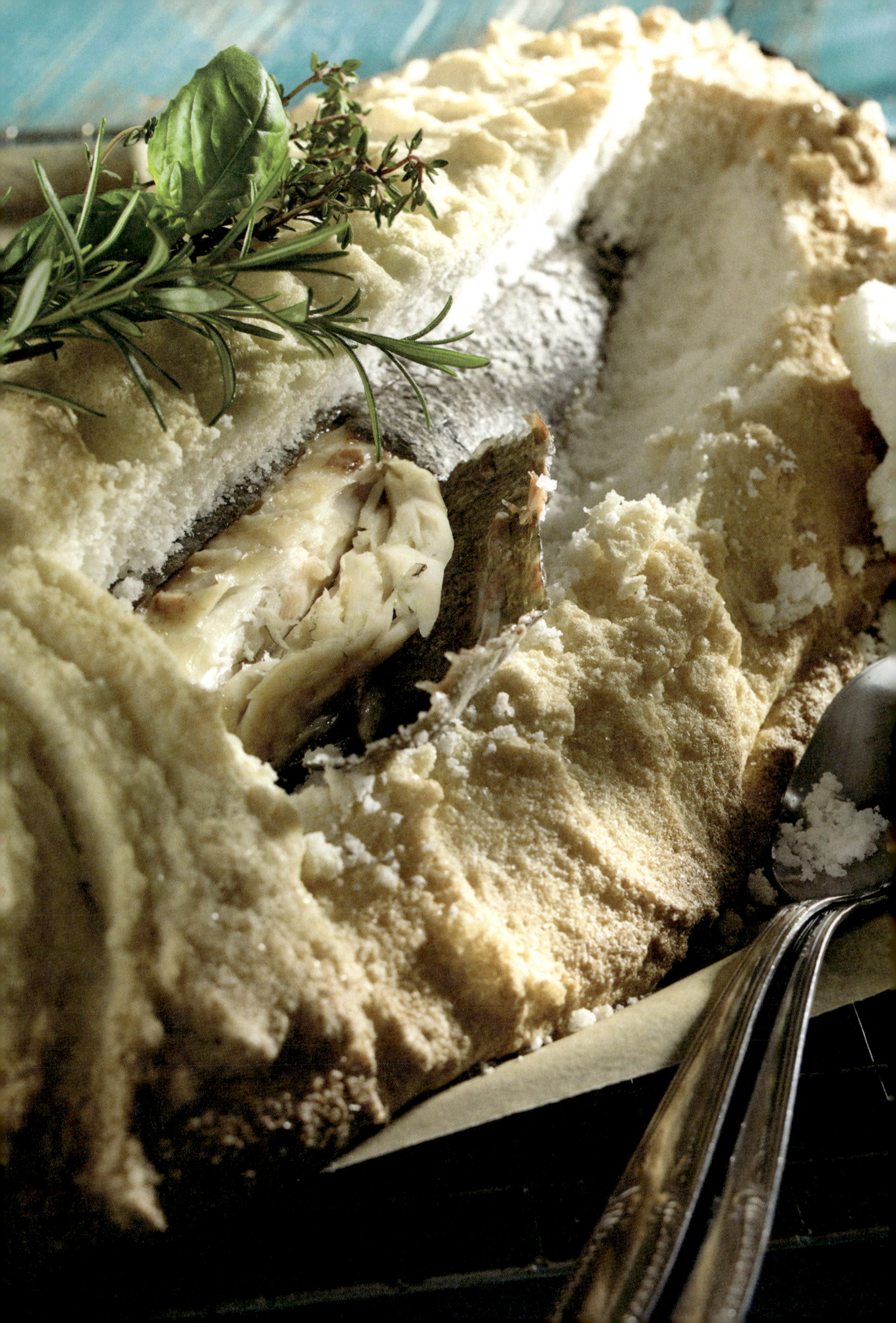

MIESMUSCHELN

ZUBEREITUNGSZEIT: 15 MINUTEN

500 g Miesmuscheln	1 Knoblauchzehe
2–3 EL Olivenöl	Brot als Beilage

1. Die Muscheln gründlich waschen, abbürsten und den evtentuell vorhandenen Bart (Fäden) entfernen. Geöffnete Muscheln aussortieren. Die Knoblauchzehe schälen.

2. In einem großen Topf das Olivenöl erhitzen, die geschälte Knoblauchzehe und die Miesmuscheln hinzugeben. Mit einem Deckel schließen und die Muscheln bei hoher Temperatur unter gelegentlichem Schütteln garen, bis diese sich öffnen (dauert ca. 7 Minuten).

3. Die Muscheln in eine Schüssel gießen und mit Brot servieren (Schwarzbrot oder Baguette).

Jodgehalt pro Portion: circa 250 mcg | Auch reich an: Zink und Vitamin A

ALGEN-FALAFEL MIT TAHINI

ZUBEREITUNGSZEIT: 1 ¼ STUNDEN PLUS EINWEICHZEIT ÜBER NACHT

Für die Falafel:
125 g getrocknete Kichererbsen
½ TL Natron
1 Frühlingszwiebel
1 EL grüne Algen, zum Beispiel Nori
2 Stängel Petersilie
1 Stängel frischer Koriander
1 Knoblauchzehe
je 1 Prise schwarzer Pfeffer, Cayennepfeffer, Nelkenpfeffer, Koriandersamen
Salz
1 TL Mehl
Öl, zum Ausbacken

Für die Tahini:
½ Bund Petersilie
1 Knoblauchzehe
1 TL Salz
60 g Tahini
80 ml Zitronensaft
60 ml Wasser

---

1. Für die Falafel die Kichererbsen waschen und über Nacht mit einer Prise Natron in reichlich Wasser einweichen lassen. Am nächsten Tag abgießen, abtropfen lassen und einmal durch den Fleischwolf mit der groben Scheibe drehen oder kurz im Mixer zerkleinern.

2. Die Frühlingszwiebel putzen, waschen und in Stücke schneiden. Algen, Petersilie und Koriander waschen und trocken tupfen. Die Knoblauchzehe schälen. Diese Zutaten mit den Kichererbsen vermengen und nochmals durch den Fleischwolf lassen oder im Mixer pürieren.

3. Die Pfeffersorten und die Koriandersamen pulverisieren (mit einem Mörser fein zerstoßen) und mit Salz, Mehl und restlichem Natron mischen. Die Gewürze unter die Kichererbsenmasse mischen und abschmecken.

4. Für die Tahini die Petersilie waschen, trocken tupfen und fein hacken. Die Knoblauchzehe schälen und mit den restlichen Zutaten in einen Mixer pürieren oder in einem hohen Gefäß mit einem Pürierstab zu einer homogenen Flüssigkeit vermengen. Die gehackte Petersilie unterrühren und nochmals eventuell mit Salz abschmecken.

5. Öl in einer Pfanne heiß werden lassen. Mit 2 Löffeln die Kichererbsenmasse zu kleinen Bällchen formen und im heißen Fett goldbraun ausbacken.

Jodgehalt pro Portion: circa 100 mcg | Auch reich an: Kalium und B-Vitaminen

---

HAUPTGERICHTE

ALGENBUTTER

ZUBEREITUNGSZEIT: 5 MINUTEN

50 g Noriblätter	250 g Butter

Noriblättter wässern, abtropfen lassen und klein hacken. Butter auf Raumtemperatur bringen und in eine Schüssel geben. Algen hinzugeben und beides mit einem Schneebesen vermischen.

TIPP: *Sollte die zubereitete Butter nicht direkt verbraucht werden, so kann man diese in Backpapier rollen und im Kühlschrank oder Gefrierschrank aufbewahren.*

Jodgehalt pro Portion: circa 10–30 mcg | Auch reich an: Omega-3-Fettsäuren DHA und EPA, Vitamin B12

SCHNITTLAUCH-DULSE-BUTTER

ZUBEREITUNGSZEIT: 5 MINUTEN

30 g Dulse	250 g Butter
½ Bund Schnittlauch	

Dulse wässern, abtropfen lassen und klein hacken. Schnittlauch waschen, abtropfen lassen und fein schneiden. Butter auf Raumtemperatur bringen und in eine Schüssel geben. Algen und Schnittlauch hinzugeben und alles mit einem Schneebesen vermischen.

JOD-KÜCHENTIPP: *Erweitern Sie Ihr Würzregal um Algenflocken! Füllen Sie ein Einmachglas mit Nori- oder Dulseflocken. Diese sind mild im Geschmack und eine köstliche Bereicherung auf allen Gemüseaufläufen, Pizzen und Eierspeisen.*

Jodgehalt pro Portion: circa 10–30 mcg | Auch reich an: Omega-3-Fettsäuren DHA und EPA, Vitamin B12

KRÄUTER-ALGEN-BUTTER

ZUBEREITUNGSZEIT: 5 MINUTEN

30 g Wakame	2 Stängel Kerbel
¼ Bund Schnittlauch	250 g Butter
2 Stängel Petersilie	5 g Sardellen

1. Wakame wässern, abtropfen lassen und klein hacken. Schnittlauch, Petersilie und Kerbel waschen, abtropfen lassen und fein schneiden.

2. Butter auf Raumtemperatur bringen und in eine Schüssel geben. Sardellen in feine Stücke schneiden und zusammen mit den Kräutern zu der Butter geben. Das Ganze mit einem Schneebesen vermengen.

Jodgehalt pro Portion: circa 10–30 mcg | Auch reich an: Omega-3-Fettsäuren DHA und EPA, Vitamin B12

MAYONNAISE

ZUBEREITUNGSZEIT: 5 MINUTEN

1 Ei	1–2 EL Essig oder Zitronensaft
½ EL Senf	2 EL Wasser
200 ml Pflanzenöl	Salz

1. Ei trennen. Eigelb mit Senf in einen hohen Behälter geben. Das Öl langsam hineinlaufen lassen und währenddessen mit dem Pürierstab/Schneebesen mixen. Nach der Hälfte des Öls, den Essig oder Zitronensaft hinzugeben und etwas Wasser oder das Eiklar untermischen.

2. Das restliche Öl wieder – wie vorher – langsam untermischen und eventuell zwischendurch etwas Wasser hinzugeben, falls die Masse zu dickflüssig sein sollte. Mit Salz abschmecken.

KRÄUTER-ALGEN-KRUSTE

ZUBEREITUNGSZEIT: 15 MINUTEN

20 g Meeressalat
50 g Kräuter, nach Geschmack
50 g Butter
50 g Parmesankäse
75 g Brotkrumen

1. Meeressalat wässern, abtropfen lassen und grob hacken. Kräuter waschen, abtropfen lassen und grob hacken. Alle Zutaten entweder mit einem Mixer oder einem Pürierstab vermischen und zu einer Paste verarbeiten.

2. Diese in Backpapier rollen oder auf Backpapier streichen. Für eine Stunde in den Kühlschrank stellen. Sobald die Masse fest geworden ist, kann diese in Scheiben geschnitten oder in der gewünschten Portionsgröße ausgestochen werden.

SERVIERTIPP: *Zum Überbacken von Tomaten oder Kohl geeignet und köstlich als Beilage zu Fisch- und Fleischgerichten. Die Kräuter sollten hier aber sehr gezielt ausgewählt werden. Zu Tomaten ist Basilikum sehr passend, Fisch und Lamm werden gut durch Thymian und Rosmarin ergänzt.*

Jodgehalt pro Portion: circa 300 mcg | Auch reich an: Omega-3-Fettsäuren DHA und EPA, Vitamin B12

SONSTIGES

ULVA-RICOTTA

ZUBEREITUNGSZEIT: 20 MINUTEN

---

15 g Meeressalat, Ulva
1–2 Zitronen
1 l Milch

Meeresalat wässern, abtropfen lassen und kleinschneiden. Die Zitronen pressen. Die Milch aufkochen lassen, zur Seite stellen und den Zitronensaft hinzufügen. Unter Rühren erneut aufkochen lassen, die Milch flockt dabei aus. Die Flüssigkeit nun durch ein sauberes Tuch oder feines Sieb in eine Schüssel gießen. Die Algen vorsichtig unterheben. Sobald die Flüssigkeit abgelaufen ist, ist der Ricotta fertig.

HINWEIS: *Dieser Ricotta ist weich und kann gut als Brotaufstrich oder ähnlich wie Quark verwendet werden. Durch Ausdrücken der Masse in dem Tuch kann mehr Flüssigkeit entfernt werden. Dann entsteht fester Ricotta, der auch gerieben werden kann. Je nach Flüssigkeitsgehalt erhält man so circa 150–250 g.*

JOD-KÜCHENTIPP: *Jodsalz ganz einfach selbst herstellen! Nehmen Sie 250 g unbehandeltes (unraffiniertes) Steinsalz oder Meersalz (Biomarkt, Reformhaus) und geben Sie 2 TL pulverisierte Algenflocken (zum Beispiel Wakame) hinzu. Je nach Geschmack können Sie zusätzlich Knoblauchpulver und Chilipulver verwenden.*

Jodgehalt pro Portion: circa 200 mcg | Auch reich an: Omega-3-Fettsäuren DHA und EPA, Vitamin B12

QUELLER-PESTO

ZUBEREITUNGSZEIT: 5 MINUTEN

200 g Parmesan
100 g Queller
200 g Pinienkerne
150 ml Olivenöl
Pfeffer
Zitronensaft zum Abschmecken

Parmesan reiben, Quellertriebe und Pinienkerne sehr fein hacken. Olivenöl unterrühren und mit ein wenig Pfeffer und Zitronensaft abschmecken.

HINWEIS: *Mit Olivenöl bedeckt, ist das Pesto im Kühlschrank 3 Tage haltbar.*

SERVIERTIPP: *Passt hervorragend zu Kartoffeln, aufs Brot oder zu Nudeln.*

Jodgehalt pro Portion: circa 100 mcg | Auch reich an: Omega-3-Fettsäuren DHA und EPA, Vitamin B12

ALGEN-RUCOLA-PESTO

ZUBEREITUNGSZEIT: 10 MINUTEN

100 g Rucola, gewaschen
50 g Meeresspaghetti
3 EL Walnusskerne
evtl. 1 Knoblauchzehe, geschält
3 EL Parmesankäse, gerieben
60 ml Olivenöl
Salz

Rucola, Meeresspaghetti und Walnüsse, gegebenenfalls Knoblauch, in ein hohes Gefäß geben und mit einem Mixer oder Pürierstab zerkleinern. Den Käse untermischen und mit dem Olivenöl zu einer Paste verarbeiten. Mit Salz abschmecken.

SERVIERTIPP: *Gut geeignet als Nudelsoße oder auch zum Dippen von Brot. Verfeinert aber auch Fisch und Fleischgerichte.*

Jodgehalt pro Portion: circa 400 mcg | Auch reich an: Omega-3-Fettsäuren DHA und EPA, Vitamin B12

ZITRONEN-ÖL-DRESSING (CITRONETTE)

ZUBEREITUNGSZEIT: 10 MINUTEN

1 Zitrone
1 TL Salz
100 ml Olivenöl

Zitrone pressen und den Saft in eine Schüssel geben. Salz hinzufügen und dieses im Saft auflösen. Unter Rühren das Olivenöl mit dem Saft vermischen. Vor dem Servieren nochmals verrühren.

HINWEIS: *Lässt sich gut auf Vorrat herstellen und hält sich bis zu einem Monat im Kühlschrank. Wird im Kühlschrank fest, verflüssigt sich aber wieder bei Zimmertemperatur.*

JOD-KÜCHENTIPP: *Jede Salatvinaigrette lässt sich durch einige Dulse-oder Wakameflocken mit vielen Nährstoffen anreichern, indem Sie einfach einen halben Teelöffel Algenflocken hinzugeben.*

COCKTAILSOSSE

ZUBEREITUNGSZEIT: 5 MINUTEN

150 g Mayonnaise (Seite 239)
100 g Ketchup
1 Orange
1 TL Paprikapulver
1 EL Meerrettich, aus dem Glas
1 EL Weinbrand
Tabasco, je nach Geschmack

In einer Schüssel Mayonnaise und Ketchup vermischen. Orange pressen und den Saft in die Schüssel geben. Mit Paprika, Meerrettich, Weinbrand und eventuell Tabasco abschmecken.

ANWENDUNG: *Zum Dippen von rohem Gemüse, als Soße zu Fisch, Fleisch oder zum Anmachen von knackigem Salat.*

ZU GUTER LETZT

Vielleicht werden Sie sich am Ende dieses Buches fragen, warum Sie all diese Informationen nicht schon längst erhalten haben. Auch uns hat es überrascht, dass ein Großteil des Wissens um die Heilwirkungen von Jod gar nicht neu ist, sondern bereits im 19. Jahrhundert bekannt war. Wissenschaftliche Studien der letzten Jahrzehnte konnten diese Erkenntnisse mit modernen Methoden bestätigen. Bedauerlicherweise bleibt hilfreiches Wissen aber oftmals im Elfenbeinturm der Forscher. Es dauert viele Jahre, bis es den Weg zu den Menschen findet. Das ist nicht nur bei Jod der Fall. Als gesundheitsinteressierter Mensch erinnern Sie sich sicher an die ersten deutschen Veröffentlichungen zu Vitamin D vor etwa acht Jahren. Lange ging man von einer im Allgemeinen ausreichenden Versorgung der Menschen mit diesem Vitamin aus. In den letzten Jahrzehnten haben Forscher allerdings immense Mengen an Fakten zu diesem Vitaminhormon zusammengetragen und altes Wissen über Bord werfen müssen. Die neuen Erkenntnisse waren für die Allgemeinheit jedoch lange Zeit nicht zugänglich.

Erst durch die Initiative von Patientenorganisationen in den USA wurde das Wissen um die Heilwirkungen von Vitamin D schließlich publik gemacht. Was auf die ersten populärwissenschaftlichen Veröffentlichungen folgte, darf man ruhig als Revolution bezeichnen. Menschen fragen heutzutage ihre Ärzte und Heilpraktiker gezielt nach ihrem individuellen Vitamin-D-Wert, möchten Laboruntersuchungen und entsprechende Therapien. Dadurch sorgen sie als Multiplikatoren selbst für Aufklärung – oftmals auch bei ihren Therapeuten.

Mit Jod und seinen positiven Wirkungen auf den Menschen stehen wir hoffentlich auch am Anfang einer Revolution. In den meisten Praxen, egal ob ärztlich oder naturheilkundlich, ist die Messung vom Jodgehalt im Körper (noch) kein Routinetest. Der persönliche Jodwert – anders als der Cholesterinwert oder mittlerweile auch der Vitamin-D-Wert – ist bei den meisten Menschen noch nie untersucht worden. Ein möglicher Mangel wird daher nicht in diagnostische oder therapeutische Überlegungen mit einbezogen.

Wir glauben, dass die Zeit reif ist, diesem wichtigen Nährstoff einen angemessen Platz in der Diagnostik, Prävention und Therapie von Erkrankungen einzuräumen. Wir hoffen, mit diesem Buch zu einem neuen Verständnis von Jod beigetragen zu haben. Uns lag besonders am Herzen, mit alten Mythen, Halbwahrheiten und Missverständnissen aufzuräumen. Jod war noch vor wenigen Jahrzehnten ein viel genutztes Heilmittel. Wir wünschen uns, dass viele Menschen diesen heilenden Mikronährstoff für sich (wieder)entdecken.

Wenn Sie nach diesem Buch noch mehr über Jod erfahren und sich vielleicht auch gerne mit Gleichgesinnten austauschen möchten, laden wir Sie ein, uns auf Facebook zu besuchen. Dort diskutieren und kommentieren wir die neuesten wissenschaftlichen Erkenntnisse gemeinsam mit vielen Interessierten (Laien, Medizinern, Wissenschaftlern) und profitieren so gegenseitig von unseren Erfahrungen.

Wir wünschen Ihnen alles Gute, vor allem Gesundheit

Ihre
Kyra und Sascha Kauffmann
und Anno Hoffmann

DANKSAGUNG

Dieses Buch ist nur möglich geworden durch die Geduld, das Engagement und die Unterstützung vieler Menschen, denen wir danken möchten. Zunächst gilt unser Dank unseren Interview- und Gesprächspartnern, die alle bereitwillig unsere zahlreichen Fragen zu Jod beantwortet haben. Insbesondere möchten wir Professor Dr. Sebastiano Venturi danken, der uns vorbehaltlos nicht nur Rede und Antwort stand, sondern uns mit zahlreichen Literatur- und Bildquellen versorgt hat. Ein herzlicher Dank geht auch an unsere Patienten und Seminarteilnehmer, die uns in vielfältiger Hinsicht immer wieder inspiriert und motiviert haben. Nicht zuletzt danken wir unseren Familien und Freunden, die uns immer wieder ermutigt haben, das Schreiben fortzusetzen – auch in stressigen Zeiten.

ÜBER DIE AUTOREN

Kyra Kauffmann, Jahrgang 1971, studierte Volkswirtschaftslehre. Danach arbeitete sie mehrere Jahre in verschiedenen Führungspositionen im Bankwesen. Durch eine eigene Erkrankung kam sie zur Naturheilkunde und ist seit 2005 als Heilpraktikerin in eigener Praxis tätig. Ihre Praxisschwerpunkte sind die Diagnostik und Therapie von Stoffwechsel- und immunologischen Erkrankungen sowie die Präventionsmedizin.

Sascha Kauffmann, Jahrgang 1973, ist niedergelassener Heilpraktiker in Düsseldorf. Einer seiner Praxisschwerpunkte ist die naturheilkundliche Behandlung von Schilddrüsenerkrankungen. In diesem Zusammenhang stieß er auf das Thema Jod und seine Heilwirkungen. Gemeinsam mit Kyra Kauffmann hat er bereits einige medizinische Fachartikel und Bücher veröffentlicht.

Anno Hoffmann, Jahrgang 1976, wuchs im Rheinland auf. Nach seiner Ausbildung zum Koch in Düsseldorf absolvierte er verschiedene Küchenstationen der gehobenen Gastronomie. Seit über 10 Jahren lebt und arbeitet er in Venedig. Anno Hoffmann interessiert sich vor allem für die historische Entwicklung der Kochtraditionen verschiedener Länder sowie deren vielfältige, regionale Ausprägungen und Hintergründe.

LITERATURVERZEICHNIS

BÜCHER/ARTIKEL

- Bowthorpe, Janie A.: Für die Schilddrüse gegen den Starrsinn, Laughing Grape Publishing, Texas, 2008
- Braunschweig-Pauli, Dagmar: Die Jod-Lüge – das Märchen vom gesunden Jod, Herbig Verlag, München, 2003
- Brownstein, David: Overcoming Thyroid Disorders, Medical Alternatives Press, West Bloomfield, 2014
- Brownstein, David: Iodine: Why you need it why you can't live without it, Medical Alternativ Press, West Bloomfield, 2012
- Brownstein, David: Salt your way to health, Medical Alternativ Press, West Bloomfield, 2006
- Brownstein, David: The guide to healthy eating, Medical Alternativ Press, 2014
- Ciba Zeitschrift 53: Das Jod, Wehr, 1952
- Cohen, Suzy: Thyroid Healthy: Lose Weight, Look Beautiful and Live the Life You Imagine, Dear Pharmacist, Incorporated, 2014
- Coudert, Patrick und Klaus Oberbeil: Warum Fische nie dick werden – die Meeresdiät mit Algen, Meeresfrüchten, Jodsalz, Eiweiß und Co, systemed, München, 2014
- Cunnane, Stephen C., und Stewart Kathlyn M.: Human Brain Evolution – the Influence of Freshwater and Marine Food Resources, Wiley Blackwell, New Jersey, 2010
- Derry, David: Breast Cancer and Iodine, Trafford Books, Victoria B. C., 2001
- Eichinger, Uschi, und Hoffmann, Kyra: Die Anti-Stress-Ernährung, systemed, München, 2016
- Eichinger, Uschi, und Hoffmann, Kyra: Der Burnout-Irrtum, systemed, München, 2016
- Elmadfa, I., Aign, W., et al.: Die große GU-Nährwert-Kalorien-Tabelle, Gräfe und Unzer Verlag, München, 1997
- Epstein, Samuel S.: The Breast Cancer Prevention Program, Macmillan, New York, 1997

- Farrow, Lynne:
  The Iodine Crisis – what you don't know about Iodine can Wreck your Life, Devon Press, Engelska, 2013
- Farrow, Lynne:
  Die Jod-Krise – wie das neue Wissen über ein uraltes Heilmittel ihr Leben retten kann, Mobiwell Verlag, Potsdam, 2015
- Fife, Bruce: Das Keto-Prinzip, VAK Verlag, Kirchzarten, 2015
- Flachowski, Gerhard, et al.:
  Zur Jodanreicherung in Lebensmitteln tierischer Herkunft, Ernährungsumschau 53, Heft 1, 2006
- Gerson, Charlotte und Bishop, Beata:
  Die Gerson Therapie, AKSE Verlag, 2016
- Gonder, Ulrike, und Leitz, Anja:
  KetoKüche kennenlernen – die ketogene Ernährung in Theorie und Praxis, systemed, München, 2015
- Gonder, Ulrike:
  Kokosöl (nicht nur) fürs Hirn! Wie das Fett der Kokosnuss helfen kann, gesund zu bleiben und das Gehirn vor Alzheimer und anderen Schäden zu schützen, systemed, München, 2013
- Gonder, Ulrike, und Lemberger, Heike:
  Fett-Guide. Wie viel Fett ist gesund? Welches Fett für welchen Zweck? systemed, München, 2012
- Gröber, Uwe:
  Mikronährstoffe, Wissenschaftliche Verlagsgesellschaft, Stuttgart, 2011
- Guy-Lussac, Joseph:
  Untersuchungen über das Jod, Herausgeber W. Oswald, Leipzig, 1889
- Hees, Bettina:
  Meeresalgen in der Prävention von Brustkrebs, in: Onkologie, Vol. 47, 01/2015, S. 13–19, Karl F. Haug Verlag, Stuttgart, 2015
- Heseker, Beate, und Heseker, Helmut:
  Die Nährwerttabelle, Deutsche Gesellschaft für Ernährung, Umschau Buchverlag, Heide, 2015
- Hoffmann, Kyra, und Kauffmann, Sascha:
  Kryptopyrrolurie – eine häufige, aber vergessene Stoffwechselstörung, 2. Auflage, Oberhachinger Verlagsgruppe, Oberhaching, 2015
- Melanie Köhler et al.:
  Iodine content in milk from German cows and in human milk: new monitoring study, in: Trace Elements and Electrolytes, Vol. 29, Nr. 2/2012, Dustri Verlag, Oberhaching, 2012
- Kuklinski, Bodo:
  Mitochondrien – Symptome, Diagnose, Therapie, Aurum in J. Kamphausen Mediengruppe, Bielefeld, 2015

- Leitz, Anja:
Better Body Better Brain. Das Handbuch zur Selbstoptimierung, riva Verlag, München 2016

- Martin, Michael:
Labormedizin in der Naturheilkunde, Urban und Fischer, München, 2002

- Moriyama, Naomi:
Warum japanische Frauen länger jung bleiben, Goldmann Verlag, München, 2008

- Neumayer, Petra:
Algen – Gesundheit aus dem Meer, Goldmann Verlag, München, 1998

- Ökotest Heft 2015:
Ökostest Verlag, Frankfurt am Main, 2015

- Oberbeil, Klaus und Couert Patric:
Warum Fische nie dick werden, systemed, München, 2014

- Plant, Jane:
Dein Leben in deiner Hand – ein neues Verständnis von Brustkrebs, Arkana, Göttingen, 2001

- Preedy, Victor R.:
Comprehensive Handbook of Iodine, Academic Press, Oxford, 2009

- Rieger, Berndt:
Hashimoto Healing, MVG Verlag, München, 2015

- Saegesser, Max:
Schilddrüse, Jod und Kropf, Schwabe Verlag, Basel, 1939

- Sturm, Alexander:
Verhandlungen der Deutschen Gesellschaft für Innere Medizin – Schilddrüse und Jodverteilung im menschlichen und tierischen Organismus, J. F. Bergmann Verlag, Jena, 1928

- Straus, Howard, und Marinacci, Barbara:
Max Gerson – Eine Biographie, AKSE Verlag München, Mai 2008

- Torremante, Pompilio:
Mastopathie, Mammakarzinom und Jodlactone, in: Dt. Medizinische Wochenschau, 2004, 129:641–646

STUDIEN

- Arroyo, Helguera, Rogas, Delgado, Aceves: Signaling pathways involved in the antiproliferative effect of molecular iodine in normal and tumoral breast cells: evidence that 6-iodolactone mediates apoptotic effects, in: Endocrinological Relations of Cancer, Vol. 15, 4/2008, S. 1003 ff
- Stoddard, Brooks, Eskin, Joahnnes: Iodine changes gene expression in the MCF7 breast cancer cell line: Evidence for an anti-estrogen effect of iodine, in: International Journal of Medical Science, Vol. 8, 4/2008, S. 189 ff
- Stadel: Dietary Iodine and risk of breast, endometrial, and ovarian cancer, in: Lancet, Vol. 24, 1/1976, S. 890 f
- Aquino and Eskin: Rat breast structure in altered iodine metabolisme, in: Archives of Pathology, Vol, 94, 4/1972, S. 280 ff
- Eskin: Iodine metabolism and breast cancer, in: Transactions of the New York Academy of Science, Vol, 32, 8/1970, S. 911 ff
- Eskin: Dieary iodine and cancer risk, in: Lancet, Vol. 9, 2/1976, S. 807 f
- Eskin, Bartuska, Dunn, Jacob, Dratman: Mammary gland dysplasia in iodine deficiency. Studies in rats, in: JAMA, Vol. 200, 5/1967, S. 691 ff
- Eskin, Krouse, Mobini: Age related changes resembling fibrocystic disease in iodineblocked rat breasts, in: Archives of Pathological Laboratory Medicine, Vol. 103, 12/1979, S. 631 ff
- Sullivan: Iodine deficiency as a cause of autism, in: Journal of Neurological Science, Vol. 276, 1–2/2009, S. 202
- Herter-Aeberli, Cherkaoui, El Ansari, Rohner, Stinca, Chabaa, von Eckardstein, Aboussad, Zimmermann: Iodine Supplementation Decreases Hypercholesterolemia in Iodine-Deficient, Overweight Women: A Randomized Controlled Trial, in : Journal of Nutrition, Vol. 145, 9/2015, S. 2067 ff
- Vermiglio, Lo Presti, Moleti, Sidoti, Tortorella, Scaffidi, Castagna, Mattina, Violi, Crisà, Artemisia, Trimarchi: Attention deficit and hyperactivity disorders in the offspring of mothers exposed to mild-moderate iodine deficiency: a possible novel iodine deficiency disorder in developed countries, in: Journal of Clinical Endocrinol Metabolism, Vol. 89, 12/2004, S. 6054 ff
- Qian, Wang, Watkins, Gebski, Yan, Li, Chen: The effects of iodine on intelligence in children: a meta-analysis of studies conducted in China. Asia Pac, in: Journal of Clinical Nutrition, Vol. 14, 1/2005, S. 32 ff

- Aranda, Sosa, Delgado, Aceves, Anguiano: Prostate. Uptake and antitumoral effects of iodine and 6-iodolactone in differentiated and undifferentiated human prostate cancer cell lines, in: Wiley Periodicals, Vol. 73, 1/2013, S. 31 ff

- Bürgi, Schaffner, Seiler: The toxicology of iodate: a review of the literature, in: Thyroid, Vol. 11, 5/2001, S. 449 ff

- Park, Cho, Joung, Sohn, Kim, Chung: Excessive iodine intake does not increase the recurrence rate of graves' disease after withdrawal of the antithyroid drug in an iodinereplete area, in: European Thyroid Journal, Vol. 4, 1/2015, S. 36 ff

- Ling Zhang, Sherven Sharma, Li X. Zhu, Takahiko Kogai, Jerome, Hershman, Brent, Dubinett, Huang: Nonradioactive Iodide Effectively Induces Apoptosis in Genetically Modified Lung Cancer Cells, in: Cancer Research, Vol. 63, 8/2003, S. 5065 ff

- Pavelka, Babický, Vobecký, Lener: High bromide intake affects the accumulation of iodide in the rat thyroid and skin, in: Biology Trace Elements of Research, Vol. 82, 1–3/2001, S. 133 ff

- Strum: Effect of iodide-deficiency on rat mammary gland, in: Virchows Archiv B Cell Pathology Including Molecular Pathology, Vol. 30/31, 5/1979, S. 209 ff

- Pavelka, Babický, Lener, Vobecký: Impact of high bromide intake in the rat dam on iodine transfer to the sucklings, in: Food and Chemical Toxicology, Vol. 40, 7/2002, S. 1041 ff

- Aceves, Anguiano, Delgado: The extrathyronine actions of iodine as antioxidant, apoptotic, and differentiation factor in various tissues, in: Thyroid, Vol. 23, 8/2013, S. 938 ff

- Kapdi, Wolfe: Breast cancer. Relationship to thyroid supplements for hypothyroidism, in: JAMA, Vol. 236, 9/1976, S. 1124 ff

- Taylor, Okosieme, Murphy, Hales, Chiusano, Maina, Joomun, Bestwick, Smyth, Paradice, Channon, Braverman, Dayan, Lazarus, Pearce: Maternal perchlorate levels in women with borderline thyroid function during pregnancy and the cognitive development of their offspring: data from the Controlled Antenatal Thyroid Study, in: Journal of Clinical Endocrinolical Metabolism, Vol. 99, 11/2014, S. 4291 ff

- Verheesen, Schweitzer: Iodine deficiency, more than cretinism and goiter, in: Medical Hypotheses, Vol. 71, 5/2008, S. 645 ff

- Tiwari: Learning disabilities and poor motivation to achieve due to prolonged iodine deficiency, in: Journal of Clinicial Nutrition, Vol. 63, 5/1996, S. 782 ff

- Reid: Sudden infant death syndrome (SIDS): oxygen utilization and energy production, in: Medical Hypotheses, Vol. 40, 6/1993, S. 364 ff
- Thomopoulos: Hyperthyroidism due to excess iodine, in: Presse Medicine, Vol. 31, 10/2002, S. 1664 ff
- Frederick, Ari, Bernard, Gregg: Iodine Alters Gene Expression in the MCF7 Breast Cancer Cell Line: Evidence for an Anti-Estrogen Effect of Iodine, in: International Journal of Medical Science 2008, Vol. 5, 4/2008, S. 189 ff
- Kachuei, Jafari, Kachuei, Keshteli : Prevalence of autoimmune thyroiditis in patients with polycystic ovary syndrome, in: Archives of Gynecology and Ostetrics, Vol. 285, 3/2012, S. 853 ff
- Buhling, Grajecki: The effect of micronutrient supplements on female fertility, in: Current Opinion Obstetrics Gynecology, Vol. 25, 6/2013, S. 173 ff
- Kessler: The effect of supraphysiologic levels of iodine on patients with cyclic mastalgia, in: Breast Journal, Vol. 10, 7/2004, S. 328 ff
- Jooste, Weight, Kriek, Louw: Endemic goitre in the absence of iodine deficiency in schoolchildren of the Northern Cape Province of South Africa, in: European Journal of Clinical Nutrition, Vol. 53, 1999, S. 8 ff
- Foster: Parkinson's Disease, Multiple Sclerosis and Amyotrophic Lateral Sclerosis: The Iodine-Dopachrome-Glutamate Hypothesis, in: The Journal of Orthomolecular Medicine, Vol. 14, 4/1999
- Gärtner, Thamm, Kriener: Jodmangel im Säuglingsalter – ein Risiko für die kognitive Entwicklung, in: Deutsche Medizinische Wochenschrift, 135 (31–32), S. 1551 ff
- Remer, Johner: Iodine deficiency in infancy – a risk for cognitive development, in: Deutsche medizinische Wochenschau, 8/2010, 135 (31–32), S. 1551 ff
- Rostami, Aghasi, Mohammadi, Nourooz-Zadeh: Enhanced oxidative stress in Hashimoto's thyroiditis: inter-relationships to biomarkers of thyroid function, in: Clinic of Biochemistry, 3/2013, 46 (4-5), S. 308 ff
- Horton, Blount, Valentin-Blasini, Wapner, Whyatt, Gennings, Factor-Litvak: CO-occurring exposure to perchlorate, nitrate and thiocyanate alters thyroid function in healthy pregnant women, in: Environ Research, 9/2015, 143 (Pt A), S. 1 ff
- Pyzik, Grywalska, Matyjaszek-Matuszek, Roliński: Immune Disorders in Hashimoto's Thyroiditis: What Do We Know So Far?, in: Journal of Immunology Research. 2015;2015:979167.

INTERNET

- Ärztezeitung online 24.3.12, Jod gegen Brustkrebs
- Ärztezeitung online 12.3.14, Jodversorgung – viel zu früh für Entwarnung
- www.armbruster-medical-center.de
- www.bfr.bund.de
- www.bmel.de
- www.breastcancerchoices.org
- www.bromine-info.org
- www.dge.de
- www.dvtiernahrung.de
- www.efsa.europa.eu
- www.facebook.com/groups/1552261371673928/
- www.fluoridealert.org
- www.iodineresearch.com
- www.jodmangel.de
- www.jod-fuer-zwei.de
- www.oekotest.de
- www.optimox.com
- www.pubmed.gov
- www.sanofi.de
- www.schilddruese.de
- www.who.org
- https://de.wikipedia.org »Lugolsche Lösung«
- https://en.wikipedia.org »Iodine in biology«

LABORE, DIE JODDIAGNOSTIK DURCHFÜHREN

- Labor Südwest Ettlingen (www.synlab.de/lab/ettlingen)
- Labor Biovis Limburg (www.biovis.de)
- Labor Sension Augsburg (www.sension.eu)
- Laborgemeinschaft Hamburg Lothar Ursinus (www.lgm-hh.de)

BEZUGSQUELLEN FÜR THERAPEUTISCHE JODPRODUKTE

- www.deltastar.nl
- www.internet-apotheke.de
- www.natuerlichlangleben.de
- www.st-leonhards.de
- www.tisso.de

BEZUGSQUELLEN, INFOQUELLEN FÜR ALGEN, MEERESGEMÜSE, NACHHALTIGE FISCHPRODUKTE UND MEERESFRÜCHTE

- www.algamar.de
- www.arche-naturkueche.de
- www.deutschesee.de
- www.followfish.de
- www.isana.de
- www.kulau.de
- www.natuerlichlangleben.de
- www.pandalis.de

REGISTER

Bibliografische Information der Deutschen Nationalbibliothek
Die Deutsche Nationalbibliothek verzeichnet diese Publikation in der Deutschen Nationalbibliografie. Detaillierte bibliografische Daten sind im Internet über https://dnb.de abrufbar.

Für Fragen und Anregungen
info@m-vg.de

Wichtige Hinweise
Dieses Buch ist für Lernzwecke gedacht. Es stellt keinen Ersatz für eine individuelle medizinische Beratung dar und sollte auch nicht als solcher benutzt werden. Wenn Sie medizinischen Rat einholen wollen, konsultieren Sie bitte einen qualifizierten Arzt. Der Verlag und die Autoren haften für keine nachteiligen Auswirkungen, die in einem direkten oder indirekten Zusammenhang mit den Informationen stehen, die in diesem Buch enthalten sind.

Ausschließlich zum Zweck der besseren Lesbarkeit wurde auf eine genderspezifische Schreibweise sowie eine Mehrfachbezeichnung verzichtet. Alle personenbezogenen Bezeichnungen sind somit geschlechtsneutral zu verstehen.

Originalausgabe
8. Auflage 2026

Türkenstraße 89
80799 München
Tel.: 089 651285-0

Redaktion: systemed Verlag, Lünen
Umschlaggestaltung: Benjamin Knabe
Layout: A flock of sheep, Lübeck
Satz: creative vision
Bildnachweis: [S. 9 rdnzl, ExQuisine, Christoph Werner | S. 27 senoldo | S. 39 drubig-photo | S. 62 Mikhail Malyugin | S. 68 jimmyan8511 | S. 91 Jean-Paul CHASSENET | S. 103 rob3000 | S. 118 emeraldphoto | S. 130 ATAMANENKO EVGENY | S. 151 Richard Carey | S. 160 victoria p. | S. 162/163 Thomas Francois (2x), Bjoern Wylezich, Friedberg, rdnzl, ExQuisine, Christoph Werner; alle fotolia.com] | S. 9/162 systemed Verlag | S. 37 Marcus Taeschner, unter Verwendung eines Fotos von shutterstock/mopic | S. 44 Sebastiano Venturi | S. 57 Tanja Major, Geiselhöring und Harry Bischof, München | S. 65/66/97 Labor Biovis Limburg | S. 170 Tini Schwarz | S. 173 TR Design | S. 175/177 Luzia Ellert | S. 22/28/67/82/92/109/141/172 Sascha Kauffmann | S. 181/183/187/189/195/199/201/203/209/215/217/219/221/ 223/227/229/231/233/235 Studio Reiner Schmitz
Druck: Florjancic Tisk d.o.o., Slowenien
Printed in the EU

ISBN 978-3-95814-118-6